AKTUELLE FRAGEN DER INNEREN MEDIZIN

2. BAND

DIE BCG-SCHUTZIMPFUNG

AKTUELLE FRAGEN DER INNEREN MEDIZIN

Herausgegeben von Dr. Albrecht Tietze und Dr. Paul Kühne

2. BAND

DIE BCG-SCHUTZIMPFUNG

Herausgegeben von

DR. MARIA DAELEN

Oberregierungs- und -medizinalrätin

unter Mitwirkung von

Prof. W. Catel, Prof. K. Freudenberg, Dr. F. Lütgerath, Dr. H. Saame

Mit 12 Abbildungen und 1 Tafel

1950

WALTER DE GRUYTER & CO.

vorm. G. J. Göschen'sche Verlagshandlung, J. Guttentag, Verlagsbuchhandlung, Georg Reimer, Karl J. Trübner, Veit & Comp.

BERLIN W 35

Ausgegeben im Dezember 1950

vorm, G. J. Göschen'sche Verlagshandlung, J. Guttentag, Verlagsbuchhandlung,
Georg Reimer, Karl J. Trübner, Veit & Comp.
Berlin W 35

Archiv-Nr. 51 58 50, Printed in Germany

Druck: Thormann & Goetsch, Berlin SW 61

IN MEMORIAM

WILHELM V. DRIGALSKI

Inhalt

Vorwort

Die vorliegenden Arbeiten entstanden aus dem Wunsche, die in Hessen bei der Durchführung der Tuberkuloseschutzimpfung nach *Calmette* gemachten organisatorischen, praktischen und klinischen Erfahrungen der ärztlichen Öffentlichkeit vorzulegen. Damit dem Leser ein möglichst vollständiges Bild von dem Wesen und der Bedeutung des BCG-Verfahrens vermittelt wird, fügten wir nicht nur einen Überblick über die im ausländischen Schrifttum niedergelegten Auffassungen und Ergebnisse ein, sondern stellten auch die Grundlagen der Immunbiologie dar, um die theoretischen Voraussetzungen der Methode dem Verständnis näher zu rücken. Besonders eingehend — in dieser Form wohl erstmalig — wurden mit Hilfe des statistischen Verfahrens kritische Untersuchungen über zahlreiche Fragen, die mit der lokalen Tuberkulinempfindlichkeit im Zusammenhang stehen, durchgeführt. Da seit Abschluß der dänischen Impfaktion noch nicht drei Jahre verflossen sind, kann über die Vaccinationserfolge etwas Endgültiges noch nicht ausgesagt werden; jedoch haben wir in elf Kreisen des hessischen Landes das weitere Schicksal der Impflinge und der nicht geimpften Kinder verfolgt, wobei wir zu dem vorläufigen Resultat kamen, daß die *Calmette*sche Impfung tatsächlich eine wertvolle Hilfe im Kampf gegen die Tuberkulose darstellt.

Die Herausgeberin:
Maria Daelen

Historischer Überblick

Von M. Daelen

Die BCG-Impfung, die seit 1947 als Massenaktion in Hessen durchgeführt wird, soll im folgenden historisch betrachtet werden.

Ihr Verfahren führte fast in jedem Lande wegen seiner technischen und statistischen Probleme zu leidenschaftlichen Auseinandersetzungen zwischen Wissenschaftlern und Sozialhygienikern.

Erster Versuch von Calmette

Zu Anfang dieses Jahrhunderts konnte *Calmette* durch jahrelange Passagen auf einem zufällig gewählten Nährboden an einem bovinen Stamm von Tuberkelbazillen eine bedeutende Virulenzminderung feststellen. Mit einer aus diesen Keimen hergestellten Vaccine impfte er Versuchstiere und infizierte diese anschließend massiv mit hochvirulenten Erregern. Das Resultat entsprach seinen Erwartungen: Die Tiere zeigten keine Erscheinungen von Tuberkulose. Auf dem Wege der gesteuerten Infektion hatte *Calmette* eine Allergie erzeugt, die den Organismus gegen den Einbruch hochvirulenter Keime schützte. Dies folgt aus der seit *Robert Koch* bekannten Tatsache, daß ein gegen Tuberkelbazillen allergisierter Körper in der Regel gegen die Folgen einer erneuten Invasion geschützt ist.

Calmette war sicher, durch jahrelange Passagen ein „Virus fixe" von schwacher Virulenz gezüchtet zu haben.

1920 wagte er zum ersten Mal, die aus diesem abgeschwächten Stamm gewonnene Vaccine an milieugefährdete Säuglinge oral zu verabreichen. Mit dem bei dieser Impfung gewonnenen Zahlenmaterial stellte er Statistiken auf, die seiner Ansicht nach die Schutzwirkung der Impfung überzeugend bewiesen. Von verschiedenen Seiten wurde aber der Wert dieser Statistiken angezweifelt, weil das Zahlenmaterial zu klein und die Beobachtungszeit zu kurz war, um über den wirklichen Wert der Impfung Endgültiges auszusagen.

Obwohl die Wirksamkeit der Impfung theoretisch nicht in Abrede gestellt wurde, beschäftigte sich die Kritik hauptsächlich mit folgenden noch nicht eindeutig beantworteten Fragen:

1. Stellt der Stamm wirklich ein „Virus fixe" dar?
2. Bedeutet die Zufuhr dieser Vaccine nicht eine Gefahr?
3. Wie sollen die gewonnenen Zahlen statistisch ausgewertet werden?

Die Untersuchung dieser Fragen, zu denen sich inzwischen noch viele andere gesellten, ist seit 1925 besonders in Frankreich, Skandinavien und USA ohne Unterbrechung im Gange.

Andere Verfahren der Schutzimpfung

Die Vaccination mit BCG ist nicht das einzige Verfahren der Schutzimpfung gegen Tuberkulose, nicht einmal das einzige Verfahren mit virulent abgeschwächten lebenden Keimen.

Selter hat im Tierversuch eine als „Vitaltuberkulin" bezeichnete Vaccine angewendet, die er durch Zerreiben hochvirulenter boviner Bazillen herstellte, so daß neben toten und zerriebenen auch lebende Keime inokuliert wurden.

Qu. *Wells* beschreibt im Juli 1949 den Vole-Bazillus als eine Abart des Tuberkelbazillus, der pathogen für bestimmte Nagetiere ist. Die Vaccination mit dem Vole-Bazillus gilt als unschädlich für den Menschen. Die Anhänger dieser Methode in England berichten, daß die Allergie nach der Impfung mit dem Vole-Bazillus rascher und intensiver auftrete, als nach der Vaccination mit BCG. Jedenfalls haben die in England durchgeführten Impfungen mit dem Vole-Bazillus keine Komplikationen an der Impfstelle hinterlassen. Aus Indien liegen ebenfalls Berichte mit dieser Methode vor. In Großbritannien wird daraufhin heute erwogen, die BCG-Impfung durch die Vaccination mit dem Vole-Bazillus zu ersetzen, falls die bisherigen günstigen Erfahrungen sich auch weiterhin bestätigen.

Amerikanische Autoren wagten vor einigen Jahrzehnten den Versuch, Kinder mit kleinsten Dosen vollvirulenter Bazillen zu immunisieren. Diese Methode wurde jedoch bald abgelehnt, da sich gewisse Gefahren herausstellten.

Wesentlich populärer war eine Zeitlang die Vaccination mit abgetöten Bazillen. Schon Robert *Koch* versuchte bei Meerschweinchen eine Allergie mit abgetöteten Bazillen zu erzeugen, die durch Zerreiben der Kultur im Mörser gewonnen wurden. Später wurde die Vaccination mit abgetöteten Bazillen durch Behandlung der Erreger mit Formol oder auch durch langdauernde Lichteinwirkung ausprobiert.

Die durch Einwirkung von Formol hergestellte Vaccine wird in Italien unter dem Namen „Anatuberkulin Petragnani (VPS)" verwandt. Hersteller dieser Vaccine ist das Seruminstitut in Bologna unter der Leitung von Professor *Salvioli*. Interessant ist, daß italienische Autoren auf dem Congresso dei Vaccinatori in Bologna im Oktober 1948 ohne Ausnahme für die Verwendung dieses Impfstoffes eintraten, der offenbar dort ausschließlich und mit Erfolg verimpft wird.

In Japan stellten *Arima*, *Aoyama* und *Ohnawa* ein Präparat her, das nach den Anfangsbuchstaben seiner Entdecker „AO-Impfstoff" genannt wird. Die lebenden Tuberkelbazillen werden hierbei durch Zusatz gewisser Saponine zum Nährboden ihrer Hülle beraubt und anschließend durch langdauerndes Unterkühlen getötet. Über den Wert dieser Impfung kann man noch nichts aussagen.

Mehr theoretisches Interesse erregte der Versuch einer Immunisierung mit Stoffwechselprodukten des Tuberkelbazillus, d. h. mit zellfreien Antigenen.

Diese Methoden stehen jedoch heute weit hinter der Vaccination mit BCG zurück, die schon infolge der gleichzeitigen Inangriffnahme der Impfung in verschiedenen Ländern und auf verschiedenen Kontinenten am weitesten entwickelt und am genauesten beobachtet wurde.

Erfahrungen in Frankreich

Naturgemäß hat sich Frankreich am längsten und eingehendsten mit der Entwicklung der Methode befaßt. Das Institut Pasteur sandte zunächst BCG-Kulturen an die interessierten Länder (Skandinavien, Deutschland, Nordamerika). Damit wurde die Möglichkeit gegeben, die Eigenschaften der Kultur auf breiter Basis zu studieren.

Wie wesentlich die sorgfältige Überwachung des Wachstums der Kulturen und der Herstellung der Vaccine ist, zeigt die Katastrophe in Lübeck, die Deutschland für lange Zeit jeder Möglichkeit der weiteren Forschung auf diesem Gebiet beraubte.

Züchtung des Stammes und Herstellung der Vaccine

Van Deinse, dem Leiter der BCG-Abteilung im Institut Pasteur, verdanken wir genaue Angaben über Züchtung des Stammes und Herstellung der Vaccine. *Van Deinse* gibt als zweckmäßigste Nährböden für die BCG-Kultur den Sauton-Nährboden und den Galle-Kartoffel-Nährboden an. Sauton ist ein Gemisch aus Glyzerin, Asparagin und Zitronensäure, das von *Calmette* zusammengestellt wurde. Es werden vierzehntägige Passagen eingehalten. Es ist bemerkenswert, daß auf Sauton zwei bis vier Passagen lang ein dicker Bakterienrasen wächst, während weitere Passagen auf dem gleichen Nährboden dünne kränkliche Kulturen ergeben. Daraus schließt *van Deinse*, daß zur ständigen Erhaltung der Vitalität des Stammes der Galle-Kartoffel-Nährboden notwendig ist; dagegen ist zur Gewinnung eines dicken Bakterienschleiers für die Impfstoffherstellung der reine Sauton-Nährboden günstiger, da er offenbar einen Wachstumsreiz ausübt. Auf dieses Auslassen der Galle-Kartoffel-Passagen führt *van Deinse* die Virulenzabschwächung des dänischen BCG-Stammes am Ende der dreißiger Jahre zurück. Dieser dänische Stamm war jahrelang auf Sauton gezüchtet worden, um dickere Bakterienschleier und damit mehr Impfstoff zu gewinnen. Der Stamm gewann die vorherige Virulenz nach Passagen auf dem Galle-Kartoffel-Nährboden wieder zurück.

Aus diesen Beobachtungen über die Schwankungen der Virulenz ist mit Sicherheit zu schließen, daß BCG kein „Virus fixe" im Sinne *Calmettes* ist. Dagegen besteht bei genauer Einhaltung der Züchtungsbedingungen *Calmettes* praktisch keine Wahrscheinlichkeit für eine überraschende Virulenzsteigerung. Denn gerade der heute verwendete Nährboden verursachte den Virulenzverlust des Stammes *Calmette-Guérin*.

Die Virulenz jedes ausgegebenen Impfstoffes wird an Versuchstieren nachgeprüft. Zur Verhütung von Verwechselungen mit hochvirulenten Kulturen werden die Arbeiten mit BCG in einem separaten Laboratorium des Institut Pasteur vorgenommen. Der Schlüssel des Brutschrankes, in dem die BCG-Kulturen gezüchtet werden, ist ausschließlich in den Händen von Dr. *van Deinse*.

Frankreich hat als erstes Land auch zu der entscheidenden Frage der Applikation Stellung genommen. Die orale Methode, die von *Calmette* inauguriert wurde, hat keinen vollen Impferfolg gezeitigt; in Frankreich wurden mit der oralen Methode 33% mit Erfolg geimpft, hiergegen betrugen die Impferfolge auf intrakutanem Wege in Frankreich und in Dänemark 95—99%. Trotzdem hat man in Frankreich wegen der traditionellen Vorliebe der Bevölkerung für die angenehmere orale Applikation die Herstellung der oral anzuwendenden Vaccine neben der intrakutanen bestehen lassen; beide Arten der Vaccine werden vom Department BCG des Institut Pasteur noch heute hergestellt und auf ärztliche Anforderung abgegeben.

In den letzten Jahren haben *Le Nègre* und *Bretey* mit der Methode der Skarifikation günstige Ergebnisse erzielt. Gegenüber der subkutanen Verabreichung des Impfstoffes werden Komplikationen weitgehend vermieden, und man erreicht in relativ kurzer Zeit bei der überwiegenden Anzahl der Impflinge eine ausreichende Allergie. *Le Nègre* und *Bretey* geben in ihrer ersten Veröffentlichung über die Scarifikationsmethode noch keine Zahlen an.

Auch *La Fay* und *Coletsos* berichten positiv über die Skarifikation. Sie haben bei 90 Kindern eine befriedigende postvaccinale Allergie festgestellt, bei 77 dieser Kinder schon nach 24 Tagen. *Le Nègre* und *Bretey* selbst stellten im Jahre 1947 fest, daß die Allergie bei einer Impfstoffkonzentration von 50 mg/ccm über 2½ bis 3½ Jahre anhält.

Neben diesen grundlegenden Veröffentlichungen sind in Frankreich bis in die letzte Zeit hinein zahlreiche Arbeiten erschienen, die auf Grund mehr oder weniger ausgedehnter Reihenimpfungen (innerhalb verschiedener sozialer Schichten und Altersgruppen) von Ergebnissen berichten, die den Erfolg der Impfung belegen.

Moulis setzt sich neuerdings dafür ein, daß in Frankreich die Neugeborenen obligat geimpft werden sollen.

Troisier und *Nico* berichten über Impfungen an 108 Medizinstudenten, bei denen weder vor noch nach der Impfung eine Isolierung vorgenommen wurde, und über Kontrollen von 165 nichtvaccinierten Studenten. Die Sterblichkeit der Nichtgeimpften war zweimal höher als die der Geimpften.

Prat-Flottes und *Garnier* haben die Impfung an 36 Kindern mit chronischen Erkrankungen vorgenommen. Die Vaccination dieser chronisch geschwächten Kinder erwies sich als unschädlich. Die Allergie trat innerhalb von 16 Wochen ohne Komplikationen auf.

Desfour berichtete 1946 über die technische Durchführung der Impfung mit besonderer Berücksichtigung der sozialen Schwierigkeiten und der Isolierungsfragen.

Desfour stellte zum Schluß für die Durchführung der Impfung drei Grundsätze auf:

1. Nur tuberkulinnegative Personen dürfen geimpft werden.
2. Es ist ratsam, die Geimpften einige Wochen nach der Vaccination zu isolieren; Impflinge aus verseuchtem Milieu müssen hierbei vier Monate vor der Impfung aus der verseuchten Umgebung entfernt werden.
3. Nachuntersuchungen mit Tuberkulin müssen in Abständen vorgenommen werden.

Diese Punkte wurden von der UNICEF 1948 in Paris dahingehend abgeändert:

1. Kinder unter einem Jahr sind nur von Fall zu Fall zu impfen.
2. Alle Kinder über einem Jahr sollten geimpft werden.
3. Die Tuberkulinprüfungen sind folgendermaßen vorzunehmen:
   Kinder bis zu 12 Jahren: *Moro*probe, *Mantoux*probe 1 : 1000.
   Ältere Kinder: *Mantoux*probe 1 : 1000, *Mantoux*probe 1 : 100.
   Rötung und Induration müssen einen Diameter von mindestens 6 mm aufweisen.
4. Auf eine Isolierung der Kinder kann verzichtet werden.

Erfahrungen in Skandinavien

In den drei skandinavischen Ländern wurde die Impfung in der Mitte der zwanziger Jahre mit größter Aktivität in Angriff genommen. Selbst als am Ende des gleichen Jahrzehnts sich die skeptische Haltung gegenüber der Impfung inner- und außerhalb Europas bis zum Widerstand steigerte, setzten skandinavische Forscher systematisch ihre Impfungen fort. Von wissenschaftlicher Seite wurden gegen *Calmette*, den Erfinder der Impfung, verschiedene Einwände über die statistische Auswertung seiner Experimente erhoben. Die Öffentlichkeit wurde zu gleicher Zeit durch ungünstig verlaufene Vaccinationsversuche am Menschen beunruhigt.

Schweden

Wallgren impfte im Jahre 1927 als erster in Schweden Kinder tuberkulosekranker Eltern in Gotenburg nach einem von ihm modifizierten Verfahren der intrakutanen Methode. Dies Verfahren hat den Vorteil, länger als die üblichen Applikationsmethoden zu schützen und dennoch Komplikationen weitestgehend zu vermeiden. *Wallgren* berichtet über Erfahrungen mit dieser Methode an 500 000 Personen mit positivem Erfolg. Nach *Wallgren* tritt die Allergie in der Regel nach 6—8 Wochen ein, und die erreichte Immunität bleibt 5—10 Jahre erhalten. Bis heute wurden keine ernsthaften Komplikationen an der Impfstelle beobachtet; Abszeßbildungen wurden selten mehr als haselnußgroß und heilten nach einer Reihe von Monaten ohne Dauerschaden ab. *Wallgren* sieht in der Impfung einen künstlich inokulierten gesteuerten Primärinfekt der Haut, der den Körper vor einer zufälligen Infektion und ihren Folgen — klinische Primärtuberkulose, Miliartuberkulose, Meningitis tuberculosa — schützen kann. Obwohl in Schweden die Tuberkulose stark zurückgegangen ist, hält *Wallgren* ein bewußtes Ausschalten von Personen von der Impfung als Kontrollen aus sozialhygienischen Erwägungen für unverantwortlich.

Mit günstigen Erfahrungen impften in Schweden nach dem gleichen Modus: *Anderson* und *Belfrage* 41 238 Personen in Gotenburg; *Naeslund* 7 765 Kinder in Norbotten; *Malmroos* 42 000 Personen in Orobroe; *Tornell* 10 279 Kinder und Erwachsene in Boraas. Die zwischen den Jahren 1934 und 1946 Vaccinierten wurden mit den Nichtgeimpften gleichen Alters und aus ähnlichen sozialen Verhältnissen verglichen. Die Morbidität der Geimpften lag bis zu 50% niedriger als die der Nichtgeimpften.

Norwegen

In Norwegen waren es vor allem *Heimbeck* und *Scheel*, die die Impfung im Jahre 1924 anfänglich mit günstigen Ergebnissen anwendeten. Doch wurden im Verlauf der Impfung — besonders bei Anwendung der subkutanen Methode — Klagen über aufgetretene Abszesse laut, so daß *Birkhaug*, der Leiter des BCG-Laboratoriums in Bergen, die modifizierte *Rosenthal*-Piqûre-Methode einführte.

Dänemark

In Dänemark wurde im Jahre 1927 bei einer geringen Zahl von Fällen mit der oralen Applikation begonnen. 1931 erwarb *Jensen* einen frischen BCG-Stamm vom Institut Pasteur, Paris, mit welchem die Impfung intrakutan und in größerem Rahmen durchgeführt wurde. 1947 betrug die Zahl der geimpften Personen 100 000.

Das Dänische Rote Kreuz begann Impfteams in verschiedene europäische Länder zu entsenden. Dänemark war eines der ersten Länder, das den BCG-Impfstoff im Serum-Institut in Kopenhagen, dessen Tuberkuloseabteilung heute unter der Leitung von Dr. Johannes *Holm* steht, herstellte. In einer Schrift über Gewinnung und Anwendung der Vaccine teilt *Holm* mit, daß der BCG-Stamm in Dänemark ausschließlich auf Sauton gezüchtet wird. Die gleichmäßig schwache Virulenz erhält man durch in ganz bestimmten Zeitabständen vorgenommene Passagen. Zur Herstellung einer gleichmäßig wirksamen Vaccine bedarf es vieler Erfahrung und ständiger Kontrolle.

In den drei skandinavischen Ländern ist die Impfung für bestimmte Bevölkerungsgruppen obligat, u. a. für medizinisches Personal und Soldaten. Eine systematische Vaccination der Bevölkerung und der heranwachsenden Jahrgänge nach dem Muster der Pockenschutzimpfung wird angestrebt.

Ustved und *Ammundsen*, die von den Erfahrungen mit der üblichen Tuberkulintestmethode unbefriedigt waren, sahen im BCG-Test eine wesentlich subtilere Methode, um eine tatsächlich bestehende tuberkulöse Infektion nachzuweisen. Der BCG-Test wird durch Anbringen von zwei Piqûres mit 20 mg BCG-Vaccine an der üblichen Teststelle des linken Unterarmes ausgeführt. Wird der Test bei Personen angelegt, die gegen Tuberkulose allergisiert sind, so tritt die erwartete Reaktion nach 1—3 Tagen ein. Bei dieser Methode handelt es sich um die gleichen immunbiologischen Vorgänge, die vom *Koch*schen Phänomen her bekannt sind. Nach Angabe der beiden Wissenschaftler ist der BCG-Test den üblichen Tuberkulinproben auch darin überlegen, daß unspezifische Reaktionen vermieden werden.

Hertzberg untersuchte an Hand der Unterlagen von 100 000 getesteten und 18 500 vaccinierten Personen sehr sorgfältig einige Phänomene der Schutzimpfung mit BCG. Er kam hiernach zu der Überzeugung, daß die lokale Impfreaktion durch Geschlecht oder Alter nicht beeinflußt wird. Eine Ausnahme bedeutet die schlechte Allergie der Neugeborenen. Die lokale Reaktion wächst proportional der Dosis und proportional der Virulenz der Vaccine. Die durch Impfung erzeugte Allergie wird angezeigt durch eine bestimmte Ausdehnung der Lokalreaktion. Der Größe dieser Reaktion entspricht die Stärke der Tuberkulinreaktion. Die intrakutane Applikation erreicht bei den von *Hertzberg* behandelten Personen bei Anwendung der *Rosenthal*-Methode (Piqûre) eine dauerhafte Allergie. Bei mehrmals wiederholter Impfung besteht die Tendenz zur Ausbildung einer immer gleich großen Lokalreaktion. — Bemerkenswert ist *Hertzbergs* Unterscheidung zwischen Impfallergie und Superinfektionsallergie: Bei der Impfallergie haben die innerhalb eines Jahres wiederholten Tuberkulinreaktionen eine fallende Tendenz. Bei der Superinfektion ist ein plötzliches heftiges Aufflammen an der Teststelle zu beobachten. Anolog hierzu ist das Abfallen des „Impf-Widal" nach Typhus-Schutzimpfung zum Unterschied zur Widal-Reaktion im Anschluß an eine natürliche Infektion.

Hertzberg ist überzeugt, daß die BCG-Impfung gefahrlos ist und einen beträchtlichen Schutz gegen Tuberkulose bedeutet.

Erfahrungen in USA

Beschäftigt man sich nach dem skandinavischen Schrifttum mit der amerikanischen BCG-Literatur, so kommt man aus einem friedlichen Gebiet in eine kampfgeladene Zone, denn hier hatten sich die Meinungsverschiedenheiten fast zu einem wissenschaftlichen Krieg entwickelt. Dies hatte zur günstigen Folge, daß die Probleme der BCG-Impfung mit äußerster wissenschaftlicher Genauigkeit diskutiert wurden. Schließlich wurde die alternierende Impfung eingeführt und damit eine Lücke in der statistischen Auswertung der Reihenimpfung geschlossen.

Der grundlegende Unterschied in der Haltung der beiden Länder besteht darin, daß Skandinavien die Vaccination als das wertvollste prophylaktische Verfahren gegen die Tuberkulose in der Öffentlichen Gesundheitspflege schon lange akzeptiert hat, während die Vereinigten Staaten die Vaccination vorläufig noch auf rein experimenteller Basis durchführen.

Die orale Impfung wurde im Jahre 1925 von *Park* und *Schick* eingeführt. Die ersten Berichte enthalten günstige Ergebnisse bei Säuglingen aus verseuchtem Milieu.

1928 vaccinierte *Overton* 294 Kinder oral und 4679 ältere Kinder intra- und subkutan.

Die beiden klassischen Arbeiten der amerikanischen BCG-Wissenschaft sollen im folgenden an die Spitze gestellt werden:

Levine und *Sackett* unternahmen zwischen den Jahren 1926 und 1944 ausgedehnte Reihenuntersuchungen an New-Yorker Kindern. Während einer langen Zeit beobachteten sie diese Impflinge zusammen mit den entsprechenden Kontrollen und erhielten bei Geimpften und Nichtgeimpften die gleichen Ergebnisse. Die gleich hohe Morbidität bei Vaccinierten und Kontrollen wurde auf die mangelnde Isolierung der sämtlich aus gefährdetem Milieu stammenden Kinder zurückgeführt. Dieser Impfreihe stellten *Levine* und *Sackett* eine andere Gruppe von Vaccinierten gegenüber, die drei Monate vor und drei Monate nach der Impfung isoliert wurden. Eine entsprechende Kontrollgruppe wurde ausgewählt. Die Mortalität dieser 91 vaccinierten Kinder betrug einen Fall, die der 96 Kontrollkinder drei Fälle. Der Todesfall in der ersten Gruppe konnte auf eine Ansteckung des Kindes während der Geburt zurückgeführt werden. Bei dem Säugling fanden sich humane, nicht bovine Bazillen. Er starb im dritten Monat. Diese Zahlen sind jedoch zu klein, um die Differenz der Relativzahlen statistisch zu verwerten. — Erst seit dem Jahre 1933 wandten *Levine* und *Sackett* bei ihren Reihenimpfungen die alternierende Vaccination an (d. h. jedes zweite tuberkulinnegative Kind wurde automatisch als Kontrolle ungeimpft belassen). Seit dieser Zeit war die Mortalität der beiden Gruppen gleichhoch, während diejenige der Konrollen vor 1933 viermal so hoch gewesen war.

Diese Ergebnisse veranlaßten *Levine*, die Arbeiten von *Aronson* und *Rosenthal* dahingehend zu kritisieren, daß er ihnen ein Nichtbeachten von Rassenunterschieden, Vernachlässigung der Sektionen und das Unterlassen der alternierenden Impfung vorwarf.

Aronson antwortete, daß alle acht von *Levine* alternierend geimpften und an einer tödlich endenden Tuberkulose erkrankten Kinder während der ersten fünf Wochen nach der Impfung zu Hause angesteckt worden seien. Man habe versäumt, die Kinder für einige Wochen nach der Impfung aus dem verseuchten Milieu zu entfernen. Es ist anzunehmen, daß die Kinder in der präallergischen Phase vacciniert wurden. Nach *Wallgren* handelt es sich also nicht um geimpfte, sondern um inokulierte Kinder.

Aronson und *Palmer* haben in zwölf Jahren eine große Arbeit über die BCG-Schutzimpfung an 1565 tuberkulinnegativen Indianern durchgeführt. Die Untersuchten befanden sich im Alter zwischen 1 und 19 Jahren und wurden mit der intrakutanen Methode vacciniert, während 1459 Kontrollen ungeimpft belassen wurden. Die geimpfte Gruppe wurde für insgesamt 16 207 Personenjahre, die Kontrollgruppe für insgesamt 15 207 Personenjahre beobachtet. Die Morbidität der Geimpften betrug nach sechs Jahren 36, die der Nichtgeimpften 157, die Mortalität der Geimpften 4, die der Nichtgeimpften 28. Am Ende der 9—11 jährigen Beobachtungszeit war die Tuberkulinreaktion bei 93% der Geimpften und bei 92% der Kontrollen positiv. Der hervorragende Erfolg der BCG-Vaccination bei diesen Serien ist besonders eindrucksvoll, weil geimpfte und ungeimpfte Personen aus dem gleichen Gefährdungsmilieu stammten.

Aronson und *Dannenberg* berichten über 90 oral geimpfte Kinder mit 163 gleichaltrigen Kontrollen, die von 1921 bis 1934 beobachtet wurden. Von den Vaccinierten starben zwei, von den Nichtvaccinierten neunzehn Kinder.

Rosenthal, der in den Vereinigten Staaten die Stichelungsmethode einführte, beobachtete zehn Jahre lang 2831 Neugeborene in den Armenvierteln Chikagos und erlebte bei den Geimpften zwei Erkrankungen und einen Todesfall an Tuberkulose, bei den Kontrollen 39 Erkrankungen und 37 Todesfälle.

Olson, Habel und *Piggott* beschreiben eine Versuchsanordnung, bei der Meerschweinchen mit dreimaliger BCG-Dosis, mit einmaliger BCG-Dosis und mittels ultraviolett abgetötetem BCG geimpft und danach infiziert wurden. Den geringsten Schutz hatten die mit dreimaligen kleinen Dosen geimpften Tiere; die beiden anderen Gruppen hatten gleich hohen besseren Schutz.

Die verantwortliche Gesundheitsbehörde, die Federal Security Agency — Public Health Service —, nahm laufend Stellung zur BCG-Schutzimpfung und ihren Ergebnissen. Auf einer Konferenz des Public Health Service im September 1946 wurde der Beschluß gefaßt, die Impfung in Georgia und Michigan zu gestatten (Dänisches Tuberkulin, amerikanische Vaccine, *Rosenthals* Methode).

Der Public Health Service überprüfte die Arbeiten von *Levine* und *Sackett, Aronson* und *Palmer* und *Ferguson* und faßte den Entschluß, die Impfung an Heilstättenpersonal und in stark verseuchten Gegenden mit mangelnder Isolierungsmöglichkeit anzuwenden.

Eine kritische Stimme kam von einer anderen Stelle des Öffentlichen Gesundheitswesens, von Dr. *Edson.* Nach seiner Meinung sollte die Anwendung der Vaccine bis zur Klärung der folgenden Fragen nur experimenteller Natur sein:

1. Kann Immunität durch Kontakt mit Tuberkulose erreicht werden?
2. Welche Bedeutung besitzt der Tuberkulintest?
3. Kann Immunität durch BCG verliehen werden, selbst wenn Immunität durch Kontakt mit Tuberkelbazillen entsteht?
4. Ist BCG als lebende Vaccine vollkommen harmlos?
5. Können Experimente am Menschen genügend kontrolliert werden, um die Impfung allgemein freizugeben?

Nach Ansicht von *Medlar* in einem Beitrag zur prophylaktischen BCG-Vaccination ist durch die künstlich gesteuerte Infektion eine tuberkulöse Erkrankung bei solchen

Individuen nicht zu befürchten, bei denen bisher nicht einmal die natürliche Infektion angreifen konnte. Bei der jetzigen Bevölkerungsbewegung empfiehlt *Medlar* daher aus sozialhygienischen Erwägungen die Impfung nicht nur auf ausgewählte Gruppen zu beschränken.

Hilleboe besteht als Vertreter des Öffentlichen Gesundheitsdienstes auf der weiteren Überprüfung des BCG, der Überprüfung seiner Virulenzbeständigkeit im Laboratorium und der Wirksamkeit seines Schutzes durch Probeimpfung mit ausreichenden Kontrollen. Er ist aber von dem Wert der Impfung so überzeugt, daß er die Impfung in Gegenden mit hoher Tuberkulosemorbidität bzw. -mortalität und mangelhaften Fürsorge- und Isolierungsmöglichkeiten anwenden läßt.

Bis Mai 1949 sind in USA 8777 Personen vacciniert worden.

Erfahrungen in England und Kanada

Der Streit um den Wert der BCG-Impfung tobt in der ganzen Welt. Eine nicht zu überhörende Mahnung kommt aus England: Hier wurden bis zum Jahre 1949 noch keine größeren Reihenimpfungen vorgenommen.

Der Direktor des Public Laboratory Service in London, *Wilson*, sieht die Schwächen der Impfung

1. in der Schwierigkeit, diese lebende Vaccine herzustellen,
2. in der Gefährlichkeit der nicht zu fixierenden Virulenz,
3. in der Undurchführbarkeit der Isolierung bei Massenvaccinationen,
4. im Auftreten von Komplikationen,
5. in der noch nicht geklärten Frage der Revaccination.

Die ersten drei Einwände lassen sich an Hand der heute verfügbaren Erfahrungen aus USA, Skandinavien und Frankreich leicht widerlegen. Umstritten bleibt die Frage der Revaccination. *Wilsons* scharfe subjektive Kritik erhält von *Wallgren*, der unter anderen Autoren am schärfsten angegriffen wird, die Entgegnung, daß jener, ohne selbst Impfversuche unternommen zu haben, aus rein theoretischen Erwägungen Kritik an der Methode übe und die Beweiskraft einiger ausschlaggebenden Versuche herabzusetzen versuche.

Die englische Öffentlichkeit hat — vielleicht bedingt durch Kriegs- und Nachkriegszeiten — der Impfung auffällig wenig Interesse entgegengebracht. Um so bemerkenswerter ist es, daß gerade dort im Sommer 1949 eine neue und übersichtliche Zusammenfassung der BCG-Literatur veröffentlicht wurde (*Irvine*). Auch in diesem Buche wird kritisch Stellung genommen, aber das bisher Erreichte objektiv anerkannt.

Irvine befaßt sich auch mit der Frage der Virulenz des Impfstoffes und der damit zusammenhängenden Gefahr in der Anwendung beim Menschen. Es wird über das Ausmaß der durch die Impfung erreichten Allergie bei verschiedenen Tierarten und beim Menschen diskutiert und die Technik der Impfung besprochen. *Irvine* bestätigt, wie auch aus einer Notiz im *„Lancet"* hervorgeht, daß Großbritannien heute die Einführung der BCG-Impfung allgemein erwartet.

Die Vaccine wird bis heute nach Bedarf mit dem Flugzeug aus Kopenhagen herangebracht. Es ist beabsichtigt, zunächst das dänische Schema anzuwenden. Nach amerikanischem Vorbild soll die Impfung bestimmter Bevölkerungsgruppen in nachstehender Reihenfolge vorgenommen werden:

a) Medizinstudenten und Schwestern,
b) Neugeborene von tuberkulosekranken Müttern,
c) tuberkulinnegative Personen aus verseuchtem Milieu,
d) Kinder vor der Schulentlassung.

Nach Durchführung dieses Planes soll die gewonnene Erfahrung zeigen, ob eine Ausdehnung der Vaccination auch auf weitere Bevölkerungskreise Erfolg verspricht. Schon oben wurde erwähnt, daß England geneigt ist, neben der BCG-Impfung auch der Vaccination mit dem Vole-Bazillus einen Platz einzuräumen, wegen des Vorzugs, daß bisher keine Komplikationen lokaler oder allgemeiner Art mit ihr aufgetreten sind.

In England und seinem Dominion Kanada hat *Baudouin* seit dem Jahre 1926 begonnen, Kinder und Erwachsene oral zu impfen.

Ferguson impfte in Kanada unter enger Mitarbeit von *Heimbeck* in Saskatchewan und Winnipeg die Belegschaft von acht Krankenhäusern, da die Erkrankungen des Personals an Tuberkulose in den Jahren 1934—1938 rapide angestiegen waren. Die Impfung verminderte die Häufigkeit dieser Erkrankungen auf ein Viertel der Infektionen.

Im Jahre 1935 wurde in Montreal eine BCG-Klinik für Kinder aus verseuchtem Milieu gegründet, die unter der Leitung von *Gilbeault* steht.

Erfahrungen in Mittel- und Südamerika

In verschiedenen Staaten von Südamerika werden seit etwa 20 Jahren ohne Anwendung der Alternation kleinere Personengruppen geimpft, so daß der Erfolg statistisch nicht auswertbar ist. Im Gegensatz zu USA tritt hier das experimentelle Moment in den Hintergrund.

Brasilien, Argentinien, Uruguay und Paraguay verfügen über eigene Erfahrungen, die an Hand von Impfungen an Säuglingen, Schulkindern und Erwachsenen gewonnen wurden *(Saya, Diego, Chattas, Comez, Etscheverry, Tortorella, Martirene, Ginez).*

Brasilien versorgt von seinem BCG-Laboratorium in Rio de Janeiro aus die umliegenden Staaten mit der notwendigen Vaccine. Neuerdings gibt es hier ein Gesetz über die obligate Impfung aller Neugeborenen, Schulkinder und Anwärter auf den Öffentlichen Dienst.

Auf Cuba erfolgt bis heute die orale Verabreichung nach der Vorschrift *Calmettes. Domingo* bedient sich bemerkenswerterweise neben der intrakutanen auch der subkutanen und intramuskulären Applikation des Impfstoffes. Nach *Domingo* sind bis zum Jahre 1945 einige 10 000 Personen in Havanna vacciniert worden.

Erfahrungen in verschiedenen Ländern Europas

In der Schweiz wurden 1925 kleine Gruppen der Bevölkerung geimpft. Bis zum Jahre 1949 waren 2000 Vaccinierte gemeldet. Die Aktion soll jetzt auch auf Schulkinder und gefährdete Personen ausgedehnt werden.

In Rumänien führte *Cantakuzèhne* im Jahre 1926 die orale Impfung ein. 1940 begann man mit der Skarifikationsmethode und *Rosenthals* Piqûre eine intensive Impfaktion, nach der bis zum Jahre 1942 eine Million Personen vacciniert worden sind. Das Gesundheitsministerium hat jetzt ein Schema ausgearbeitet, nach welchem die gesamte Bevölkerung des Landes systematisch durch Impfung vacciniert werden soll. Seit der Einführung der BCG-Vaccination ist die Tuberkulosesterblichkeit angeblich auf ein Viertel bis ein Drittel der früheren Zahlen gesunken. *Balteanu* und Mitarbeiter geben an, daß bei der Revaccination mantouxnegativer Kinder fünf Jahre nach der ersten BCG-Piqûre bei einem Teil heftige Lokalreaktionen, bei einem andern Teil ein *Koch*sches Phänomen aufgetreten sei. Daraus glauben die Genannten schließen zu können, daß die negative *Mantoux*probe kein verläßlicher Indikator für die Revaccination sei. Deshalb wird vorgeschlagen, mit der Wiederimpfung in jedem Falle sieben Jahre zu warten. Solche Beobachtungen bei der Revaccination sind in andern Ländern nicht gemacht worden.

In Spanien war 1924 mit der oralen Impfung begonnen worden, und bis zum Jahre 1932 waren nach einem Bericht von *Sayé* 20 000 Personen mit Erfolg geimpft. Seit 1927 stellt das Land eigene Vaccine her.

Rußland: Die ersten oralen Impfungen fanden 1926 in der Ukraine statt. Im Jahre 1928 wurden wegen der großen Kindersterblichkeit an Tuberkulose in den Städten Leningrad, Moskau und Saratow vorwiegend Kinder geimpft. Die Impfung der Neugeborenen ist seit 1937 obligat. Die Vaccination wurde auch während des letzten Krieges fortgesetzt. Der Erfolg der Impfung wurde dadurch erwiesen, daß die Mortalität der Kinder an Tuberkulose in vier Jahren um 40% gesunken ist. Von einer Isolierung wird in den zur Verfügung stehenden russischen Arbeiten nichts erwähnt. *Leshchinskaya* entwickelte im Jahre 1937 eine Trockenvaccine durch Zusatz von 5% Glukose zum Nährboden und nachfolgendem Trocknen der Kultur. Noch 16 Monate nach der Herstellung soll dieser Impfstoff beim Meerschweinchen die gleichen Resultate erzielt haben, wie die gebräuchliche frische Vaccine.

Japan

Aus Japan berichtet *Sams* im Jahre 1940 von annähernd 30 Millionen BCG-vaccinierten Personen. Auch dort beginnt man jetzt mit der Trockenvaccine zu arbeiten. Ihre Anwendung erleichtert bei der insularen Lage des Landes wesentlich die Durchführung der Impfung.

Erfahrungen in Deutschland

In Deutschland wurde das Problem der Schutzimpfung mit BCG in der Mitte der zwanziger Jahre aufgegriffen. Durch das Impfverbot im Jahre 1931 nach der Katastrophe von Lübeck war aber jede weitere Arbeit lange Zeit unterbunden. Obwohl die Ursachen dieses Unglücks klargestellt sind, aber immer wieder erörtert werden, muß auf den Sachverhalt kurz eingegangen werden.

Am Anfang des Jahres 1930 waren in Lübeck 251 Säuglinge peroral mit BCG geimpft worden. Die Kinder stammten aus verseuchtem und aus gesundem Milieu. Die Kultur für die Impfstoffherstellung war vom Institut Pasteur geliefert worden und wurde in Lübeck auf Kartoffel-Glycerin-Bouillion, Sauton- und dem *Hohn*schen Eiernährboden weitergezüchtet. Im gleichen Laboratorium wurde auch eine Kultur lebender humaner Tuberkelbazillen von schwankender Virulenz gehalten. Nach der Impfung sind 73 Kinder gestorben. Als Ursache sind zunächst mehrere Möglichkeiten diskutiert worden:

Die spontane Virulenzsteigerung des BCG durch die sonst nicht übliche Passage auf dem *Hohn*schen Eiernährboden;

die Verunreinigung des BCG durch Schimmelpilze und seine Virulenzsteigerung durch Symbiose;

die Verwechselung einzelner Kulturröhrchen bzw. die Verunreinigung der BCG-Kultur durch virulente humane Bazillen.

Diese letzte der erwogenen Möglichkeiten ist nach Abschluß der gerichtlich-medizinischen Untersuchungen als tatsächliche Ursache festgestellt worden.

Die Untersuchungen des Reichsgesundheitsamtes hatten nach Prüfung von vier Resten verabreichter Impfstoffe folgendes Ergebnis:

Von den mit den Resten gezüchteten Kulturen waren zwei im Züchtungsversuch negativ, die dritte hatte eine hohe Virulenz für Meerschweinchen, die vierte war eine reine BCG-Kultur mit avirulenten Bazillen.

In den Sektionspräparaten der Kinder wurden — mit Ausnahme von zwei Fällen — virulente Bazillen des Typus humanus gefunden. Die beiden Kinder, deren Sektionspräparate keine virulenten Bazillen des Typus humanus aufwiesen, waren nach 47 bzw. 91 Tagen gestorben; in einem Falle wurde mit Sicherheit, in dem zweiten Fall mit großer Wahrscheinlichkeit in den Präparaten reines BCG nachgewiesen.

In einem weiteren Bericht des Reichsgesundheitsrates vom Dezember 1930 heißt es: „Die aufgetretenen Krankheits- und Todesfälle sind nicht auf das *Calmette*-Verfahren zurückzuführen. Der Annahme, daß in Lübeck durch ein unbemerktes Versehen beim Arbeiten den *Calmette*schen Kulturen virulente Tuberkelbazillen beigemengt wurden, kommt die größte Wahrscheinlichkeit zu."

Auch *Calmette* hat sich damals dahingehend geäußert, daß eine Verwechselung oder Verunreinigung der Kulturen vorgelegen haben müsse.

Diese Auffassung wird dadurch unterstützt, daß mit dem gleichen BCG-Stamm, den das Institut Pasteur nach Lübeck gesandt hat, in Riga eine Reihe von Kindern durch *Kirchenstein* geimpft wurden, die keinerlei Schädigung nach der Impfung zeigten.

Eine entsprechende Mitteilung erfolgte durch *v. Drigalski*, den damaligen Leiter der Berliner Gesundheitsverwaltung, in einem 1947 gehaltenen Vortrag: In Berlin wurden etwa zur gleichen Zeit durch den Berliner Fürsorgearzt *Zadek* 43 Kinder aus ungünstigem sozialen Milieu mit ausdrücklicher Zustimmung der Eltern peroral geimpft. Die Vaccine wurde ebenfalls aus dem Institut Pasteur bezogen und in einem besonderen Raum des Robert-Koch-Institutes aufbewahrt und weitergezüchtet. Bei keinem der geimpften Kinder trat eine Schädigung auf; ihr Gesundheitszustand war auch noch Monate nach der Impfung einwandfrei. *Kleinschmidt*, veranlaßt durch die heftigen Diskussionen der letzten Jahre, gibt eine einwandfrei gesicherte Erklärung über das Lübecker Unglück:

Es handelte sich um eine Verunreinigung der BCG-Kultur mit dem virulenten Tuberkelbazillenstamm „Kiel", der zur Zeit der Herstellung des Impfstoffes im Lübecker Laboratorium fortgezüchtet wurde. Dieser Stamm „Kiel" erwies sich bei der Züchtung auf Sauton-Nährboden als grünwachsend. Diese virulenten vergrünenden Tuberkelbazillen des Stammes „Kiel" konnten aus mehreren Resten des verwendeten Impfstoffes, sowie aus den Körpern der Kinder neben schwach virulenten BCG-Bazillen gezüchtet werden.

Nohlen vertrat im Jahre 1932 die Ansicht, daß in Deutschland wegen der ungeklärten Fragen der Immunität und der Applikationstechnik auf die Impfung verzichtet werden könne, um so mehr, als in Anbetracht des ständigen Sinkens der Morbidität und Mortalität durch Tuberkulose die sozialhygienische Notwendigkeit nicht mehr bestehe.

Nach einer langen Zeitspanne — Anfang der vierziger Jahre — sind in der Wiener Universitäts-Kinder-Klinik in kleinstem Rahmen Untersuchungen an idiotischen Säuglingen bzw. Kleinkindern vorgenommen worden. Drei Kinder waren nach erfolgreicher BCG-Impfung kutan mit virulenten Tuberkelbazillen infiziert worden; zwei gleichfalls kutan infizierte Kinder dienten als Kontrolle. Die drei vaccinierten Kinder zeigten „vollen Schutz gegen die experimentelle kutane Infektion mit virulenten Tuberkelbazillen. Die „Reinfektionsstelle" blieb reaktionslos, während sich bei den zwei ungeschützten Kontrollkindern das typische Bild eines experimentellen tuberkulösen Primärkomplexes mit käsiger Erweichung der regionären Drüsen zeigte." (*Türk.*)

In den darauf folgenden Jahren sind in Deutschland zahlreiche Beiträge über die immunbiologischen Grundlagen der Impfung veröffentlicht worden.

1948 beschreibt *Prigge* umfassend die Beziehung zwischen Allergie und Immunität bei der Tuberkulose. Er ist der Ansicht, daß die bekannten Vaccinationsverfahren noch nicht über das Stadium des Versuches hinausgekommen sind, und hält ein abschließendes

Urteil über die Wirksamkeit selbst des BCG-Verfahrens für verfrüht. *Prigge* hält die Calmette-Impfung für absolut unschädlich und betrachtet die theoretische Grundlage zur Anwendung der BCG-Impfung in bezug auf Immunität und Applikationstechnik als geklärt. Es erscheint ihm aber unerläßlich, zwecks Prüfung des Erfolges zunächst alternierende Impfungen durchzuführen.

Catel und *Kleinschmidt* dagegen sind der Ansicht, daß es in unserer heutigen Situation notwendig ist, den Kleinkindern, Jugendlichen und Personen aus gefährdetem Milieu den wertvollen Schutz der Impfung zu geben, die an mehr als zehn Millionen erfolgreich erprobt ist.

Der erste internationale BCG-Kongreß in Paris von 1948 brachte neben der Erörterung neuer oder bisher ungeklärter Fragen einen Überblick über die gesamte Arbeit mit BCG. Es wurden für alle beteiligten Länder bindende Beschlüsse gefaßt, deren zwölf Punkte hier konzentriert wiedergegeben werden:

1. Die seit 25 Jahren an zehn Millionen Menschen in der ganzen Welt vorgenommenen Vaccinationen bestätigen die absolute Unschädlichkeit der BCG-Impfung.
2. Die BCG-Vaccination ist das wirksamste Prophylaktikum gegen die Tuberkulose.
3. Die BCG-Kulturen aller Länder der Welt sind dem BCG-Stamm des Instiut Pasteur entnommen.
4. Die im Institut Pasteur erprobte minutiöse Technik garantiert die Vitalität und die Beständigkeit der Virulenz.
5. Alle Vaccinationsmethoden mit BCG werden anerkannt, welche eine sichere und dauerhafte Allergie vermitteln.
6. Es wird die kutane Applikation der Vaccine empfohlen, wofür verschiedene Methoden ausgearbeitet worden sind.
7. Aus praktischen Gründen schließt der Kongreß die orale Impfung nicht aus.
8. Für folgende Personengruppen wird die Impfung empfohlen: Neugeborene, Jugendliche und junge Erwachsene, ferner für exponierte Personen: Studenten, medizinisches Personal und andere.
9. Die Revaccination geimpfter Personen, deren Tuberkulinreaktion wieder negativ geworden ist, wird empfohlen.
10. Die Ausdehnung der Impfung auf alle Völker wird als notwendig angesehen.
11. Neben der BCG-Impfung sollen alle übrigen prophylaktischen Maßnahmen gegen die Tuberkulose beibehalten werden.
12. Es wird jedem Staat die Durchführung der Impfung, entsprechend den Möglichkeiten und der Notwendigkeit, dringend empfohlen.

Literatur

J. D. Aronson: Protective Vacc. against Tb. Amer. Rev. of Tb. Vol. 58, Sept. 48.

D. Aronson, C. Palmer: BCG-Vacc. among Amer. Indians. P. Health Rep., June 4, 46.

Ascoli: Esperimenti die Vaccinatione antitubercolari.

Bergmann: Dissertation über die TIR. nach der Impfung im Kreise Lauterbach, Hessen.

Birkhaug: BCG-Vacc. in Scandinavia. Am. Rev. of Tuberc. March 47.

W. Catel, M. Daelen: Die theoretische Begründung der Tb-Schutzimpfung nach Calmette und praktische Impferfahrungen in Hessen. Beitr. Klinik Tuberk. 102, 1950, S. 531.

Courcoux, Boulanger, A. C. Maclouf: Sur la durée de l'allergie conferée par le BCG en scarifications cutanées. Presse Médicale 2, dec. 44.

Courcoux, Boulanger, Maclouf: Contribution à l'étude de la prémunition antitub. par de BCG en scarifications cutanées, Presse méd. 20 Mai 44.

Van Deinse et *Petrova:* Technique du maintien de la faible virulence du BCG.

J. Desfour: Les difficultés que le practicien rencontre dans l'administration du BCG. La semaine des Hôpitaux, no 9, 7 Mars 1946.

J. Desfour: Organisation et fonctionnement d'un centre de prémunition contre la tb. Arch. Méd. Soc. t. 2, 1946, p. 577.

Dr. *La Fey Coletsos* et *J. Coletsos:* Première application du BCG. Rev. de la Tb. 5 série, T. 13, no 1—2, 1949.

Flesch-Thebesius, Lauche: Allergische Fernwirkung nach BCG-Impfung auf einen in Entwicklung begriffenen mesenterialen P. A. Deutsche Méd. Wochenschrift, Aug. 1948.

Griesbach: Tödlich verlaufende Miliartb. nach BCG-Schutzimpfung. Klinik und Praxis, März 1946.

G. Hertzberg: The Achievements of BCG-Vacc. Oslo 1948, I Kommisjon Hos Johan Grundt Tanum Forlag.

E. Hilleboe: BCG-Vacc. Program N. York state Dep. of Health, Jan. 48.

Hilleboe, Holm: International control of Tb. Public Health Reports, Tuberculosis Control Issue, No. 18, August 1, 1947.

J. Holm: BCG-Vacc. in Denmark. P. Health Reports, Sept. 6, 46.

J. Holm: Standardization of Tuberculin. P. Health Rep., Febr. 7, 47.

Ickert: Die Tbc in der britischen Zone. Schmorl und Seefeld, Hann.

K. N. Irvine: BCG-Vaccination in Theory and Practice. Publisher Springfield Illinois, June 1949.

K. W. Jötten: Zur Frage der BCG-Schutzimpfung. Vortrag v. 22. 7. 48, gehalten in Düsseldorf.

Kleinschmidt: Die Tb-Schutzimpfung nach Calmette. Deutsche Med. Wochenschrift, März 1948.

Kleinschmidt: Nochmals Tb-Schutzimpfung nach Calmette. Deutsche Med. Wochenschrift, Sept. 1949.

Kleinschmidt: Münchener Med. Wochenschrift Nr. 3/4, 1950.

Lecoutre: Mortalité générale comparée des enfants vacc. ou non vacc. au BCG. Bull. Acad. Méd. 44.

Lembach: Zur Frage der TBC-Schutzimpfung. Med. Klinik, 15. Dez. 47.

Leshchinskaya: Immunizing Value of BCG Dry Glucose Vaccine. P. H. Rep., Febr. 7, 47.

M. I. Levine: The present status of BCG. N. York State Journal of Med., Aug. 15, 47.

Levine: An Evatuation of the use of BCG in the prevention of Tb in infants and children. Am. Journ. of P. Health, Sept. 47.

Levine and *Sackett:* Results of BCG-Immunisation in New York-City.Am Rev. of Tb., June 1946.

Lütgerath: Voruntersuchung und erste Ergebnisse bei der Tbc-Schutzimpfung 6—14jähriger Kinder in einem ländlichen Bezirk. Deutsche Med. Wochenschrift 1949, Nr. 14.

E. M. Medlar: Prophylactic (BCG) Vaccination to Control Tuberculosis, The Journal of the Americ. Association, Oct. 29, 1949.

A. Moulis: Pourquoi la vacc. par le BCG devrait être appliqué à tous les nouveau-nés. Congrès intern. du BCG Paris, Juin 48.

L. Nègre, J. Bretey: Quelques données nouvelles sur la durée de l'allergie et de la resistance antituberculeuse chez les sujets vaccinés par la voie dermique. Bulletin de l'Académie de Méd. No. 3 u. 4, 1947, p. 80.

Nègre et *Bretey:* Vaccination par le BCG, Masson. Paris 1947.

Nohlen: Das deutschsprachige BCG-Schrifttum. Zbl. f. Tb-Forsch. 36.

Olson, Habel: A comparative Study of Live and Killed Vaccines in Experim. Tuberc. Publ. Health Rep., Febr. 28, 47.

C. Palmer: Prospectus of Research in Mass. BCG-Vacc. P. Health Reports, Oct. 7, 1949.

Prat-Flottes, Gandin, Garnier: BCG par scarifications chez des enfants déficients. Arch. Fr. Pediatr. t. 3, 1946.

R. Prigge: Grundlagen und Möglichkeiten der Tbc-Schutzimpfung I und II. Med. Klinik, 43. Jahrgang, Nr. 20 und 21.

S. Rosenthal, E. Leslie. BCG Vacc. in all agegroups. Journ. of Am. Med. Assoc., January 10, 1948.

Saame: Über Komplikationen und Mißerfolge der BCG-Impfung. Aus der Kinderheilstätte Mammolshöhe/Taunus. Zeitschr. f. Kinderheilk. 68, 1950, 276.

G. Salvioli: Atti del primo congresso dei Vaccinatori contra la Tb. Bologna, 17. Oktober 1948, Clinica Pediatrica, Bologna.

Sweany: Seminar on BCG. Amer. Rev. of Tb., Jan. 1948.

S. K. Svendsen, M. Daelen: Über BCG-Schutzimpfung. Mit besonderer Berücksichtigung der Organisation in Hessen. Im Selbstverlag, Bad Schwalbach.

J. Trosier et *J. P. Nico:* La prémunition antitb. des étudiants de médicine par la BCG. Semaine des Hôpitaux, no 9, 7 Mars 46.

Türk: Über spezifische Dispositionsprophylaxe im Kindesalter. Deutsches Tuberkulose-Blatt, April 44, 18. Jahrg., Heft 2.

H. J. Ustved: The technique of Tuberculintesting. The local reaction in BCG-Vaccination. Tuberculous disease in BCG-vaccinated individuals. Conference on europ. BCG-Vaccination programs, Copenhagen, Sept. 49.

Wallgren: 20 Jahre Calmette-Vaccination in Schweden. Und: Für oder gegen die Calmette-Impfung. Publik. d. Schwed. Nationalvereins gegen die Tbc.

Bericht der Vereinigten ICEF: Tuberkulinuntersuchung und BCG-Impfung.

Intern. Medic. Digest May 1948: The story of BCG.

Federal Security Agency: The Role of BCG in the Epidemiol. Approach public Health Service Washington, D. C.

Federal Security Agency: BCG publ. Health Service Washington 25 DC.

Federal Security Agency: A Review of BCG as Immun. Agent, publ. Health Service, Wash. 25, D. C.

Institut Pasteur: La Vaccination au BCG dans quelques pays etrangers. Zusammenstellung BCG-Literatur Skandinaviens, Nord-Südamerikas, der UdSSR, Spaniens, Rumäniens.

Institut Pasteur, Paris: Premier Congrès International du BCG. Juin 1948. Extrakt sämtlicher auf diesem Kongreß gehaltener Vorträge.

Institut Pasteur: Service du BCG, Prévention de la Tb par le BCG.

Institut Pasteur: Technique des Cultures du BCG.

Premier Congres International du BCG: Supplement.

Publ. Health Reports March 7, 47: Conference of BCG-Vaccine.

British Medical Journal:

July 19, 1947: Tbc and the health act (Anti-Tbc Conference).

November 29, 1947: BCG-Vaccin. in Control of Tb. — G. S. Wilson.

January 24, 1948: BCG in control of Tbc.

February 7, 1948: BCG in control of Tbc.

June 12, 1948: BCG-Vaccination. — A. Wallgren. — Effiency of BCG-Vaccination. — H. Malmros.

Juli 3, 1948: Administration of Medicine. — E. R. Boland.

July 10, 1948: BCG-Vaccination.

February 5, 1949: Tb at the Crossroads. — C. O. Stallybrass.

April 9, 1949: BCG-Vaccination.

April 30, 1949: Some practical Problems of Tb in childhood. — F. M. B. Allen.

Oktober 29, 1949: BCG-Vaccination (Annotations).

The Lancet:

May 28, 1949: BCG-Vacc. reviewed.

July 2, 1949: BCG-Vacc. reviewed.

July 16, 1949: Policy of BCG-Administration.

Holm: BCG-Impfung gegen Tuberculose. (Aus dem staatlichen Seruminstitut Kopenhagen.) August 1948.

Die theoretischen Grundlagen der Tuberkulose-Schutzimpfung nach Calmette

Von W. Catel und M. Daelen

Die ersten Bemühungen, einen spezifischen Tuberkuloseschutz künstlich hervorzurufen, wie es auch das *Calmette*sche Verfahren anstrebt, fallen in die Jahrhundertwende. Zu dieser Zeit versuchte *Behring* in genialer Schau die Tuberkulosehäufigkeit kuhmilchernährter Säuglinge dadurch herabzusetzen, daß er Rinder mit einem lebenden, hypovirulenten, humanen Tuberkelbazillenstamm impfte: auf solche Weise sollte ein spezifischer Schutz bei den Milchtieren erzeugt und als Folge davon eine Abnahme der häufigen und dem Säugling gefährlich werdenden Infektion der Kuhmilch erzwungen werden.

Im Jahre 1916 erregten tierexperimentelle Untersuchungen von *Bessau* klinische Aufmerksamkeit, dem es gelungen war, bei Meerschweinchen durch Injektion toter Tuberkelbazillen einen an der lokalen Tuberkulinempfindlichkeit erkennbaren Tuberkuloseschutz hervorzurufen. Mit demselben Verfahren konnte er später auch beim Kind einen spezifischen Schutz erzeugen, sofern die abgetöteten Bazillen in ein entzündetes Gewebe gebracht wurden. Er wählte hierfür die als Folge der Pockenschutzimpfung angeschwollenen regionären Lymphknoten und beobachtete das Auftreten charakteristischer tuberkulöser Lymphome sowie einer starken lokalen Tuberkulinempfindlichkeit.

Diese wenig beachteten Forschungen gerieten zunächst ins Stocken, als im Jahre 1921 *Calmette* und *Guérin* eine neue Schutzimpfung gegen die Tuberkulose des Menschen mit lebenden, jedoch in ihrer Virulenz abgeschwächten bovinen Tuberkelbazillen bekanntgaben.

Eine kritische Beurteilung dieses Verfahrens war deutschen Ärzten auf Grund eigener Erfahrung bisher nicht möglich, da seine Anwendung nach dem bekannten Lübecker Unglück unbegründeterweise — den Impflingen waren infolge einer Verwechslung nicht in ihrer Wirkung abgeschwächte *Calmette*sche, sondern hochvirulente humane Tuberkelbazillen verabfolgt worden — mehr als 15 Jahre untersagt war. Erst in jüngster Zeit hat die Methode auch in deutschen Ländern, angeregt und großzügig gefördert vom Dänischen und Schwedischen Roten Kreuz, Eingang gefunden, in Hessen hauptsächlich durch die Initiative der damals von *v. Drigalski* geleiteten Medizinalabteilung des Innenministeriums.

Unsere positive Stellungnahme zu der *Calmette*schen Tuberkuloseschutzimpfung am Beginn der Aktion gründete sich

1. auf das Studium des ausländischen Schrifttums, das zwar in seinen Ergebnissen durchaus nicht einheitlich (vergl. Kapitel 1) ist, jedoch Arbeiten aufzuweisen hat, die unseres Erachtens jeden kritischen Zweifel verstummen lassen,
2. auf theoretische Überlegungen, die sich aus dem Wesen des spezifischen Tuberkuloseschutzes herleiten.

Da dessen Kenntnis die Grundlage für das Verständnis des Impfvorganges und seiner Folgen ist, soll im folgenden das Grundsätzliche der immunbiologischen Vorgänge im tuberkuloseinfizierten Organismus etwas eingehender erörtert werden. Wir begeben uns damit auf ein Gebiet, das auch heute noch voller Probleme ist, so daß die Darstellung nicht frei von persönlichen Anschauungen sein kann.

Untersuchen wir bei den drei bekanntesten, ausgesprochen chronisch verlaufenden Infektionskrankheiten (Tuberkulose, Syphilis, Rheumatismus) die Art ihrer Bekämpfung durch den Makroorganismus, so begegnen wir der merkwürdigen Tatsache, daß die Abwehr des spezifischen Erregers bzw. seiner Toxine grundsätzlich mit der Bildung von spezifischem Zellgewebe im Zusammenhang steht, während hierfür Antikörper keine oder nur eine untergeordnete Rolle spielen: Im Kampf gegen die infektiöse Noxe entsteht bei der Tuberkulose der Tuberkel, bei der Syphilis das luetische Granulationsgewebe, beim Rheumatismus das rheumatische Granulom *Aschoffs*.

Gelangt der Tuberkelbazillus erstmalig in einen Wirtsorganismus, so werden dessen histiozytäre und — hauptsächlich — Gefäßwandzellen nach einer gewissen Zeit befähigt, am Ort der Infektion Gewebselemente mit spezifischer Funktion, die sogenannten Epitheloidzellen oder Tuberkulozyten zu bilden. Die Reaktion des Körpers ist stets dieselbe, gleichgültig, ob sich der erste Herd z. B. in der Lunge zwischen den Alveolen oder an der Haut oder an den Schleimhäuten z. B. des Verdauungskanales entwickelt.

Von größter Bedeutung ist die Klärung der Frage, welche Substanz(en) im Tuberkelbazillenleib den Makroorganismus zur Bildung der spezifischen Gewebselemente anzuregen vermag.

Es ist naheliegend, in erster Linie an das Protein des Tuberkelbazillus zu denken und zu prüfen, ob es am tuberkuloseinfizierten Organismus tuberkulinaktive Eigenschaften besitzt.

Seibert gelang es, bei Züchtung der Tuberkelbazillen in *Long*scher Nährflüssigkeit nach Fällung des Kulturfiltrats mit Trichloressigsäure eine lokal wirksame Eiweißfraktion zu gewinnen und kristallinisch darzustellen. So gelangte man zu dem in USA. als gereinigtes Standard-Tuberkulin benutzten Purified Protein Derivative (PPD). Auch in Deutschland wurden aus Tuberkelbazillen bzw. Kulturfiltraten Eiweißsubstanzen isoliert und auf ihre Fähigkeit, eine Lokalreaktion zu erzeugen, geprüft. Mit dem als Tuberkulin-Muttersubstanz (TMS) bezeichneten Eiweißpräparat arbeiteten *Prigge*, *Seibert*, *Pedersen*, *Tiselius* u. a., jedoch sind die Versuchsergebnisse vorläufig noch widerspruchsvoll.

Catel und *Schmidt* prüften das gereinigte Tuberkulin (GT Hoechst), das dem amerikanischen Präparat weitgehend ähnlich ist, auf seine tuberkulinaktiven Eigenschaften: Injizierten sie bei einem tuberkuloseinfizierten Kind 0,1 ccm GT 1:10000 intrakutan, so trat an der Injektionsstelle nicht nur eine Rötung und Schwellung nach Art einer Tuberkulinreaktion auf, sondern in einem bereits nach 48 Stunden exzidierten und histologisch untersuchten Stück der Hautpapel wurde eine deutliche epitheloidzellige Wucherung junger Bindegewebszellen festgestellt.

Es sei darauf hingewiesen, daß zur Klärung wissenschaftlicher Probleme die nur klinische Beurteilung einer positiven Tuberkulinreaktion (wie es fast immer geschieht) nicht ausreichend ist, vielmehr muß durch die histologische Untersuchung eines exzidierten Teiles derselben der Nachweis des Vorhandenseins typischer Epitheloidzellen geführt werden. Denn zweifellos gibt es chemische Stoffe, die nicht nur das qualitative Bild, sondern auch die Besonderheiten des zeitlichen Ablaufs einer Tuberkulinreaktion nachahmen können; erst die mikroskopische Untersuchung deckt in solchen Fällen das völlig unspezifische morphologische Substrat der Reaktion auf.

Außer dem Tuberkuloprotein, das also den tuberkulös-allergischen Organismus zur Bildung von spezifischem Gewebe anzuregen vermag, beanspruchen die Lipoide des Tuberkelbazillenleibes unsere besondere Aufmerksamkeit.

Anderson und Mitarbeiter zeigten, daß bei säurefesten Bakterien der Bau der Lipoide von demjenigen sämtlicher anderer pflanzlicher und tierischer Organismen völlig abweicht. Den amerikanischen Forschern gelang es, hauptsächlich 3 Lipoidfraktionen zu isolieren:

1. Fettsäureester (Wachse). Die anscheinend wichtigste Substanz dieser Gruppe ist eine hochmolekulare Oxysäure, die Mykolsäure (acid. mycolic.); sie ist hauptsächlich auf der Oberfläche des Bazillenleibes lokalisiert und wahrscheinlich für die Säurefestigkeit der (umstrittenen) hydrophoben Wachshülle verantwortlich, die den Bazillus vor chemischen und besonders enzymatischen Einwirkungen schützt.
2. Acetonlösliche Fette (Neutralfette), in deren Molekül an Stelle des Glycerins das Disaccharid Trehalose eingebaut ist.
3. Phosphatide, mit wenig N und P im Molekül; N als Ammoniumstickstoff, anscheinend kein Cholin. P als Glycerinphosphorsäure und in Form eines neuartigen Glykosids (Mannose-Inosit-P-Verbindung). Aus den Phosphatiden isolierten *Anderson* und Mitarbeiter eine Fraktion höherer, gesättigter Fettsäuren, die sich als kompliziertes Gemisch verzweigter Carbonsäuren erwiesen. Die wichtigste hierher gehörige Substanz ist allem Anschein nach die Phthionsäure (*Anderson* 1929), deren Strukturformel noch nicht einwandfrei feststeht, wahrscheinlich aber handelt es sich um eine 3, 13, 19-Trimethyl-trikosansäure:

$$\begin{array}{l} CH_3\text{—}(CH_2)_3\text{—}\underset{\displaystyle CH_3}{\underset{|}{CH}}\text{—}(CH_2)_5\text{—}\underset{\displaystyle CH_3}{\underset{|}{CH}}\text{—}(CH_2)_9\text{—}\underset{\displaystyle CH_3}{\underset{|}{CH}}\text{—}CH_2\text{—}COOH \end{array}$$

Catel und *Schmidt* wiesen nach, daß nach intrakutaner Injektion von Mykolsäure (1 : 10 in Nujol gelöst) beim tuberkuloseinfizierten Kind eine Hautreakion auftrat, die klinisch durchaus einer Tuberkulinreaktion glich. Die histologische Untersuchung eines nach 96 bzw. 120 Stunden exzidierten Papelstückchens ergab jedoch, daß eine spezifische tuberkuloide Gewebsstruktur nicht nachweisbar war; es handelte sich vielmehr um eine völlig unspezifische Entzündung (perivaskuläre bzw. perifollikuläre Infiltrate rundzelliger Natur).

Die Wirkung von Phosphatiden schließlich bzw. synthetischer, mit der Phthionsäure wahrscheinlich identischer Trimethyl-trikosansäure wurde mehrfach tierexperimentell studiert.

Sabin und Mitarbeiter injizierten tuberkulosefreien Kaninchen und Meerschweinchen von einer 8% Phosphatid enthaltenden Aufschwemmung bis zu 10 ccm intraperitoneal und fanden, daß nach etwa 10—12 täglich vorgenommenen Injektionen das Gekröse der Tiere makro- und mikroskopisch hochgradig verändert war: es hatten sich Knötchen entwickelt, die histologisch von Lymphozyten umsäumt waren und aus typischen Epitheloid- und *Langhans*-schen Riesenzellen bestanden.

Auch die intraperitoneale Injektion von Trimethyl-trikosansäure soll bei gesunden Mäusen und Meerschweinchen das Auftreten tuberkelähnlicher Gewebsreaktionen hervorgerufen haben.

Bemerkenswerterweise erhielten *Roulet* und *Bloch* bei tierexperimentellen Untersuchungen und in Selbstversuchen mit einer stickstoffreien Phosphatidsäure typische Epitheloidzellen-Tuberkel, mit reiner Phthionsäure aber nur eine deutliche Fremdkörperwirkung mit Bildung sehr reichlicher Riesenzellen.

In eigenen Untersuchungen mit reiner Phthionsäure[1] an tuberkuloseinfizierten Kindern fanden *Catel* und *Schmidt* folgendes: Von der mit Nujol 1:1000 und 1:10 verdünnten Phthionsäure wurde 0,1 ccm den Patienten intrakutan injiziert und als Kontrolle gleichzeitig 0,1 ccm gereinigtes Tuberkulin (G.T.) 1:1000 intrakutan appliziert. Im Vergleich zu den typischen GT-Reaktionen bewirkte die Phthionsäure eine Hautreaktion, die in der Regel erst später, mitunter erst zwischen dem 6. und 10. Tag nach der Einspritzung (bzw. noch später) in Erscheinung trat, dann aber bei einigen

[1] Prof. *Long* und Prof. *Anderson* (USA.) sei auch an dieser Stelle für Überlassung der beiden kostbaren Substanzen (Mykolsäure und Phthionsäure) gedankt.

Kindern quantitativ und qualitativ eine außerordentliche Stärke erreichte und durchaus das Bild einer echten, sehr heftigen Tuberkulinreaktion bot. Die histologische Untersuchung ergab jedoch in keinem Falle das Vorhandensein von typischem tuberkulösem Granulationsgewebe, vielmehr waren nur perivaskuläre Fibroplastenwucherungen nachweisbar, gelegentlich mit geringer Beimengung von Leukozyten und Lymphozyten; das Plasma der Fibroplasten zeigte vielfach eine vakuoläre Umwandlung. Die Exzision eines Stückchens der Phthionsäure-Hautpapel erfolgte 120 bzw. 144 Stunden nach der Injektion von 0,1 ccm Phthionsäure 1 : 1000; 72, 96 bzw. 240 Stunden nach der Injektion von 0,1 ccm Phthionsäure 1:10. Lediglich in dem mikroskopischen Präparat der 240 Stunden nach der Injektion exzidierten Papel wurden ganz vereinzelt epitheloide Zellformen festgestellt, jedoch handelte es sich zweifellos nicht um eine tuberkuloseartige Gewebsreaktion.

Die Ursache der Abweichung unserer Ergebnisse von denjenigen der meisten anderen Autoren ist wahrscheinlich darin zu suchen, daß letztere haupsächlich mit einer Phosphatidaufschwemmung gearbeitet haben, die möglicherweise noch gewisse Mengen von tuberkulinaktivem Tuberkuloprotein enthielt. Merkwürdig bleibt freilich die Tatsache, daß am tuberkulosefreien Organismus mit Alttuberkulin keine spezifischen Reaktionen erzeugt werden können; vielleicht spielen hierbei unterschwellige Konzentrationen des Proteins eine Rolle.

Möglicherweise fällt den zweiten, bei dem Aufbau des Tuberkels charakteristischen Zellen, den *Langhans*schen Riesenzellen, die *Wurm* als abortive Kapillarsprossen definiert, die Aufgabe zu, bei der Resorption schädlicher Substanzen aus dem Leib des Tuberkelbazillus mitzuhelfen. *Benninghoff* entwickelt die Vorstellung, daß der Vorgang der amitotisch erfolgenden Riesenzellenbildung nicht Ausdruck einer bisher angenommenen toxischen Schädigung, sondern einer besonders großen Leistung der Zelle ist, die ihren resorptiven Aufgaben besser und schneller entsprechen kann, als mehrere durch mitotische Teilung entstandene kleine Einzelindividuen.

Die erste Abwehrmaßnahme des Makroorganismus gegen den Tuberkelbazillus bzw. dessen Toxine besteht also nicht in der Produktion spezifischer Antikörper, sondern in der Bildung eigentümlicher funktionsspezifischer Zellen.

Im weiteren Verlauf der Erstinfektion ereignet sich etwas höchst Merkwürdiges, das erst in neuester Zeit durch die Forschungen von *Speransky, Sturm, Ickert* u. a. unserem Verständnis näher gerückt werden kann: von der Stelle aus, wo die Bazillen zuerst haften und sich allmählich die erste Tuberkelbildung vollzieht, werden alle histozytären- und Gefäßwandzellen des Körpers mobilisiert, d. h. in den Stand gesetzt, bei einer eventuell später nochmals an beliebiger Stelle erfolgenden Einwirkung des Tuberkelbazillenreizes oder auch nur des flüchtigeren Tuberkulinreizes sofort mit der Bildung von Epitheloidzellen zu reagieren. Es kommt also zu einer gegenüber der Erstinfektion in zeitlicher (und quantitativer) Beziehung gesteigerten Leistungsfähigkeit der zellulären Abwehr. In solchem Vermögen des tuberkulös infizierten Organismus erblicken wir die Ursache des spezifischen Tuberkuloseschutzes, in den Epitheloidzellen die Träger desselben.

Der Makroorganismus ist infolge der beschriebenen Veränderung, d. h. der Beschleunigung der Reaktionsfähigkeit der histiozytären bzw. Gefäßwandzellen umgestimmt: Er befindet sich in einem Zustand, für den *Pirquet* die Bezeichnung Allergie prägte, die wir im Fall der Tuberkulose mit *Moro, Bessau* u. a. Forschern der (relativen) Immunität gleichsetzen.

Gewiß begegnen wir im tuberkulösen Geschehen gelegentlich auch einem Zustand der Immunität sensu strictiori, d. h. der Giftfestigkeit, die in einem Negativwerden der lokalen Tuberkulinempfindlichkeit bei gutem Allgemeinzustand und hoher

Resistenz des Organismus gegen die tuberkulöse Infektion ihren klinischen Ausdruck findet. Vielleicht bedarf der Organismus in solchem Falle, den wir z. B. während der intravenösen Tuberkulintherapie beobachten, nicht mehr des Umweges über die Epitheloidzellenbildung, vielmehr hat jede Zelle die Fähigkeit der reaktionslosen Reizabwehr „erlernt". Entscheidend für die Gleichsetzung der tuberkulösen Allergie mit tuberkulöser Immunität ist jedoch die Überlegung, daß die allergische Bereitschaft — durch die *Calmette*sche Schutzimpfung künstlich auf ungefährliche Weise erzwungen — den einzigen bisher bekannt gewordenen biologischen Schutz des Organismus vor Erkrankung an Tuberkulose darstellt.

Daß ein spezifischer Tuberkuloseschutz nach erfolgter Umstimmung des Körpers wirklich existiert, lehrt bereits der verschiedene Ablauf der Erst- und Zweitinfektion im *Koch*schen Fundamentalversuch; daß er quantitativ begrenzt ist, wie ebenfalls der *Koch*sche Versuch illustriert, stellt keine prinzipielle Besonderheit dar, da jede Immunität einer quantitativen Beschränkung unterliegt; daß er schließlich das Nochvorhandensein eines Herdes zur Voraussetzung hat, ist bemerkenswert, ohne einzigartig zu sein, da z. B. bei den Viruskrankheiten allem Anschein nach ebenfalls die Entstehung einer Infektions-Immunität im Sinne *Uhlenhuths* angenommen werden muß.

Dem Gefäßwandzellenapparat ist also eine doppelte Funktion eigentümlich: Er vermag auf antigen wirkende Stoffe die spezifischen Antikörper zu produzieren, auf den Tuberkelbazillenreiz (bzw. nach erfolgter Infektion auch auf den Tuberkulinreiz) die spezifischen Epitheloidzellen. Diese Fähigkeit kann in beiden Fällen eine Beschleunigung und Intensivierung erfahren, die das Vorliegen einer antitoxischen Immunität in dem einen, einer zellulären in dem anderen Falle kennzeichnet.

Lichtwitz bezeichnete den Vorgang der Sensibilisierung als das größte Geheimnis der Medizin, dessen Wesen uns vielleicht durch die erwähnten experimentellen Arbeiten und Theorien von *Speransky*, *Sturm*, *Nonnenbruch*, *Ph. Stöhr* und anderen Forschern deutlicher wird. Bezüglich der Pathogenese der Tuberkulose wäre in solchem Sinne anzudeuten, daß bei der Entstehung des Primärherdes der Tuberkelbazillus zwar der Initiator, für Charakter und Ausdehnung der nachfolgenden Tuberkulose aber die sich anschließende spezifische Sensibilisierung des vegetativen Nervensystems entscheidend ist. Diese von *Speransky* als Neurodystophie bezeichnete nervale Situation bestimmt nunmehr die Reaktibilität des Gewebes, wobei dem Tuberkelbazillus nur noch die Rolle des Indikators zufällt, d. h. seine Ansiedlung vorzugsweise dort, wo im Organismus unter Führung des gereizten Nervensystems die Voraussetzung hierfür gegeben ist. Die zentrale Steuerung der vegetativen Vorgänge vermutet *Ickert* u. a. im Zwischenhirn, das auch das pulmonale Bild der in Schüben verlaufenden tuberkulösen Infektion bestimmen soll. Es ist verlockend, auch für das Zustandekommen der lokalen Tuberkulinempfindlichkeit diese Vorstellungen heranzuziehen und ihre Berechtigung in tierexperimentellen Versuchen zu prüfen.

Zu diesem Zweck infizierten *Catel* und *Schmidt* Kaninchen mit 0,5—1,0 ccm einer Aufschwemmung 1:1000 eines lebenden bovinen Tuberkelbazillenstammes intravenös. Der positive Ausfall einer etwa 3 Wochen später angestellten intrakutanen Tuberkulinreaktion zeigte an, daß die Tiere allergisch waren. Nach weiteren 14 Tagen Vornahme der Operation: die linke hintere Extremität der Tiere wurde in Narkose denerviert, derart, daß N. ischiadicus, femoralis und saphenus durchtrennt und reseziert sowie im Bereich der Femoralarterie auf eine Strecke von etwa 1 cm die periarterielle Sympathektomie durchgeführt wurde. Die Tiere erholten sich schnell, Motilität und Sensibilität im Unterschenkel und Fuß der operierten Extremität waren völlig erloschen. Nunmehr wurde an korrespondierender Stelle des gesunden und denervierten Unterschenkels 0,1—0,2 ccm bovines Alt-Tuberkulin in einer Verdünnung 1:100 bzw. 1:10 intrakutan injiziert und die Reaktion nach 48 (—72) Stunden abgelesen. Das Resultat ist in

Tabelle 1 zusammengefaßt: Man erkennt, daß mit Ausnahme eines Versuches (2b) die lokale Tuberkulinempfindlichkeit im Bereich der denervierten Extremität entweder deutlich abgeschwächt oder überhaupt nicht mehr nachweisbar ist.

Tabelle 1

Lfd. Nr.	Kaninchen		*Mendel-Mantoux*sche Reaktion mit bovinem Alt-Tuberkulin		
	Nr.	kg	Menge	Ablesung (nach 48 Std.)	
				rechts (gesund)	links (denerviert)
1a	1226	3,8	0,2 ccm 1 : 100	$\overset{\sim}{\underset{\sim}{12}}$	∅
1b			0,2 ccm 1 : 10	$\overset{\overset{\frown}{\sim}}{\underset{\sim}{10}}$	∅
2a	151	2,9	0,2 ccm 1 : 100	$\overset{\sim}{\overline{\underline{17}}}\underset{\sim}{}$	∅
2b			0,2 ccm 1 : 10	$\overset{\sim}{\underset{\sim}{\overline{11}}}$	$\overset{\overset{\frown}{\sim}}{\underset{\sim}{17}}$
3	grau	3,5	0,1 ccm [1] 1 : 10	$\overset{\frown}{\underset{\sim}{22}}$	$\overset{\overset{\frown}{\sim}}{\underline{6}}$
4a	460	3,2	0,2 ccm 1 : 10	$\overset{\sim}{\underset{\smile}{38}}$	$\overset{\sim}{\underset{\sim}{24}}$
4b			0,2 ccm [1] 1 : 10	$\overset{\sim}{\underset{\sim}{37}}$	∅
5a	122	3,45	0,2 ccm 1 : 10 (Außenseite)	$\overset{\sim}{\underset{\sim}{18}}$	∅
5b			0,2 ccm 1 : 10 (Innenseite)	$\overset{\sim}{\underset{(\sim)}{\overline{10}}}$	∅

Symbole: — keine, ~ schwache, ⌒ starke } Reaktion

oberhalb der Zahl: Infiltration
unterhalb der Zahl: Rötung
Zahl: Ausdehnung der Reaktion in mm.

Aus diesem Ergebnis glauben wir folgern zu dürfen, daß tatsächlich das Nervensystem bei Zustandekommen und Aufrechterhaltung der tuberkulösen Allergie eine wichtige Rolle spielt.

Gewiß sind auch bei der Tuberkulose Agglutinine, Praecipitine und komplementbindende Antikörper beschrieben worden, jedoch ist eine direkte Beziehung zum spezifischen, in der lokalen Tuberkulinempfindlichkeit zum Ausdruck kommenden Tuberkuloseschutz nicht zu erkennen. Dies möchten wir deshalb besonders betonen, weil einige Forscher, z. B. *Kallós* und *Huth*, im Gegensatz zu der entwickelten Auffassung die Tuberkulinreaktion als ein *Arthus*phänomen, d. h. also eine Antigen-Antikörperreaktion auffassen.

[1] Ablesung nach 72 Stunden.

Von *Huth* wurde noch in jüngster Zeit die Meinung ausgesprochen, daß das Tuberkulin mit zellständigen Antikörpern reagiert, wobei Histamin oder histaminähnliche Substanzen, die sogen. H-Substanzen *Th. Lewis'* entstehen, welche erst die Gewebsreaktion hervorrufen.

Der Autor glaubt den Nachweis für die Richtigkeit dieser Annahme dadurch erbracht zu haben, daß er durch Antistinzusatz zum Alt-Tuberkulin eine positive *Mendel-Mantoux*sche Reaktion vollkommen oder sehr weitgehend unterdrücken konnte. Da die lokale Tuberkulinreaktion einen spezifischen tuberkulösen Herd darstellt, wäre der Nachweis zu erbringen, ob Histamin zur Erzeugung eines solchen befähigt ist, was a priori nicht wahrscheinlich ist. Weiterhin erscheint beachtenswert, daß die Versuche *Huths* nur dann eine Abschwächung bzw. Auslöschung der lokalen Tuberkulinempfindlichkeit herbeiführten, wenn jede Quaddel neben $^1/_{100}$ mg Alt-Tuberkulin 4,5 mg Antistin enthielt, d. h. eine so große Menge, daß möglicherweise die hierdurch bedingte Alteration der vitalen Funktion der histiozytären und Gefäßwandzellen die Bildung von spezifischem tuberkulösem Granulationsgewebe nicht mehr zuließ. Diese Hypothese gewinnt dadurch an Wahrscheinlichkeit, daß mit geringeren Antistinmengen die auslöschende Wirkung sehr unsicher wurde bzw. nach 2 bis 3 Tagen doch eine positive Reaktion in Erscheinung trat.

Wegen der Bedeutung, die der Frage zweifellos zukommt, führten *Catel* und *Schmidt* bei 16 tuberkulös infizierten Kindern ähnliche Untersuchungen durch, indem sie bei sechs Kindern 0,1 ccm Alt-Tuberkulin 1:10 000 und bei 10 Kindern 0,1 ccm gereinigtes Tuberkulin (G. T.) 1:10 000 allein sowie in gleichzeitig angesetzten Kontrollversuchen mit Antihistaminicum (H o e c h s t) in steigender Menge (0,01—0,05—0,1 mg) gemischt intrakutan injizierten; die beiden gemischten Substanzen waren ebenfalls in 0,1 ccm der zu injizierenden Lösung enthalten. Die 4 Injektionen wurden gleichzeitig an der Außenseite eines Oberschenkels des betreffenden Kindes vorgenommen und die Stärke der auftretenden Reaktionen quantitativ und qualitativ nach den Angaben *Pirquets* 5 Tage lang gemessen.

Der Besprechung der Ergebnisse sollen die Versuche mit der größten Zusatzdosis von Antihistaminicum (0,1 mg) und die Ablesungswerte 48 Stunden nach der Injektion zu Grunde gelegt werden. Das Resultat ist insofern merkwürdig, als alle 6 Kinder, bei denen *Koch*sches Alt-Tuberkulin verwendet wurde, eine wenn auch geringe Abschwächung der Reaktion durch den Antihistamin-Zusatz aufwiesen, während von den 10 Kindern, bei denen gereinigtes Tuberkulin gewählt wurde, 5 keine Reaktionsänderung, 1 eine geringe Abschwächung, 4 sogar eine geringe Verstärkung der Reaktion zeigten.

Catel und *Schmidt* kommen mithin zu der Feststellung, daß eine dem g e r e i n i g t e n Tuberkulin zugesetzte Menge von Antihistaminicum in der als n o c h p h y s i o l o g i s c h angenommenen Größenordnung 10:1 die lokale Tuberkulinempfindlichkeit entweder überhaupt nicht oder mit so geringen Abweichungen nach oben und unten beeinflußt, daß diese vernachlässigt werden können. E i n e B e z i e h u n g d e r T u b e r k u l i n r e a k t i o n z u f r e i w e r d e n d e n H - S u b s t a n z e n i s t a l s o v o r l ä u f i g e b e n s o w e n i g b e w i e s e n w i e d i e M ö g l i c h k e i t , s p e z i f i s c h t u b e r k u l ö s e s G e w e b e d u r c h H i s t a m i n o d e r h i s t a m i n ä h n l i c h e S u b s t a n z e n h e r v o r z u r u f e n.

Wegen der dargelegten Diskrepanz der Anschauungen bedarf die erörterte eigene einer möglichst vielseitigen Begründung, da die Frage nach dem Wesen des spezifischen Tuberkuloseschutzes — auch für die *Calmette*sche Schutzimpfung — von zentraler Bedeutung ist.

Die grundsätzlichen Unterschiede zwischen einer auf Anwesenheit von A n t i k ö r p e r n beruhenden a n a p h y l a k t i s c h e n Reaktion (wie sie z. B. nach Vorbehandlung eines Individuums mit artfremdem Serumeiweiß in Erscheinung tritt) und der auf B i l d u n g u n d F u n k t i o n s p e z i f i s c h e r Z e l l e n beruhenden Reaktion des tuberkulös-allergischen Organismus nach Einwirkung des T u b e r k u l i n r e i z e s verdeutlicht am besten eine kurze Gegenüberstellung der wichtigsten Tatsachen:

1. Die Serumanaphylaxie kennzeichnet häufig Schock, Lungenblähung, Komplementschwund, Exanthem, d.h. Phänomene, die bei der Tuberkulinempfindlichkeit vermißt werden.
2. Der *Dale*sche Versuch (Kontraktion glatter Muskelfasern eines überempfindlichen Organismus bei Berührung mit dem Antigen) fällt bei Serumanaphylaxie positiv, bei Tuberkulinempfindlichkeit negativ aus.
3. Die Tuberkulinempfindlichkeit ist im Gegensatz zur Serumanaphylaxie im *Praussnitz-Küstner*schen Versuch mit dem Serum des empfindlichen Individuums passiv nicht übertragbar.
4. Im Verhalten der Lokalreaktion ergeben sich in beiden Fällen prinzipielle Unterschiede, die in Tabelle 2 gegenübergestellt sind.

Tabelle 2

	Tuberkulinempfindlichkeit	Serumanaphylaxie
Morphologisches Bild	Maximum der Entzündung zentral (Papelphänomen)	Maximum der Entzündung peripher (Kranzphänomen)
Histologisches Bild	Spezifische Entzündung (tuberkulöses Granulationsgewebe, *Bessau, Herzog*)	Unspezifische Entzündung
Verhalten bei wiederholter lokaler (kutaner) Applikation des Stoffes	Kein Absinken der Empfindlichkeit (bei Gleichgewichtslage zwischen Makro- und Mikroorganismus)	Ziemlich schnelles Erlöschen der Empfindlichkeit (Katanaphylaxie *Bessau*), wahrscheinlich Folge einer Ermüdung des antikörperbildenden Apparates
Wesen der Reaktion	Neuer tuberkulöser Herd, deshalb positive Aufflammreaktion	Kein neuer Herd, deshalb negative Aufflammreaktion

Diese Ausführungen erschienen notwendig, um Wesen und Berechtigung der *Calmette*schen Tuberkuloseschutzimpfung unserem Verständnis näherzurücken: sie besteht darin, daß durch Inokulation unschädlicher, lebender, boviner Tuberkelbazillen in die Haut, meistens des linken Oberarmes, künstlich ein Primärherd hervorgerufen wird, der in der Regel von einer mehr oder weniger deutlichen Anschwellung der regionären axillären Lymphknoten gefolgt ist.

Es kommt also durch die Impfung zur Entwicklung eines vollständigen dermatogenen Primärkomplexes.

Aus diesem Sachverhalt ergeben sich drei kardinale Fragen:

1. Gelingt es auf solche Weise, eine allergische Bereitschaft, d.h. also einen spezifischen Tuberkuloseschutz in dem erörterten Sinn bei den Geimpften hervorzurufen?
2. Bejahendenfalls, gelingt es, durch die Impfung tuberkulöse Erkrankungen, die im Anschluß an wahrscheinlich eintretende spätere natürliche Infektion zu erwarten sind, völlig oder in bestimmtem Umfang zu verhüten, derart, daß sich Geimpfte von Nichtgeimpften unter denselben Lebens- und Expositionsverhältnissen bezüglich der Erkrankungshäufigkeit eindeutig unterscheiden?
3. Ist die *Calmette*sche Schutzimpfung ein unschädliches Verfahren?

Zur ersten Frage kann auch auf Grund der eigenen in Hessen gesammelten Erfahrungen Stellung genommen werden, wovon in späteren Kapiteln eingehender die Rede sein wird. Im vorliegenden Zusammenhang ist nur die grundsätzliche Feststellung von Bedeutung, daß eine 3—6 Wochen nach der Impfung vorgenommene Prüfung der (zuvor tuberkulinnegativen) Kinder mit der *Moro*schen bzw. *Mendel-Mantoux*schen Probe ergab, daß in den verschiedenen Kreisen des Landes 95—99,5 % der Geimpften eine (teilweise sogar auffallend starke) lokale Tuberkulinempfindlichkeit aufwiesen.

Zur Kritik der Tuberkulinprüfung (Einzelheiten in Kapitel 5) sei bemerkt, daß nach unseren Erfahrungen die *Moro*-Probe bis etwa zum Schulbeginn ausreichend ist, um Kinder, die tuberkulös infiziert sind und sich jenseits der anteallergischen Phase befinden, zu erkennen. Nach dem 6. Lebensjahr aber wird die Perkutanprobe um so weniger zuverlässig, je älter der zu Prüfende ist, so daß im Fall der Moronegativität eine Entscheidung der Frage, ob eine tuberkulöse Infektion vorliegt, nur nach Anwendung der intrakutanen Tuberkulinprobe möglich ist. Da für die Ausführung der Perkutanprobe verschiedene Tuberkulinpräparate im Handel sind, muß deren Wirksamkeit in vergleichenden Prüfungen an demselben Kind festgestellt werden. In eigenen Untersuchungen führte die Testung mit dänischem Tuberkulin (Pflasterprobe) und dem Tuberkulin Hamburger (Einreibung in die Haut) zu etwa übereinstimmenden Ergebnissen; über weitere Studien wird im Kapitel 5 und 7 berichtet werden.

Die erste Frage, ob die *Calmette*sche Impfung tatsächlich in der Lage ist, den spezifischen Tuberkuloseschutz durch Schaffung einer allergischen Bereitschaft im geimpften Organismus zu bewirken, können wir also in Übereinstimmung mit den Angaben des Schrifttums auf Grund der eigenen Beobachtungen bejahen.

Wenden wir uns nunmehr der zweiten Frage nach dem Nutzen der *Calmette*schen Impfung zu, so sei zunächst nochmals betont, daß es eine absolute Immunität gegen Tuberkulose nicht gibt, folglich auch von der BCG-Impfung eine solche nicht vorausgesetzt oder gefordert werden kann. Es muß vielmehr in Übereinstimmung mit *Wallgren* u. a. zum Ausdruck gebracht werden, daß die prophylaktische Wirksamkeit der Impfung eine begrenzte ist: sie bezieht sich hauptsächlich auf den Zeichenkreis der Primärtuberkulose (perifokale Entzündung, Epituberkulose, tumoröse Hilustuberkulose) und der postprimären Tuberkulosemanifestationen (Pleuritis, Miliartuberkulose, Meningitis tuberculosa) sowie schließlich auf jene progrediente Lungentuberkulose, die vor allem bei Jugendlichen in einem frischen primärtuberkulösen Lungenherd ihren Ursprung hat, der unmittelbar in eine Phthise überzugehen scheint.

Jedoch ist die BCG-Immunität (ebenso wie die durch virulente humane Infektion entstandene Immunität) offenbar nicht in der Lage, den Organismus vor der Phthisis pulmonum zu schützen.

Catel vermutet die Ursache des isolierten, organgebundenen Versagens der Immunität im Bilde der Phthise in einer konstitutionellen oder familiären, im Lauf der Jahre zunehmenden (keimplasmatisch bedingten) Funktionsschwäche der Epitheloidzellen, die sich morphologisch nicht von normal-leistungsfähigen unterscheiden. Anologe Situationen sieht er z. B. in der funktionellen Osteoblastenschwäche, die zur Osteogenesis imperfecta führt, oder in der Insuffizienz bestimmter Teilfunktionen der Thrombozyten, die bestimmte erbliche Blutungsübel zur Folge hat. Daß in der Organ-Lokalisation der Tuberkulose erbliche Momente eine Rolle spielen, geht weiterhin aus den interessanten Untersuchungen von *Diehl* an Kaninchen hervor:

Der Autor konnte zeigen, daß einheitlich künstlich mit bovinen Tuberkelbazillen infizierte Kaninchen bei Gabe von Bazillenmengen, die ein individuelles Wirken auf das Krankheitsgeschehen zulassen, sehr ausgesprochene individuelle Unterschiede in der Krankheitsentfaltung erkennen lassen. Es konnte nachgewiesen werden, daß diesen individuellen Unterschieden erbliche Gegebenheiten zugrunde liegen, was durch die Reinzucht zweier Sippen deutlich hervortrat, die sich bezüglich des Tuberkulosegeschehens ganz entgegengesetzt verhielten: Während sich bei der einen Sippe bis in die 8. Generation bei allen Tieren das Schwergewicht der im Tierkörper entstehenden Tuberkulose in die extrapulmonalen Organe verlegte und die Lungen von der Tuberkulose völlig oder doch weitgehend verschont blieben, entwickelten die Tiere der anderen Sippe, gleichfalls über 8 Generationen konstant, schwere bzw. schwerste Lungentuberkulosen, die extrapulmonalen Organe dagegen blieben weitgehend von Keimabsiedlungen verschont.

Auch *Sturm* betont, wenn auch in anderem Sinn, daß beim Zustandekommen der käsigen Pneumonie neben der Unfähigkeit zu anhaltender Kontraktionsatelektase die andere zu lokalisierter zelliger Abwehrreaktion eine Rolle spielt.

Daß die *Calmette*sche Schutzimpfung aber innerhalb der gekennzeichneten Bezirke des tuberkulösen Geschehens Hervorragendes zu leisten vermag, lehren die ersten Beobachtungen nach Abschluß der in Hessen durchgeführten Impfaktion sowie zahlreiche ausländische Statistiken, wovon in anderem Zusammenhang (vergl. Kapitel 1 und 5) ausführlicher die Rede sein soll.

Was schließlich die Schädigungen durch die BCG-Impfung anbelangt, so ist auf Grund der in Hessen gesammelten Erfahrungen festzustellen, daß abgesehen von einigen praktisch bedeutungslosen lokalen Komplikationen (Abszesse im Bereich des Primärkomplexes) irgendeine nachteilige Wirkung der Impfung oder das Auftreten einer negativen Phase nicht beobachtet wurde.

Im einzelnen wird zu dieser Frage und zur weiteren der ausbleibenden Schutzwirkung der BCG-Impfung im Kapitel 5 und 6 Stellung genommen werden.

Zusammengefaßt ergibt sich aus unseren Untersuchungen und dem ausländischen Schrifttum, daß die Tuberkulose-Schutzimpfung nach *Calmette* als eine gefahrlose und unschädliche Maßnahme zu betrachten ist.

Abschließend sollen noch drei Fragen gestreift werden, die während der in Hessen durchgeführten Impfaktion häufiger aufgeworfen wurden:

1. Kann die Impfung auch dann ohne Schaden für den Impfling vorgenommen werden, wenn sein Ernährungszustand nicht allen Anforderungen entspricht, und ist der Impferfolg unter solchen Umständen derselbe, wie bei normal ernährten Individuen? Beide Fragen können auf Grund der eigenen Erfahrungen an hessischen Kindern bejaht werden. Wir erwähnten bereits, daß Impfschäden praktisch keine Rolle spielten, die lokale Tuberkulinempfindlichkeit aber einige Wochen nach der Impfung vielfach sogar auffallend stark war, was zweifellos eine hohe allergische Bereitschaft zur Krankheitsabwehr andeutet. Außerdem sind wir wie *Kleinschmidt* der Meinung, daß sich die — zu erwartende — natürliche Tuberkuloseinfektion bei unterernährten und resistenzlosen Individuen erst recht ungünstig auswirken, ein künstlicher Schutz also um so mehr angestrebt werden muß.
2. Kann die Impfung dann einen Schaden nach sich ziehen, wenn sie zusätzlich bei einem bereits tuberkulös Infizierten, jedoch noch in der anteallergischen Phase Stehenden vorgenommen wird? Diese Frage ist schon deshalb zu verneinen, weil wir nicht selten beobachten können, daß sich die tuberkulöse Erstinfektion mit virulenten Bazillen gleichzeitig an verschiedenen Stellen, z. B. in den Lungen, in Form multipler Primärherde abspielt. *Wallgren* bemerkt ausdrücklich, daß irgendeine schädliche Fernwirkung der BCG-Impfung ebenso wenig beobachtet wurde wie das Aufflackern einer Tuberkulose, wenn die Impfung bei einem bereits Infizierten vorgenommen wurde. Schließlich konnte bisher in keinem Falle das Vorliegen einer negativen Phase, d. h. das Vorhandensein einer

größeren Empfindlichkeit gegen Ansteckung mit Tuberkulose während der Inkubationszeit der BCG-Impfung nachgewiesen werden.
In Konsequenz dieser Tatsachen halten wir die viel erörterte Isolation der Kinder vor der Impfung bis zur Klärung der Frage, ob sie vielleicht bereits infiziert sind, für entbehrlich, die Absonderung aber lediglich zu Vermeidung scheinbarer Mißerfolge der Vaccination, wie es *Kleinschmidt* vorschlägt, nicht für ratsam; in solcher Situation scheint uns eine entsprechende Aufklärung der Angehörigen zweckentsprechender zu sein.

Es ist allerdings zu empfehlen, Neugeborene und sehr junge Säuglinge, die noch weniger befähigt sind, spezifisches Gewebe zu bilden, nach der Impfung zu isolieren, wenn sie in der Umgebung phthisischer Personen aufwachsen, bis die lokale Tuberkulinempfindlichkeit in Erscheinung tritt; oder die Neugeborenen erst etwa 4—6 Wochen abzusondern und dann zu impfen, da die Vaccination zu diesem Zeitpunkt technisch leichter durchführbar ist; die geimpften Kinder sind dann ebenfalls bis zum Vorhandensein einer positiven Hautreaktion zu isolieren.

3. Die Frage nach der Dauer des Impfschutzes beim Menschen ist schwer und vorläufig nicht eindeutig zu beantworten. Aus Untersuchungen von *Anderson* und *Belfrage*, die BCG-geimpfte, in ansteckungsfreiem Milieu lebende Personen auf die Persistenz der lokalen Tuberkulinempfindlichkeit kontrollierten, darf mit gewisser Wahrscheinlichkeit gefolgert werden, daß die Immunität bis zu 10 Jahren fortbestehen kann.
Größeres Interesse als diese Frage beansprucht die andere, ob die durch die Impfung erworbene Immunität (Infektionsimmunität im Sinne *Uhlenhuths*) solange währt, bis die Geimpften auf natürliche Weise mit virulenten Bazillen infiziert werden. Zweifellos dürfte diese Frage bei uns gegenwärtig zu bejahen sein, in dem Sinne, daß die schwächere künstliche Immunität unbemerkt in die stärkere als Folge einer virulenten humanen oder bovinen Infektion übergeht.

Überblicken wir das Gesamtergebnis unserer Ausführungen, so läßt es sich in einem Worte *Wallgrens* zusammenfassen, daß die *Calmette*sche Impfung eine Lücke im Kampf gegen die Tuberkulose ausfüllt und daß sie deshalb als wertvolle Unterstützung in der rationellen Antituberkulosearbeit angesprochen werden muß.

Literatur

Anderson siehe *Weitzel:* Angew. Chemie 1948, Nr. 10, 263.
Bessau: Kli. Wo. 1925, 337 u. 385.
Catel: Vorlesungen über die Tuberkulose des Kindes und des Jugendlichen. Verlag Thieme 1950.
Catel und *Daelen:* Beitr. Klin. Tub. 1950, 102, 531.
Catel und *Schmidt*, Klin. u. experimentelle Untersuchungen über das Wesen der lokalen Tuberkulinempfindlichkeit. Deutsche Med. Wo. 1950, Nr. 35, S. 1140.
Diehl: Biolog. Zentralbl. *66*, 1947, 345.
Huth: Z. f. ges. Inn. Med. 1948, 65.
Kallós und *Kallós-Deffner:* Zentralbl. f. d. ges. Tbc-Forschung 42, 1935, 1.
Kleinschmidt: D. M. Wo. 1948, 105.
Letterer: Tuberkulosearzt 1948, 341.
Nonnenbruch: Ärztl. Wo. 1947, 1089.
Prigge: Med. Klinik 1948, 565 und Beitr. Klin. Tbk. 1944, 100, 225.
Roulet, Klin. Wo. 1949, 41.
Sturm: Z. f. d. ges. Inn. Med. 1947, 698.
Wallgren: Ann. Paed. 1948, 2.

Richtlinien und Durchführung der BCG-Schutzimpfung in Hessen

Von M. Daelen

Einleitung

„Der Krieg schleift dem Tod die Sense", und die Opfer fallen auf mannigfaltige Weise. Auch Seuchen gehören zu den apokalyptischen Reitern, und unter ihnen ist die Tuberkulose in unseren Breiten einer der furchtbarsten. Wenn diese Erfahrung schon immer galt, so braucht es kein Staunen, wenn der letzte Weltkrieg mit seinem noch nie dagewesenen Ausmaß auch nie dagewesene Folgen in dieser Richtung brachte. Dies gilt in besonderem Maße für Deutschland. Alle klassischen Voraussetzungen wurden der Tuberkulose geboten. In erster Linie die Wohnungsnot, verursacht durch die Zerstörungen, gesteigert durch große Zuwanderungen. Zu dem Wohnelend gesellte sich die Heizungsnot und der Hunger. Fluktuierende Völkerbestandteile taten das ihre, um mit Durchmischung das Kranke zu übertragen. Dazu kam die zersetzte Moral, die Desorganisation der gesamten öffentlichen Apparatur, fehlende Mittel, makuliertes Geld, um, alles zusammen, die Sozialhygiene in einen Zustand zu versetzen, der einer Katastrophe gleichkam, wie sie ein zivilisiertes Land der neueren Geschichte wohl noch nie erlebt hat.

Mit allergrößter Sorge verfolgte man daher bei uns seit 1945 das rapide Ansteigen der Tuberkulose.

In Hessen kamen 1946 192,5 Menschen auf 1 qkm gegen 164,8 im Jahre 1939. Im gleichen Jahre lebten 1,65 Personen in einem Wohnraum. Die Vergleichszahl der Vorkriegszeit fehlt leider für Hessen; es ist aber selbstverständlich, daß sie um vieles günstiger lag als heute.

Über den Stand der Tuberkulose in Hessen vor dem zweiten Weltkriege liegen leider keine vollständigen Zahlen vor. Nach dem Kriege ergibt sich für die beiden ersten Jahre folgender Anstieg der gemeldeten Fälle von aktiver Tuberkulose auf 10 000 Einwohner:

31. 12. 1945	35,9
31. 12. 1946	55,2
31. 12. 1947	86,4

Allerdings muß man annehmen, daß die Erfassung erst langsam in Gang kam, also die Zahlen für 1945 und 1946 zu niedrig sind. Bayern, das seine Grenzen nicht änderte, meldete auf 10 000 Einwohner:

Zeitpunkt	Offene	Geschlossene	Andere Organe	Zusammen
31. 12. 1938	20,5	21,2	4,6	46,3
31. 12. 1946	18,0	37,1	5,8	60,9
31. 12. 1947	20,3	46,5	8,3	75,1

Hieraus kann man auf die tatsächliche Entwicklung einigermaßen richtige Schlüsse ziehen.

Die Sterblichkeit an Tuberkulose aller Formen auf 10 000 Einwohner betrug in Hessen:

im Jahre 1939	5,0
im Jahre 1946	7,3

In den anderen Ländern der Westzone war die Entwicklung ähnlich.

Die altbewährten Mittel unserer Tuberkulosebekämpfung wie Isolierung, rechtzeitige Heilstätteneinweisung, ausreichende Fürsorge und zweckmäßige Ernährung fehlten nahezu vollständig.

Die Forschung über bakterientötende oder bakterienschädigende Mittel war noch nicht so weit gediehen, daß es gelang, den Erreger im Körper zu vernichten; ganz abgesehen davon, daß die wirtschaftliche Notlage uns nicht erlaubte, die in der übrigen Welt neu entwickelten Mittel einzuführen.

Das dänische Angebot

In dieser äußerst schwierigen Situation kam uns das Dänische Rote Kreuz zu Hilfe, indem es im Mai 1947 über die amerikanische Militär-Regierung das Angebot machte, die BCG-Schutzimpfung in der amerikanischen Zone durchzuführen.

Am 24. 7. 1947 fand hierüber in der Universitäts-Kinder-Klinik Frankfurt/Main eine Konferenz statt. *Hilleboe*, USA, und *Holm*, Dänemark, berichteten über die günstigen Erfahrungen und die statistisch ausgewerteten Ergebnisse der Reihenimpfungen in ihren Ländern. Da in Deutschland jede Erfahrung über die Vaccination am Menschen fehlte und die ausländische Literatur kaum zugänglich war, fanden diese Ausführungen das größte Interesse der deutschen Ärzte.

Nach einer ausführlichen Diskussion über die Probleme der präallergischen Phase, der Isolierung der Impflinge und der Impfschäden stellte sich die Mehrzahl der deutschen Sachverständigen positiv zur Durchführung der BCG-Schutzimpfung.

Prigge schlug vor, die Impfung so vorzunehmen, daß es möglich sei, aus den Ergebnissen bindende Schlüsse zu ziehen; bei der Impfung müsse jede, selbst unbewußte Auswahl ausgeschaltet werden. Es dürften also keine Individuen vorwiegend geimpft werden, welche prognostisch günstigere Aussichten bieten. Dieses Ziel könne nur durch das Verfahren der Alternation erreicht werden, das auch bei *Levine* und *Sackett* angewendet wurde.

Die Meinung von *Prigge* wurde vom wissenschaftlichen Standpunkt durchaus gewürdigt; jedoch konnte in Übereinstimmung mit allen Sachverständigen dieser Vorschlag nicht akzeptiert werden, weil es bei der heutigen Lage unverantwortlich ist, einem Teil der gefährdeten Personen den wertvollen Schutz vorzuenthalten, um so mehr, als eine sorgfältig angelegte Impfkartei mit dem notwendigen Tuberkulinkataster die Voraussetzung für ein adäquates Vergleichsmaterial für die späteren Jahre bietet. Die exakte statistische Auswertung einer Impfkartei erbringt sowohl die Feststellung der Durchseuchung, wie auch eine Basis für die Beurteilung des Impferfolges in späteren Jahren nach Altersgruppen, Geschlecht, Milieu, Gesundheits- und Ernährungszustand.

Lembach vertrat die Ansicht (später auch in seinem Aufsatz in der Medizinischen Klinik Nr. 23/24 vom 15. 12. 47 S. 853), daß die BCG-Vaccination keinen Schutz gegen massive Infektion bedeute. Er berücksichtigte hierbei nicht die neue Literatur aus den skandinavischen Ländern, aus Frankreich, England und Amerika; insbesondere nicht die grundlegende Arbeit über die Impfung der Indianer. Gerade die umfassenden nordeuropäischen Arbeiten bestätigen die Wirksamkeit der Impfung. Seine Schrift enthält lediglich eine subjektive Meinung; selbst in Deutschland sind seine Ansichten bereits durch die Ausführungen von *Kleinschmidt* in der „Deutschen Medizinischen Wochenschrift" vom 12. 3. 48 widerlegt worden.

Nachdem die Unschädlichkeit der Impfung nach vielen Diskussionen und Abwägungen von allen Sachverständigen anerkannt worden war, holte eine beauftragte Kommission[1] einige Gutachten namhafter Universitätsprofessoren ein. *Volhard* (Chef der Med.-Univ.-Klinik Frankfurt/Main), *de Rudder* (Chef der Univ.-Kinder-Klinik Frankfurt/Main) und *Catel* (Chef der Kinderheilstätte Mammolshöhe/Taunus) übersandten uns ihre nachfolgenden Stellungnahmen zur BCG-Schutzimpfung.

---

[1] Der Leiter der Abteilung für öffentliches Gesundheitswesen im Hessischen Innenministerium, *v. Drigalski*, berief in die BCG-Kommission: *Catel, Daelen, Gronemann.*

1. *Volhard:* (3. 8. 1947)

„Mit Schreiben vom 29. 7. um Stellungnahme zu der BCG-Schutzimpfung gebeten, möchte ich meinen Standpunkt dahin präzisieren:

Ich war schon von jeher aus theoretischen Gründen sehr für die Einführung der Schutzimpfung gegen Tuberkulose und habe das Lübecker Unglück deshalb sehr bedauert, weil es die Einführung der Schutzimpfung unmöglich machte.

Heute lassen sich die Gefahren, die aus der Anwendung unkontrollierbarer Präparate drohen, durch geeignete Vorsichtsmaßregeln sicher vermeiden.

Die Mitteilungen von Dr. *Holm* haben mich sehr beeindruckt, und ich sehe keine Veranlassung, daran Kritik zu üben.

Wenn genau nach den von ihm gegebenen Richtlinien verfahren wird, halte ich die Einführung der Impfung in Deutschland für außerordentlich wünschenswert, ja fast für notwendig.

gez. *Volhard*".

2. *de Rudder:* (28. 7. 1947)

„In der Frage der Anwendung der BCG-Impfung gegen Tuberkulose schließe ich mich im wesentlichen Herrn Dr. *Holm* an, daß nach den ausgedehnten dänischen Erfahrungen diese Impfung e i n e, wenn auch keineswegs die einzige Kampfmethode gegen die Tuberkulose zu sein verspricht. Es ist zuzugeben, daß die Wirksamkeit der Impfung auf Grund der bisherigen Erfahrungen noch nicht über jeden Zweifel erhaben ist. Ich glaube aber andererseits, daß man in einer Zeit der bedrohlichen Zunahme der Tuberkulose eine endgültige Entscheidung dieser Wirksamkeitsfrage nicht abwarten kann und soll, da es sich um eine Methode handelt, die bei ordnungsgemäßer Durchführung zum mindesten schadlos ist. Ich würde vorschlagen, die BCG-Impfung in erster Linie bei gefährdeten Kindern durchzuführen, also bei noch nicht infizierten Kindern in Familien, in denen Tuberkulose besteht. Wie schon in der Diskussion auf der am 24. Juli stattgefundenen Vorbesprechung von mir betont, möchte ich aber nochmals darauf hinweisen, daß man in Propaganda und Aufklärung nicht mehr verspricht, als bisher versprochen werden kann: Daß es sich um eine unschädliche Methode des Tuberkulosekampfes handelt, von der man nach bisherigen Erfahrungen eine erfolgreiche Bekämpfung der Tuberkulose erwarten kann.

gez. *de Rudder*
Direktor der Univ.-Kinderklinik".

3. *Catel:* (20. 7. 1947)

„Wiederholt ist die Frage aufgeworfen worden, ob der Gesundheitszustand der deutschen Kinder eine *Calmette*-Impfung im gegenwärtigen Zeitpunkt überhaupt zuläßt. Wir glauben, daß gerade wegen der augenblicklichen Erhöhung der Disposition zur Erkrankung infolge des subnormalen Ernährungszustandes unserer Kinder (Feststellungen bei Reihenuntersuchungen im Rahmen der Lungenfürsorge) und wegen Erhöhung der Exposition infolge ungenügender Verstopfung der Infektionsquellen die Durchführung der Impfung empfehlenswert erscheint. Denn es kann auf Grund der vorliegenden Tierexperimente und umfangreicher statistischer Erfahrungen am Menschen kaum noch bezweifelt werden, daß es mit Hilfe des *Calmette*schen Verfahrens grundsätzlich gelingt, beim Geimpften eine Allergie gegen Tuberkulose zu erzeugen, d. h. ihn zu befähigen, bei späterer Berührung mit virulenten Tuberkelbazillen s o f o r t mit der Bildung eines spezifischen Granulationsgewebes zu reagieren. Hierin aber erblicken wir die wirksame Abwehr des Makroorganismus gegen den Tuberkelbazillus. Durch die allem Anschein nach unschädliche *Calmette*-Impfung wird also der Organismus in schonender Weise für die Bekämpfung hochvirulenter Bazillen vorbereitet.

Freilich müssen wir uns der Grenzen der *Calmette*schen Impfung klar bewußt sein. In diesem Bezug möchten wir besonders auf folgende Punkte hinweisen:

1. Die sorgfältigen Tierversuche von *Selter* (1939) legen den Schluß nahe, daß nach Infektion des Meerschweinchens mit *Calmette*-Bazillen die Allergie (und damit der Schutz bei Superinfektion mit virulenten humanen Bazillen) prinzipiell nur solange anhält, wie die *Calmette*-Bazillen im Organismus noch wirksam bzw. nachweisbar sind. Dasselbe folgern wir aus den umfassenden Untersuchungen von *Dilling* und *Bosworth* an Kälbern, die zeigen, daß eine Verbesserung, d. h. Verlängerung des Impfschutzes durch wiederholte intravenöse Injektion des Impfstoffes in bestimmten Intervallen erreicht wird.

Wie lange der Impfschutz beim Menschen nach e i n m a l i g e r Impfung besteht, wissen wir noch nicht sicher. Es wäre denkbar, daß bei zunächst fehlender Exposition wiederholte

Impfungen erforderlich sind, um den Organismus in derjenigen allergischen Bereitschaft zu erhalten, die notwendig ist, um bei später eintretender Infektion mit humanen Bazillen einen Schutz vor Erkrankung zu erzielen. Wir neigen der Auffassung zu, daß die Immunität gegen Tuberkulose überhaupt nur dadurch gewährleistet bleibt, daß sich im Lauf des Lebens wiederholt Superinfektionen ereignen, die in den Geweben die schützenden Abwehrvorgänge erhalten bzw. steigern. Wir glauben also, daß bei der Tuberkulose eine ähnliche immunbiologische Situation gegeben ist, wie sie von einigen Forschern für die Virus-Immunität behauptet wird, die nur für die Dauer der Anwesenheit von lebenden Virus im Makroorganismus bestehen soll.

2. Wenn unsere Meinung zutreffend ist, daß das Auftreten der Phthisis pulmonum, d. h. der isolierten Organtuberkulose des tertiären Stadiums eine konstitutionell (familiär) bedingte, während des Lebens zunehmende funktionelle Leistungsschwäche der Epitheloid-Zellen zur Voraussetzung hat, dürfte eine Beeinflussung der Lungenschwindsucht durch die *Calmette*-Impfung nicht zu erwarten sein.

Die Annahme dieser Leistungsschwäche bestimmter Zellelemente des Organismus als Voraussetzung für die Entstehung von Krankheiten ist nicht ungewöhnlich. Wir erinnern z. B. an die Osteogenesis imperfecta,die auf eine funktionelle Insuffizienz der Osteoblasten zurückgeführt wird oder an die erblichen Blutungübel (Haemophilie, *Frank*sche Thrombopenie, Thrombasthenie, konstitutionelle Thrombopathie), die wir von einer Schwäche einer Teilfunktion der Blutplättchen und damit von einer funktionellen Insuffizienz der sie bildenden Megakaryozyten (Megakaryozytenasthenie) herleiten können.

Zweifellos bleibt das Ziel der Tuberkulosetherapie nach wie vor die Bekämpfung der Tuberkelbazillen selbst. Solange jedoch der Forschung dieser Weg verschlossen ist, halten wir die *Calmette*-Impfung auf Grund der im Schrifttum bereits vorliegenden Erfahrungen für eine nachprüfungswerte prophylaktische Maßnahme. Jedoch sind weitere kritische Untersuchungen über die Frage des Eintritts und der Dauer des Impfschutzes, sowie über Wirkungsintensität und Grenzen dieser Impfung durchaus erforderlich. Sicherlich ist es verfehlt, in ihr ein Allheilmittel zu erblicken. Es sollte auch die AO-Impfung der Japaner *(Aoyama, Arima, Ohnawa)* mit Tuberkelbazillen, die ihrer Wachshülle beraubt und in der Kälte sterilisiert sind, nicht außer Acht gelassen werden.

Bei der praktischen Durchführung der Impfung, die nur eine freiwillige sein kann, dürfte es sich empfehlen, vorerst diejenigen Altersstufen auszuwählen, deren allergische Lage erfahrungsgemäß eine optimale ist (6—12 Jahre). Die Prüfung auf Negativität der lokalen Tuberkulinempfindlichkeit als eine Voraussetzung für die Vornahme der Impfung sollte nur nach *Mantoux* erfolgen. Selbstverständlich muß bei jedem Impfling eine genaue Anamnese erhoben sowie eine sorgfältige Untersuchung einschließlich des Röntgenverfahrens durchgeführt werden. Der Kreis der Impflinge sollte anfänglich nicht zu groß gewählt werden. Dem von *Wallgren* empfohlenen intrakutanen Verfahren, zunächst nur mit einem Zwanzigstel mg Impfstoff, dürfte der Vorzug zu geben sein. Der von einigen Autoren geforderten mehrwöchigen klinisch-stationären Isolierung der Kinder vor und nach der Impfung wäre nur dann zuzustimmen, wenn eindeutige Beobachtungen über Beziehungen zwischen Impfung und anteallergischen Stadium bzw. über das Vorhandensein einer „negativen Phase" nach der Impfung vorlägen. In Übereinstimmung mit *Holm* halten wir vorläufig — besonders bei sorgfältiger Berücksichtigung obengenannter Kautelen — eine solche Maßnahme für entbehrlich, die überdies eine Impfung in größerem Umfang unmöglich machen würde.

gez.: *Catel*

Chefarzt der Landeskinderheilstätte Mammolshöhe/Taunus".

Informationsreise in die britische Zone

Auf Veranlassung des Innenministers unternahmen *Gronemann* und *Daelen* im Sommer 1947 eine Informationsreise in die britische Zone, wo die Impfung mit dänischem Impfstoff bereits an deutschen Kindern vorgenommen worden war. Alle Ärzte, die mit der Durchführung der Impfung in der britischen Zone beauftragt waren (*Ickert*, Medizinalabteilung des Innenministeriums Hannover, *Hein*, Tönnsheide, *Stroomann*, Medizinaldirektor der Regierung in Kiel, *Redeker*, Medizinalverwaltung Hamburg) waren positiv zur BCG-Impfung eingestellt und von der Notwendigkeit dieser vorbeugenden Maßnahme überzeugt. *Redekers* Vorschlag, eine geringere Dosierung der *Mendel-Mantoux*-Probe anzuwenden, wurde später nach Rücksprache mit *Svendsen*, dem Leiter der Aktion in Hessen, und nach Beratungen mit den hessischen Fachwissenschaftlern akzeptiert (Herabsetzung von 100 TE auf 33 TE). *Gronemann* und *Daelen* konnten nach Beendigung der Reise dem Innenministerium versichern, daß die deutschen Kinder trotz ihres schlechten Ernährungs- und Gesundheitszustandes die BCG-Schutzimpfung ohne Schädigung vertragen.

Die Informationsreise vermittelte den Mitgliedern der Kommission die ersten praktischen Erfahrungen der BCG-Impfung in Deutschland an 2000 Kindern und festigte den Entschluß, das großzügige Angebot des Dänischen Roten Kreuzes für Hessen anzunehmen.

Annahme des dänischen Angebots

Am 4. 10. 1947 fand in Gießen eine Zusammenkunft der Sachverständigen des Landes unter dem Vorsitz von *v. Drigalski* statt. Nach einem Vortrag von *Holm* nahm *v. Drigalski* das dänische Angebot an und sprach den Dank der Hessischen Regierung an das Dänische Rote Kreuz aus. Lt. Col. *Moseley*, der Chef der Abteilung Öffentliche Gesundheit bei der amerikanischen Militärregierung, stellte *Svend K. Svendsen* als Leiter der Impfaktion mit seinen Mitarbeitern vor.

Organisation der Impfung

Bedingungen für Impfstoff

Das Dänische Rote Kreuz, welches Personal und Impfmaterial kostenlos lieferte, unterbreitete folgende Bedingungen:

1. Die BCG-Impfung darf nur von Ärzten ausgeführt werden, deren Fähigkeit, Tuberkulinprüfungen und Impfungen einwandfrei durchzuführen, von dem leitenden dänischen Arzt anerkannt wurde.
2. Kein anderer BCG-Impfstoff darf in dem Gebiet zur Anwendung kommen, in dem dänischer Impfstoff benutzt wird.
3. Der BCG-Impfstoff darf nur denjenigen Personen gegeben werden, die auf eine *Mendel-Mantoux*-Prüfung mit 30 Einheiten (dänisches Tuberkulin) negativ reagieren.
4. Die Impfung darf nur durch intrakutane Injektion erfolgen.
5. Der BCG-Impfstoff muß sofort nach dem Ablesen der letzten *Mendel-Mantoux*-Prüfung (30 TE) verabreicht werden.
6. Die zuständigen Gesundheitsbehörden müssen die notwendige Werbung und praktische Arbeitsorganisation in Zusammenarbeit mit dem Dänischen Roten Kreuz durchführen. Es wird weiterhin gebeten, genügend Hilfspersonal zur Verfügung zu stellen.
7. Dem dänischen Personal muß völlige Freiheit gewährt werden, die Arbeit zu beaufsichtigen, um korrekte Anwendung des Impfstoffes zu sichern.
8. Der leitende dänische Arzt muß vorher verständigt werden, welche Gruppen geimpft werden sollen. Nach Beendigung der Impfung muß ihm ein Bericht mit den Ergebnissen der Tuberkulinprüfungen und der BCG-Impfung zugestellt werden.

Wenn diesen Bedingungen entsprochen wird, stellt das Dänische Rote Kreuz dem betreffenden Land folgendes kostenlos zur Verfügung:

1. Gebrauchsfertigen BCG-Impfstoff bis zur Beendigung der dänischen Aktion.
2. Das für die Prüfung der zu impfenden Gruppen notwendige Tuberkulin bis zur Beendigung der dänischen Aktion.

3. Das für die Tuberkulinprüfungen und die BCG-Impfung notwendige Instrumentarium (einschließlich Spritzen und Nadeln).
4. Dänische Gruppen von Ärzten und Schwestern zur Anweisung von Ärzten und Schwestern des Landes in der richtigen Anwendung von Tuberkulin und BCG-Impfstoff."

Verwaltungsarbeit

In engster Zusammenarbeit mit *Svendsen* begann die Abteilung für Öffentliches Gesundheitswesen des Hessischen Innenministeriums mit der Verwaltungsarbeit im Lande.

Die Kommission beriet mit *Svendsen* die Fragen der Auslese der Impfgruppen, der Notwendigkeit, die Impfung mit Röntgenschirmbilduntersuchungen zu koppeln und der Isolierung der Impflinge.

Es wurde festgestellt, daß die Altersgruppen von 3—18 Jahren, Lehrschwestern, Pflegepersonal in den Heilstätten, Studenten und Jugendliche in besonderen Berufsgruppen der Impfung bedürfen.

Da die Kinder zwischen 6—12 Jahren erfahrungsgemäß eine günstige allergische Lage haben, wurde beschlossen, zunächst die Schulkinder zwischen 6—14 Jahren zu impfen.

Da die richtige Auswahl der zu impfenden Kinder durch den Tuberkulinkataster gewährleistet ist, wurde auf Koppelung der BCG-Schutzimpfung mit Röntgenschirmbilduntersuchungen verzichtet, zumal die präallergische Phase in ihrer Bedeutung unberücksichtigt bleiben kann.

Auf die Isolierung der Impflinge wurde verzichtet, da es sich bei den Massenimpfungen um eine sozialhygienische Maßnahme handelt, die nach Erfahrung der Ausländer gefahrlos ohne Isolierung angewandt werden kann. Da die Absonderung der offenen Tuberkulosekranken in Krankenhäusern nicht möglich war, wurde die Isolierung der exponierten Kinder ausführlich erwogen. Die Bedeutung der präallergischen Phase wurde von erfahrenen ausländischen Sachverständigen und besonders von der dänischen Kommission mit Bestimmtheit in Abrede gestellt. Obwohl die Absonderung der exponierten Kinder nach Ansicht der skandinavischen Sachverständigen unnötig war, wurde die Möglichkeit der Isolierung geschaffen, um die Methode nicht zu diskreditieren.

Impfplan

Nach den Erfahrungen in anderen europäischen Ländern stellte *Svendsen* nach Übereinstimmung mit der Medizinalabteilung den Impfplan auf.

1. Termin: Die eigentliche Impfaktion beginnt mit der *Moro*-Pflasterprobe als erster Tuberkulinprobe. Unterhalb der linken Klavikula wird ein quadratisches Heftpflasterstück, in dessen Mitte Tuberkulinsalbe aufgetragen wird, auf die unvorbereitete Haut geklebt (Tuberkulinsalve, Statens Seruminstitut Kobenhavn). Der Tuberkulingehalt dieser Probe entspricht dabei ungefähr 8 TE (eine Tuberkulineinheit = 1/100 mg Tuberkulin).

Das Pflaster muß nach 24 Stunden wieder entfernt werden. Die Vorteile der Tuberkulinpflasterprobe liegen in der bequemen Anwendung bei Massenuntersuchungen.

Griesbach hat festgestellt, daß eine lege artis vorgenommene Perkutaneinreibung bessere Resultate bei Tuberkulintestungen liefert. Dagegen haben *Catel* und *Lütgerath* an einigen Reihenuntersuchungen keine Unterschiede in der Reaktion bei der Hamburger Forte Salbe und der dänischen Salbe festgestellt. Auch *Griesbach* entscheidet sich bei Massenimpfungen für die Pflasterprobe. Eine Pflasterreaktion wird dann als positiv angesehen, wenn die Bläschenzahl drei bis vier Effloreszenzen beträgt. Ist man im Zweifel über den Ausfall der Pflasterprobe, so wird auf alle Fälle die *Mendel-Mantoux*-Probe angeschlossen.

2. T e r m i n : Nach drei Tagen erfolgt die Ablesung der Pflasterprobe. Bei tuberkulinnegativem Ausfall der Pflasterprobe erfolgt die zweite Tuberkulinprobe als Intrakutanprobe nach *Mendel-Mantoux* mit 33 TE.

3. T e r m i n : Beide Tuberkulinproben werden nachgesehen. Bei Tuberkulinnegativen erfolgt die BCG-Schutzimpfung. Es werden 0,1 ccm BCG-Impfstoff in der linken Deltoideusregion langsam intrakutan injiziert.

Die intrakutane Injektion der Vaccine geschieht mit einer ausglühbaren Platin-Iridium-Nadel. Hierbei muß streng auf die intrakutane Verabreichung geachtet werden, weil subkutane Injektionen leicht zu Abszeßbildungen führen. Der Impfstoff muß kühl aufbewahrt werden; er wird nach vierzehn Tagen unbrauchbar.

Aufklärung

Da die *Calmette*-Impfung seit dem Lübecker Unglück in Deutschland in Mißkredit gekommen war und keine Erfahrungen im Lande vorlagen, mußte mit einer intensiven Aufklärung der Ärzteschaft begonnen werden. Es wurden Vortragsreihen für die Amts- und Fürsorgeärzte unter dem Vorsitz der Dezernenten für Öffentliches Gesundheitswesen bei den Regierungspräsidenten und für die frei praktizierenden Ärzte unter dem Vorsitz der Ärztekammern durchgeführt. Die Aufklärungsvorträge hielten in der Hauptsache *Svendsen* (über die Erfahrungen im Ausland), *v. Drigalski, de Rudder, Catel, Schmidt-Schleicher, Gronemann.*

Auf die Freiwilligkeit der Impfung wurde immer wieder hingewiesen. Den Eltern wurde die Karteikarte zur Unterschrift vorgelegt, um ihnen die Freiwilligkeit der Impfung zum Bewußtsein zu bringen.

Die Verantwortung für die Impfaktion in den einzelnen Kreisen wurde dem Amtsarzt in Zusammenarbeit mit dem Tuberkulosefürsorgearzt übertragen.

Ihre Arbeit wurde unterstützt durch Vorträge, Flugblätter, Plakatierungen, Diapositive und Rundfunkdurchsagen.

Es war die Aufgabe der Amtsärzte, sich persönlich für die Organisation innerhalb ihres Kreises in Zusammenarbeit mit *Svendsen* im Einvernehmen mit dem Landrat und Bürgermeister einzusetzen:

1. In erster Linie sind die Ärzte des Kreises mit der Methode der *Calmette*-Impfung, ihrem Zweck und Ziel, eingehend bekanntzumachen.
2. Hieran schließt sich die Aufklärung der Lehrerschaft, der Elternbeiräte (Elternversammlungen), der karitativen Verbände (Arbeiterwohlfahrt, Caritas, Innere Mission, Rotes Kreuz usw.) und der Gemeindeschwestern.
3. Als weitere bewährte Propagandamittel wurde das Verteilen von Handzetteln empfohlen und Anschläge, deren Ausarbeitung je nach Ort und Bevölkerungsart den einzelnen Kreisen überlassen blieb. Zweckentsprechende Ausarbeitungen, die sich zur weiteren Bekanntgabe durch die Presse eigneten, wurden der Medizinalabteilung des Innenministeriums im Entwurf eingereicht. Die Aufklärung durch Rundfunk geschah in Zusammenarbeit mit der Medizinalabteilung des Innenministeriums.
4. Komplikationen und interkurrente Krankheiten, die während der Impfung auftraten und die Methode in den Augen Nichtsachverständiger belasten konnten, wurden sofort der Medizinalabteilung des Innenministeriums mitgeteilt.

   Krankheitsfälle wurden, soweit es möglich war, zur Beobachtung und differentialdiagnostischen Klärung in die Landeskinderheilstätte Mammolshöhe/Taunus *(Catel)* eingewiesen.

Lauche, Direktor des Pathologischen Instituts der Universität Frankfurt/Main, und *Wurm*, Direktor der Pathologischen Abteilung des Städt. Krankenhauses Wiesbaden, führten die jeweiligen pathologischen Untersuchungen zur Klärung der Diagnose durch.

5. Die Durchführung der Impfung erfolgte durch dänische Ärzte mit ihrem Medizinalpersonal. Amtsärzte und Hilfsärzte, insbesondere Tuberkulosefürsorgeärzte, die sich mit der Methode bekanntgemacht hatten und sie einwandfrei beherrschten, erhielten die folgende Bescheinigung, die sie zur selbständigen Ausübung der BCG-Schutzimpfung berechtigt:

Hessisches Staatsministerium
Der Minister des Innern
V/Medizinalabteilung

Wiesbaden, den

Bescheinigung

Der Arzt, Dr. med.

hat an den Schutzimpfungen gegen Tuberkulose in Hessen an mindestens jeweils 3 Terminen (*Moro*-Probe, *Mantoux*-Probe und BCG-Impfung) unter sachkundiger Leitung teilgenommen. Hierbei hat er sich die für die BCG-Impfung erforderlichen theoretischen Kenntnisse und praktischen Fertigkeiten erworben. Er ist deshalb berechtigt, in Zukunft derartige Impfungen selbständig auszuführen.

Diese Berechtigung gilt für das Land Hessen.

I. A.

....

(Dr. *Svendsen*)
Siegel des Dänischen Roten Kreuzes

....

(Dr. *Daelen*)
Siegel des Hessischen Innenministeriums

Über die weitere Organisation der Impfung und die Zusammenarbeit zwischen dem Dänischen Roten Kreuz und den zuständigen deutschen Stellen geben die nachfolgenden Erlasse des Innenministeriums eingehend Auskunft:

Hessisches Staatsministerium
Der Minister des Innern
V-Medizinalabteilung
Dez.Tbc.-Dr. Da.-Fl.
Az.: 18 d O2 03 Tgb.Nr .3737-48

Wiesbaden, den 2.7.1948

Betr.: Durchführung der BCG-Schutzimpfung in Hessen
Bezug: Dies. Erlaß vom 10. 1. 1948

Anfragen und Rückfragen von Amts- und Tuberkulosefürsorge-Ärzten verschiedener Kreise über die Durchführung der BCG-Schutzimpfung geben Veranlassung, einen Überblick über die organisatorischen und praktischen Aufgaben bei der BCG-Impfung zu geben.

Die Leitung der Aktion liegt in den Händen der Medizinalabteilung des Innenministeriums Wiesbaden, die zusammen mit Herrn Dr. *Svendsen* vom Dänischen Roten Kreuz die Impftermine für die einzelnen Kreise festlegt und diesen über die zuständigen Regierungspräsidenten zur Kenntnis gebracht hat. Die Impftermine liegen jetzt fest und müssen entsprechend eingehalten werden.

Folgende Richtlinien haben sich bei der Vorbereitung der BCG-Impfung am besten bewährt:

1. Propaganda:
   Der Erfolg der Impfung hängt von einer möglichst intensiven und breiten Propaganda ab. Sie ist von dem Amts- bzw. dem Tuberkulosefürsorgearzt einzuleiten.

a) Über den Vorsitzenden des ärztlichen Kreisvereines sind die Ärzte des Kreises zusammenzurufen, um ihnen in einem Vortrag eines erfahrenen Tuberkulosefacharztes Wesen und Durchführung der Impfung zu erklären. Der anschließenden Diskussion ist möglichst viel Zeit einzuräumen, da sich immer wieder gezeigt hat, daß vielfach unklare Vorstellungen über Immunität und Allergie bestehen, die beseitigt werden müssen. Besonderer Wert ist darauf zu legen, daß der positive Ausfall des Moro oder Mantoux bei den Vorproben zunächst nichts Weiteres sagt, als daß das Kind bisher mit dem Tuberkelbazillus in Berührung gekommen ist und Abwehrstoffe gebildet hat, nicht aber, daß dies gleichbedeutend mit Krankheit ist. Die Ärzte sind auf ein Schreiben der Medizinalabteilung vom 13. 3. 1948 an den Präsidenten der Ärztekammer Hessen hinzuweisen, in dem die Ärzteschaft zur Mitarbeit aufgefordert ist.

b) Nachdem die Ärzte informiert worden sind, müssen die Lehrer der Schulen über den Kreisschulrat zusammengerufen werden. Der Schulrat ist dabei auf einen Erlaß des Ministeriums für Kultus und Unterricht vom 31. 1. 1948, der den Schulräten zugegangen ist, hinzuweisen, in dem die Lehrer zur Mitarbeit aufgefordert sind. Neben einem allgemeinverständlichen Vortrag über die Impfung muß besonders der Arbeitsgang als solcher erläutert werden. Hierbei ist auf die einzelnen Vorproben und die Bedeutung der gewonnenen Resultate einzugehen. Es ist klar herauszustellen, daß die Kinder, die auf Grund der positiven Tuberkulinproben von der Impfung ausgeschlossen werden, nicht krank sind, sondern bereits die Abwehrstoffe besitzen, die bei den anderen durch die Impfung geschaffen werden sollen. Es hat sich als praktisch erwiesen, in einem Rundschreiben an die Schulen des Kreises auf diese Dinge noch einmal hinzuweisen, und dieses Schreiben ist zweckmäßig auch den Pfarrern des Kreises mit einigen erläuternden Bemerkungen über den Zweck der Impfung zu senden.

In den ländlichen Bezirken ist bei der Propaganda besonders auf die Gefahr, die den Kindern von Seiten der Viehtuberkulose droht, hinzuweisen, da oft die Meinung geäußert wurde, daß die Tuberkulose nur ein städtisches Problem sei.

c) Für das Schwarze Brett der einzelnen Bürgermeistereien ist ein Aufruf an die Bevölkerung in allgemeinverständlicher Form zu verfassen, der rechtzeitig zum Aushang kommen muß.

Für die Geschäfte, öffentlichen Gebäude, Wartezimmer der Ärzte, Zahnärzte und für die Apotheken sind Flugblätter mit kurzem prägnanten Hinweis auf die Impfung auszuarbeiten.

Die weibliche Bereitschaft des Roten Kreuzes ist zu den Elternabenden, die an allen größeren Orten abgehalten werden müssen, besonders einzuladen, da auf ihre Mitarbeit bei den Impfungen nicht verzichtet werden kann.

d) Ausführliche allgemeinverständlich gehaltene Artikel sind in allen Tageszeitungen zu bringen. Vor Beginn der Impfung ist die Medizinalabteilung des Innenministeriums Wiesbaden zu benachrichtigen, die dann einen Aufruf im Rundfunk erläßt. In diesem Zusammenhang wird noch auf den Aushang der durch die Medizinalabteilung zur Verteilung gebrachten Tuberkulosebekämpfungsplakate und die Diapositive aufmerksam gemacht, die die Aktion, richtig und zweckentsprechend zum Aushang gebracht, sehr gut unterstützen.

2. Feststellung der Zahl der Impflinge:
Es werden alle 6—14jährigen Schulkinder der Untersuchung unterzogen. Die Zahl der zu prüfenden bzw. zu impfenden Kinder wird am einfachsten über das jeweilige Kreisschulamt festgestellt, das der Tuberkulosefürsorgestelle eine Liste der genannten Schulen des Kreises mit der jeweiligen Schülerzahl übersendet.

3. Isolierung der exponierten Kinder:
Kinder, die in einem Haushalt mit offenen Tuberkulosekranken zusammenleben, sollen von der Impfung ausgeschlossen werden, vorausgesetzt, daß sie überhaupt noch tuberkulinnegativ sind. Diese Kinder können der Impfung unterzogen werden, müssen aber mehrere Wochen vor und nach der Impfung isoliert werden. Auf meine entsprechenden Erlasse, die die Möglichkeit der Unterbringung dieser Kinder für den Regierungsbezirk Darmstadt im Kinderheim Rimdidim bei Meßbach-Odenwald, für den Regierungsbezirk Kassel im Kinder-

erholungsheim „Haus Lahneck“ in Buchenau, Kreis Biedenkopf, für den Regierungsbezirk Wiesbaden in dem Kindersanatorium Weilmünster bekanntgegeben, weise ich nochmals hin.

4. Instrumentarium:
Der Impfstoff, sowie die Tuberkulinsalbe und das Tuberkulin für die Vorproben, sowie das Instrumentarium werden dem Kreis vom Dänischen Roten Kreuz kostenlos zur Verfügung gestellt.

5. Impfkarten:
Die Impfkarten müssen nach dem bereits vorliegenden Muster kreisweise beschafft werden. In Ausnahmefällen können sie bei der Medizinabteilung in Wiesbaden angefordert werden. Jeder Schule sind zusammen mit den oben angeführten Rundschreiben für die Lehrer mindestens 10 Tage vor Beginn der Impfung reichlich Karteikarten zuzusenden, mit der Bitte an die Lehrer, den Kopf der Karteikarte für jedes Kind vorher auszufüllen und die Karten klassenweise der Impfkommission vor Beginn des ersten Impftermines zu übergeben. Auf den Karten wird jeweils die Pflasterprobe, sowie ihr Resultat, die *Mantoux*-Probe und ihr Ausfall und schließlich die Impfung selbst eingetragen. Die Karten der Kinder, die bereits bei einer der Vorproben positiv reagiert haben, werden vom Gesundheitsamt eingezogen. Die übrigen Karten verbleiben bis zum Schluß in der Schule und werden dann nach durchgeführter Impfung mitgenommen und ebenfalls beim Gesundheitsamt deponiert.

6. Festlegung der Termine, Besetzung der Teams und Wagengestellung:
Sobald der Impftermin festliegt, empfiehlt es sich, sich mit dem zuständigen Straßenverkehrsamt wegen der Benzinzuteilung und der evtl. notwendigen Wagenbeorderung in Verbindung zu setzen. Die Straßenverkehrsämter sind durch eine Verfügung des Landesstraßenverkehrsamtes vom 3. 2. 1948 angewiesen, das Benzin für diese Aktion bereitzustellen. Bei der derzeitigen Jahreszeit kann morgens um 8 Uhr mit der Impfung begonnen und bis nachmittags 17 oder 18 Uhr gearbeitet werden. Es ist für jede Impfgruppe für jeden Tag eine entsprechende Fahrtroute festzulegen. Man kann etwa bei der Festsetzung der Zeiten 100 Pflasterproben pro halbe Stunde ansetzen, da für die weiteren Untersuchungen (Mantoux und BCG) durch den Ausfall der positiven Kinder genügend Zeit für die späteren Proben bzw. Impfungen bleibt. Die Arbeitszeiten können also für alle 3 Termine die gleichen bleiben. Die Abstände zwischen den einzelnen Orten sind entsprechend der Entfernung zeitlich einzurechnen. Für die deutschen Impfgruppen ist es notwendig, neben dem Arzt eine Fürsorgerin und möglichst zwei Schwesternhelferinnen mitzuführen. Diese übernehmen das Abstreichen der Karten und das Schneiden der Pflaster. Der Zwischenraum zwischen den drei Besuchen jeder Schule beträgt am besten 3 Tage. In den kleineren Orten, in denen keine Elternabende abgehalten werden können, empfiehlt es sich, die Eltern zu dem ersten Termin durch den Lehrer mit in die Schule zu bestellen. Ihnen wird dann von dem Arzt in einem gesonderten Raum ein kurzer Vortrag über die Impfung gegeben, während von dem übrigen Personal die Pflasterung durchgeführt wird. Es ist unbedingt darauf zu dringen, daß bei allen Kindern die Tuberkulinproben gemacht werden, damit ein möglichst vollständiger Tuberkulinkataster erstellt wird. Steht in einem Kreis nur eine dänische Impfgruppe zur Verfügung, so empfiehlt es sich, jeweils für die erste Untersuchung (Pflasterprobe und Mantoux) und die erste Impfung die deutsche und dänische Gruppe zu vermischen, damit die deutschen Teilnehmer zunächst mit der jeweiligen Technik vertraut gemacht werden. Die weiteren Termine können die Gruppen dann getrennt durchführen.

7. Statistik der BCG-Impfung:
Bei der Erstellung der Statistik über die Impfaktion empfiehlt es sich, Knaben und Mädchen nach Jahrgängen getrennt aufzuschlüsseln und für die einzelnen Jahrgänge die *Moro*- und *Mantoux*-Proben nach negativ oder positiv (Stärkeausfall) aufzugliedern, weiter die Zahl der nicht abgelesenen Proben und die Zahl der Impfungen in den einzelnen Jahrgängen aufzuführen. Über evtl. auftretende Impfschäden ist sofort unter Bezugnahme auf meinen Erlaß vom 15. 12. 1947 an den jeweiligen Regierungspräsidenten zu berichten. Todesfälle oder chirurgische Eingriffe, die scheinbar im Zusammenhang mit der BCG-Impfung stehen, sind sofort der Medizinalabteilung des Innenministeriums und Herrn Professor *Lauche*, Pathologisches Institut der Universität Frankfurt a. M., zur sofortigen Überprüfung zu melden.

8. N a c h s c h a u :
Die Nachschau erfolgt 10—12 Wochen nach der stattgefundenen Impfung. Die Termine werden den Lehrern wieder nach der Art der ersten Aktion mitgeteilt. Die Nachschau wird durch deutsche Gruppen ausgeführt. Diesmal sind nur die BCG-schutzgeimpften Kinder zu bestellen. Jede Schule wird wieder dreimal aufgesucht. Die Karten über die BCG-geimpften Kinder müssen den Lehrern rechtzeitig vorher zugesandt werden. Es werden wieder die Pflasterprobe, und falls diese negativ ausfällt in (etwa 5—10 Prozent der Fälle), die *Mantoux*-Probe vorgenommen. Bei den letzten Proben werden den Lehrern entsprechend der Zahl der schutzgeimpften Kinder die Zusatzkarten unter Empfangsbescheinigung zur Verteilung ausgehändigt. Auch die tuberkulinnegativen Kinder erhalten entsprechend meinem Erlaß vom 30. 4. 1948 diese Zusatzkarte. Die Impfpässe können später an Hand der BCG-Karten vom Gesundheitsamt ausgestellt werden und den Lehrern zur Aushändigung an die Kinder zugeleitet werden.

9. U n t e r s u c h u n g d e r t u b e r k u l i n p o s i t i v e n K i n d e r :
Um eine möglichst baldige röntgenologische Kontrolle der tuberkulinpositiven Kinder zu erreichen, hat die Medizinalabteilung die Röntgenschirmbildstelle Hessen aufgefordert, die Kreise, in denen die BCG-Impfung durchgeführt wurde, baldmöglichst mit dem Röntgenschirmbildtrupp aufzusuchen bzw. Gesundheitsämter, bei denen ein stehendes Röntgenschirmbildgerät vorhanden ist, mit Filmmaterial zu versorgen. Die Amtsärzte werden gebeten, sich dieserhalb unmittelbar mit der Röntgenschirmbildstelle Hessen in Verbindung zu setzen.

10. K o n t r o l l e u n d D a u e r d e s I m p f s c h u t z e s :
Um einen Überblick darüber zu bekommen, wie lange der Impfschutz hält, empfiehlt es sich, in den von den Gesundheitsämtern geführten Schuluntersuchungsbogen einen BCG-Stempel mit dem Datum der Impfung einzutragen und bei diesen Kindern bei der jährlichen Schuluntersuchung die Pflasterprobe zu wiederholen, um auf diese Weise festzustellen, wie lange die Probe positiv bleibt. Bei positiven Vorproben ist ein entsprechender Stempel „Pflasterprobe positiv“ oder „Mantoux positiv“ aufzudrücken.

11. S t a t i s t i k d e r N a c h s c h a u :
Nach Abschluß der Nachschau ist neben einem zusammenfassenden Bericht eine Statistik zu erstellen, die ebenfalls nach Geschlecht und Jahrgang aufzuschlüsseln ist und bei der für jeden Jahrgang die Zahl der geimpften und die Zahl der nachgeprüften Impflinge angegeben wird. Die Resultate der Pflasterprobe sind nach dem verschiedenen Stärkeausfall (z. B. 5 Pusteln, 10, 20, unendlich) anzugeben, ebenso der Größendurchmesser der Impfpusteln selbst. Bei negativer Pflasterprobe muß der Mantoux gemacht werden, der ebenfalls nach dem Stärkeausfall in verschiedene Durchmesser aufgegliedert wird. Diejenigen Kinder, die auf beide Proben negativ reagieren, sind besonders anzugeben.

12. Nach Rücksprache mit Herrn Dr. *Svendsen* wurde beschlossen, in jedem Regierungsbezirk einen Arzt einzusetzen, der seine Erfahrungen den Amtsärzten bei der Durchführung der BCG-Impfung zur Verfügung stellt. Es wurden dazu ausgewählt, im Regierungsbezirk Kassel Herr Dr. *Susewind*, Chefarzt der Lungenheilstätte Immenhausen, im Regierungsbezirk Wiesbaden, Herr O.Med.Rat Dr. *Gronemann* im Zusammenwirken mit Herrn Dr. *Buhtz* von der Tbc.-Fürsorgestelle Wiesbaden, im Regierungsbezirk Darmstadt, Herr Dr. *Lütgerath*, Tbc.-Fürsorgearzt in Lauterbach. Die Herren Amtsärzte werden gebeten, sich mit diesen Herren wegen der Durchführung der Propaganda und der Organisation in Verbindung zu setzen.

13. Die Medizinalabteilung bittet um folgende Berichte:
a) Rechtzeitige schriftliche Bekanntgabe der Impftermine an die Medizinalabteilung,
b) abschließender Bericht des Amtsarztes über den Impfverlauf, die Beteiligung und evtl. Besonderheiten,
c) Bericht über die Nachschau.

14. I m p f u n g v o n w e i t e r e n g e f ä h r d e t e n P e r s o n e n k r e i s e n :
Es würde von hier aus sehr begrüßt werden, wenn im Anschluß an die Impfaktion der Schulkinder auch Kleinkinder, Lernschwestern, schulentlassene Jugendliche, Studenten und die jugendlichen Angestellten in Tbc.-Heilstätten geimpft würden. Das Dänische Rote Kreuz ist bereit, auch dazu Impfstoff und Instrumentarien zur Verfügung zu stellen.

15. Die erforderlichen Ausgabemittel werden den Herren Regierungspräsidenten nach Genehmigung durch den Herrn Minister der Finanzen übertragen. Der Erlaß II a Az.: 15 h (12 e) vom 24. 6. 1948, an die Herren Regierungspräsidenten Darmstadt, Kassel, Wiesbaden, in dem 150 000 RM bereitgestellt waren, ist gegenstandslos geworden. Bei der jetzigen Finanzlage ist es mir nur noch möglich, jeweils zu Beginn der Schutzimpfung etwa 1000,— bis 1500,— DM kreisweise zur Verfügung zu stellen. Vor Beginn sind mir die Kostenanschläge getrennt nach persönlichen und sachlichen Mitteln einzureichen. Sparsamste Bewirtschaftung ist zugrunde zu legen. Nach Möglichkeit ist die Impfung mit einem deutschen Team auszuführen. Kraftfahrzeuggestellung ist vom Landrat dienstlich zu erwirken. Die bewilligten Mittel dürfen nicht überschritten werden. I. A. gez.: Dr. *Daelen*

Hessisches Staatsministerium
Der Minister des Innern Wiesbaden, den 9. 8. 1948
Ref. Tbc.-Dr.Da-Schr. 18 d 02 03
Tgb.Nr.: 7101—48

An
alle Gesundheitsämter
über den
Herrn Regierungspräsidenten
— Abt. f. öffentl. Gesundheitswesen —
Darmstadt Kassel Wiesbaden

Betr.: Isolierung der exponierten Kinder
Bezug: Diess. Erlaß vom 2. 7. 1948 — Az. 18 d 02 03 — Tgb.Nr.: 3737—48

Der obige Erlaß wird wie folgt erweitert:

Zu Punkt 3) Isolierung der exponierten Kinder:

Nach den Erfahrungen der dänischen Sachverständigen ist eine Isolierung der exponierten Kinder zur Durchführung der BCG-Schutzimpfung nicht erforderlich. Um einerseits die Methode der Impfung zu schützen und andererseits der Meinung einiger Sachverständiger nicht entgegenzutreten, wurde trotzdem die Isolierung der exponierten Kinder geregelt.

In Paris ist auf dem Kongreß über die BCG-Schutzimpfung am 14. Juni 1948 von den Beteiligten der europäischen und der amerikanischen Länder betr. der Isolierung der Exponierten einheitlich folgendes festgelegt:

„Isolierung: Es wurde bestimmt, daß (A) eine Isolierung der geimpften Personen für die Reihenimpfung nicht notwendig sei, (B) die Aussonderung offener Fälle, falls sie auch aus anderen Gründen erwünscht sein kann, für eine Reihen-BCG-Impfung als nicht notwendig erachtet wird."

Professor *Catel*, der der Kommission der Sachverständigen für die BCG-Schutzimpfung in Hessen angehört, äußert sich zur Isolierung wie folgt:

„Wenn ein zufällig bereits auf natürliche Weise Infizierter zusätzlich nach *Calmette* geimpft wird, so pflegt nach skandinavischen Erfahrungen der Ablauf der Erkrankung genau so zu sein, wie bei Menschen, die nicht nach *Calmette* geimpft wurden. Höchstens kann die lokale Reaktion an der Impfstelle stärker ausfallen, was aber durchaus als ein Vorteil zu bewerten ist (intensivere Allergisierung). Eine negative Phase nach der Impfung gibt es nicht (*Wallgren*). Auf Grund dieser Feststellungen halten wir auch im gefährdeten Milieu eine Isolation für etwa 6—8 Wochen vor der Impfung nicht für notwendig. Jedoch ist in solchen Fällen Aufklärung der Familie über mögliche Fehlschläge der Impfung infolge natürlicher Tuberkuloseerkrankung vor Eintritt der künstlichen Umstimmung durch die Impfung anzuraten, um die Methode nicht zu diskreditieren."

Im Einvernehmen mit Herrn Dr. *Svendsen* hat die Medizinalabteilung des Innenministeriums daher beschlossen, daß von der Isolierung der exponierten Kinder während der BCG-Schutzimpfung abgesehen werden darf. Die Entscheidung bleibt jedoch den zuständigen Amts- und Fürsorgeärzten überlassen; die Isolierung der exponierten Kinder ist nach wie vor gemäß Punkt 3) meines Erlasses vom 2. 7. 1948 durchführbar. Die Entscheidung bleibt den zuständigen örtlichen Sachverständigen überlassen. I. A. gez. Dr. *Daelen*

Nachschau

Abgesehen von der ersten Nachschau (8—10 Wochen nach der Impfung) werden jährliche Tuberkulinnachprüfungen durchgeführt, um auch in Deutschland Erfahrungen darüber zu sammeln, wie lange nach der BCG-Schutzimpfung Allergie und damit relative Immunität erhalten bleiben, wie hoch der Impfschutz ist und wie lange er dauert.

Die Nachschau wird in derselben Weise wie die Vorproben zur Impfung ausgeführt, d. h. mit Pflasterprobe und bei deren negativen Ausfall mit intrakutanem Mantoux von 33 TE. Die Ergebnisse der Tuberkulinproben werden mit Datum auf den Karteikarten in der dafür vorgesehenen Rubrik in der auch bei den Vorproben zur Impfung im Vorjahr gehandhabten Weise eingetragen.

Ergebnisse der ersten Nachschau

In achtzehn hessischen Kreisen wurde nach der BCG-Impfung die erste Nachschau der Geimpften durchgeführt. Der Zwischenraum zwischen Impfung und Nachschau lag zwischen 8 und 19 Wochen und betrug im Durchschnitt der 18 Kreise etwa 15 Wochen.

Von 54 559 Geimpften wurden 50 599 nach *Moro* tuberkulingeprüft (92,7% der Impflinge), 47 531 davon reagierten moropositiv, 3 068 moronegativ.

Von den Moronegativen stellten sich 50,2% der zweiten Tuberkulinprobe nach *Mendel-Mantoux*. Für die nicht nach *Mendel-Mantoux* geprüften Moronegativen sind die gleichen Verhältnisse angenommen, die sich bei den fertig Geprüften ergaben. Demnach reagierten von 3 068 Moronegativen 2 720 mantouxpositiv und 348 mantouxnegativ.

Es wurden also gefunden: von 50 599 Untersuchten

50 251 Tuberkulinpositive = 99,3%
348 Tuberkulinnegative = 0,7%

Erfahrungen aus 48 Kreisen

In Hessen wurden aus den von 48 Kreisen erstellten Statistiken auswertbare Zahlenverhältnisse gewonnen, die in Zukunft über die Wirksamkeit der Impfung aussagen werden:

1. In den 48 Kreisen Hessens wurden 46% der getesteten nicht allergisch reagierenden Personen geimpft.
2. Die Kreise sind in fünf Gruppen eingeteilt (Beziehung zur Bevölkerungsdichte und Industrie); (siehe Kapitel 4).
3. Die während der Schulspeisung systematisch durchgeführten Untersuchungen der Schulkinder unterscheiden fünf Gruppen von Kindern unter Berücksichtigung von Milieu, Ernährungszustand, Allgemeinzustand und Gewicht, so daß man später die Ergebnisse innerhalb ziemlich homologer Gruppen auswerten kann. Dies ist der Methode alternierender Gruppen fast analog.

Von Oktober 1947 bis 31. Dezember 1949 wurden mit dänischem Impfmaterial insgesamt

542 700 Personen tuberkulingeprüft; davon waren
349 181 tuberkulinnegativ. Von diesen wurden
162 865 Personen im Alter von 3—18 Jahren BCG-geimpft.

(Die vorstehenden Zahlen sind etwas höher als die im Kapitel 4 und die in der Tabelle 1 und 2 vorhandenen Gesamtzahlen, weil hier nicht nur die Massenimpfungen, sondern auch noch nachträgliche Impfungen berücksichtigt wurden).

Von 162 865 Vaccinierten sind dem Hessischen Innenministerium 57 Fälle als Komplikationen nach BCG-Schutzimpfung gemeldet worden, über die im Kapitel 6 ausführlich berichtet wird.

Aus jedem der 48 Kreise wurde von dem verantwortlichen Amtsarzt ein Bericht über die Verwaltungsarbeit eingesandt. Die beiden graphischen Abbildungen 1 und 2 veranschaulichen die Impfbeteiligung in den einzelnen Kreisen, und zwar das Verhältnis der BCG-Geimpften bezogen auf die Tuberkulinnegativen.

Man stellt daraus zunächst die große Differenz hinsichtlich der Beteiligung fest, welche in den 48 Kreisen zwischen 7% und 78% schwankt. Aus den Berichten der einzelnen Kreise geht hervor, von welchen Bedingungen die Impfbeteiligung abhängt. Hiernach spielt die Hauptrolle die organisatorische Tätigkeit des Amts- bzw. Fürsorgearztes hinsichtlich der Aufklärung von Ärzten und Eltern. Zur praktischen Durchführung einer Aktion ist die Mitarbeit der Lehrerschaft von ausschlaggebender Bedeutung. In diesem Sinne kann man nach den Tabellen Rückschlüsse ziehen, wo Aufklärung und Einsatz am wirksamsten waren, und wo über die verschiedenen Zwischenstufen abwärts von einem Versagen gesprochen werden kann. In den erfolgsschwachen Kreisen wurde den Ursachen jeweils nachgegangen. Neben dem Mangel an Organisation, Aufklärung, rechtzeitiger Vorbereitung usw. (die entscheidende Bedeutung dieser Faktoren wurde bereits oben erwähnt) traten noch andere, und zwar noch unerfreulichere negative Gründe zutage. So wurde von dem Widerstand praktizierender Ärzte berichtet und von Stimmen aus der Bevölkerung, die sich als Gegenpropaganda in Tageszeitungen und Rundfunk erhoben. Es ist eine bittere Erfahrung für alle diejenigen, die sich der Arbeit am Volkswohl widmen, Einsprüche wie die folgenden zu erhalten, die aus einer großen Reihe herausgegriffen sind und wörtlich wiedergegeben werden sollen.

Herr B. aus Wiesbaden schreibt:

„... verbiete ich jegliche Vornahme von Experimenten, Impfungen ... und werde in jedem Fall unbefugter Vornahme ... an meinem Kinde strafrechtlich, zivilrechtlich und persönlich gegen die Verantwortlichen vorgehen. Als wirksamen Schutz gegen Tuberkulose empfehle ich Ihnen ausreichende Ernährung mit hochwertigen Nahrungsmitteln ... Mit Hühnerfutter und verschimmelten Datteln kann man kein Volk vor Tuberkulose schützen."

Ein anonymer Brief vom Februar 1948 besagt folgendes:

„Wenn die geimpften Kinder sogar Zusatznahrung erhalten, dann muß es doch gefährlich sein. Ich lasse meine Kinder deshalb nicht impfen! Unsere Kinder sind Versuchskarnickel. Denn wenn wir Eltern unser schriftliches Einverständnis abgeben müssen, dann ist überhaupt etwas faul."

Bei der Volksschule Kostheim wurde folgender Einspruch eingereicht:

„Gegen die Schutzimpfung der Tuberkulose bei meinem Kinde Irmgard erhebe ich Einspruch und gebe nicht meine Einwilligung zur Impfung. Nach meiner Ansicht ist es unverantwortlich, einem durch Unterernährung geschwächten Körper auch noch Tuberkelbazillen einzuimpfen. Die natürlichen notwendigen Abwehrstoffe innerhalb eines gesunden Körpers bilden sich von selbst, wenn genügend Nährstoffe und vor allen Dingen Fett dem Organismus in Form von ausreichender Nahrung zugeführt werden und machen ihn auf natürlichem Wege widerstandsfähig. Will oder kann man aber den Kindern nicht genug zu essen geben, dann soll man zumindest die Gesundheit der geschwächten Kinder nicht der Gefahr einer direkten Ansteckung und evtl. Verseuchung aussetzen, um dadurch Abwehrstoffe zu reizen. Nach meiner Ansicht ist es im Interesse der Volksgesundheit wichtiger, für ausreichende und gesundheitsfördernde Nahrung zu sorgen, um die Gesundheit zu erhalten, als halbverhungerten Kindern und Menschen Bazillen einzuimpfen, damit sie nicht zum Seuchenträger der Menschen werden ..."

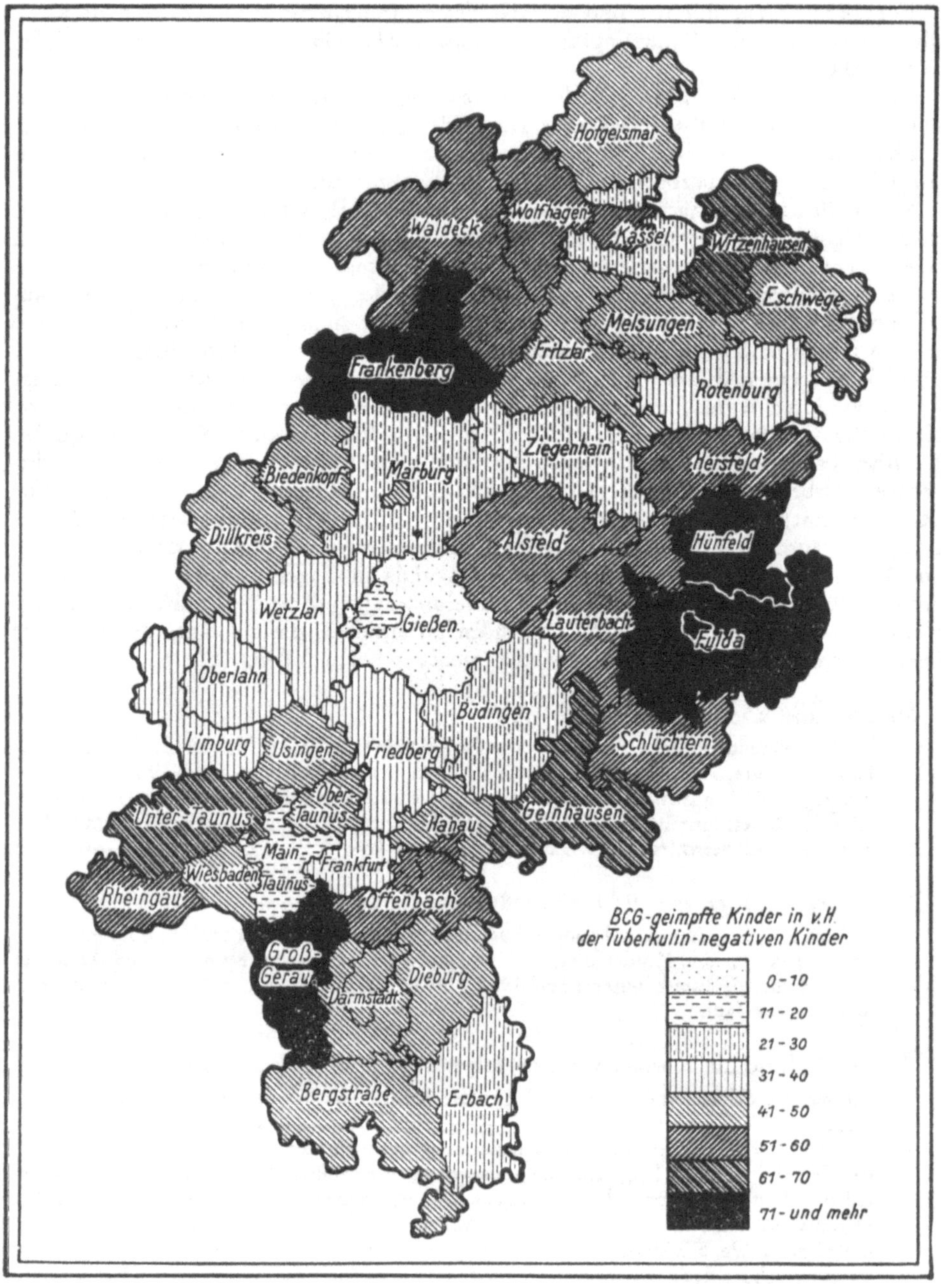

Abb. 1
Die BCG-Schutzgeimpften in Hessen bezogen auf die Tuberkulin-Negativen.
Abb. 2 (nebenstehend)
BCG-Schutzgeimpfte in Hessen, bezogen auf jeweils 100 Tuberkulin-Negative

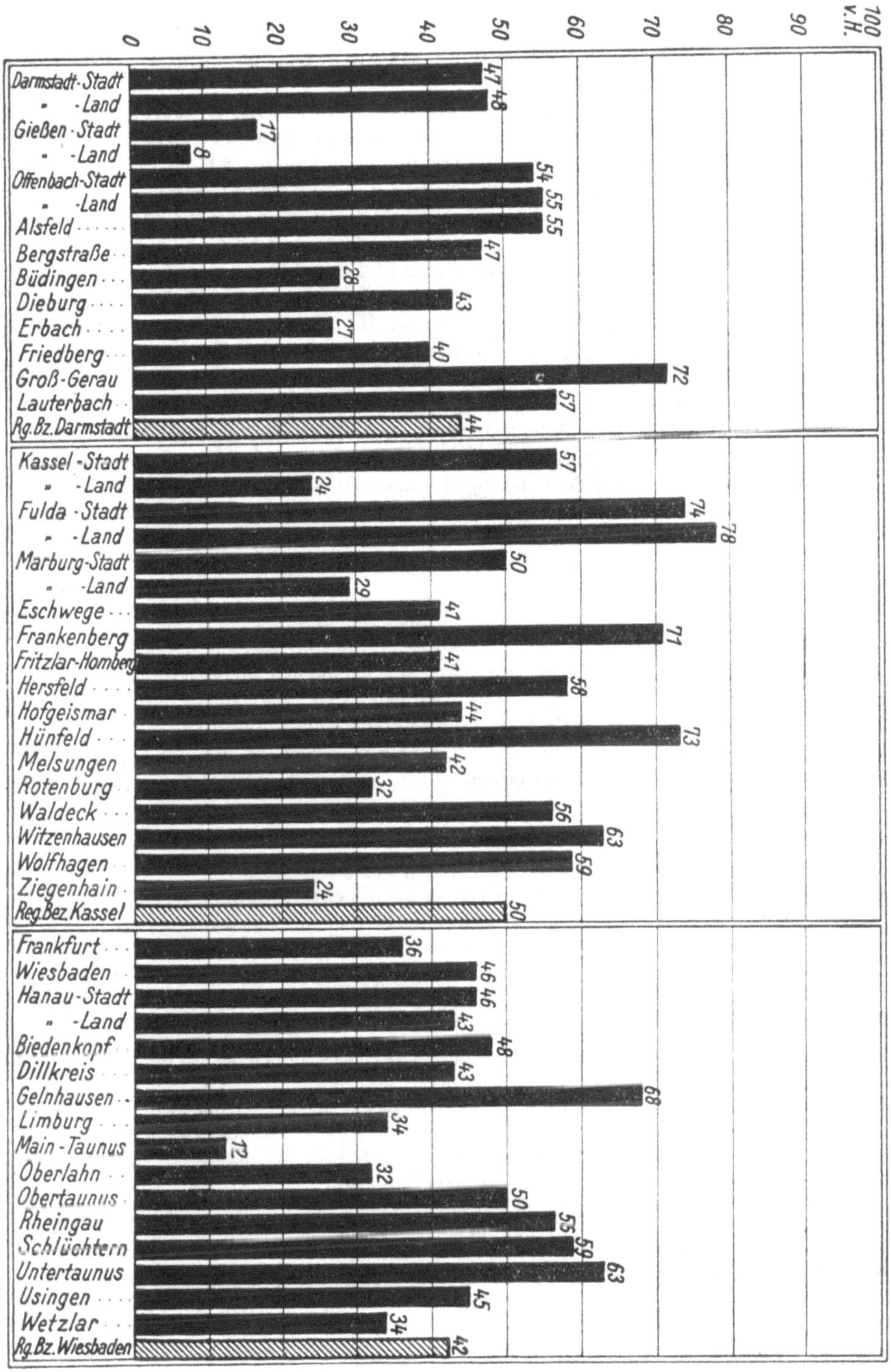
0
10
20
30
40
50
60
70
80
90
100 v.H.
Darmstadt-Stadt 47
" -Land 48
Gießen-Stadt 17
" -Land 8
Offenbach-Stadt 54
" -Land 55
Alsfeld 55
Bergstraße 47
Büdingen 28
Dieburg 43
Erbach 27
Friedberg 40
Groß-Gerau 72
Lauterbach 57
Rg.Bz.Darmstadt 44
Kassel-Stadt 57
" -Land 24
Fulda-Stadt 74
" -Land 78
Marburg-Stadt 50
" -Land 29
Eschwege 41
Frankenberg 71
Fritzlar-Homberg 41
Hersfeld 58
Hofgeismar 44
Hünfeld 73
Melsungen 42
Rotenburg 32
Waldeck 56
Witzenhausen 63
Wolfhagen 59
Ziegenhain 24
Reg.Bez.Kassel 50
Frankfurt 36
Wiesbaden 46
Hanau-Stadt 46
" -Land 43
Biedenkopf 48
Dillkreis 43
Gelnhausen 68
Limburg 34
Main-Taunus 12
Oberlahn 32
Obertaunus 50
Rheingau 55
Schlüchtern 59
Untertaunus 63
Usingen 45
Wetzlar 34
Rg.Bz.Wiesbaden 42

Wie man sieht, ergibt sich der größte Widerstand aus der damaligen sozialpolitischen Lage, vor allem in Zusammenhang mit der schlechten Nahrungsmittelversorgung der Bevölkerung.[1]

Es war erstaunlich zu sehen, wie der affektive Widerstand der in jeder Gesellschaftsschicht und -klasse existierenden Impfgegner politische und soziale Argumente als Rationalisierungen zu benutzen wußte. Es ist aber an dieser Stelle nicht der Ort, die merkwürdige psychologische Erscheinung des affektiven Widerstandes gegen Impfaktionen zu untersuchen. Es sei nur abschließend noch ein Beispiel öffentlicher Gegenaktion aufgezeigt. Dabei sieht man, mit welcher Trägheit und mit welchem Mißtrauen die fortschrittlichen Bestrebungen aber auch noch heute in Deutschland zu rechnen haben. Ein sensationell aufgemachter Artikel der „Münchner Allgemeinen" vom 5. März 1950 trägt als Kopf die über alle Spalten laufende Schlagzeile „Impfexperiment mit bayrischen Kindern" und dann kommt nach einer breiten unfachlichen Kritik unter Hinweis auf die „dankenswerte" Initiative des Abgeordneten *Mayerhöfer* die Aufforderung, „den Erlaß der Regierung von Oberbayern" (wegen BCG-Impfung) „einer Überprüfung durch den Landtag zuzuführen. Alles was man", so heißt es weiter, „bisher erfahren hat, macht die Prüfung und Beurteilung durch erfahrene Wissenschaftler notwendig, bevor man sich zu einer neuerlichen Anwendung der Calmette-Impfung entschließen könnte."

Trotz aller Schwierigkeiten und Widerstände hat sich die dänische Ärztegruppe und besonders ihr Leiter *Svendsen* nicht entmutigen lassen, sondern in unermüdlicher Zusammenarbeit mit den deutschen Stellen den wertvollen Impfschutz den deutschen Kindern gegeben.

Die obengenannten Zahlen sprechen in sachlicher Beziehung für sich selbst. Sie fordern aber zugleich den Dank des gesamten hessischen Volkes und seiner Behörden heraus, für den tätigen Akt der Menschenliebe von seiten des Dänischen Roten Kreuzes und ihres Aktionsleiters *Svendsen*. Er und seine selbstlosen Mitarbeiter haben sich in der dunkelsten Zeit der deutschen Gesundheitspflege als Wohltäter der Menschheit erwiesen. Der Erfolg, der aus den vorläufigen Resultaten (s. Kapitel 5) zu ersehen ist, hat dem großen Aufwand der dänischen Leistung entsprochen.

Literatur

J. Holm: „BCG-Impfung gegen Tuberkulose", August 1948.

Kleinschmidt: „Die Tuberkuloseschutzimpfung nach Calmette". Deutsche Med. Wochenschrift, März 1948.
„Nochmals Tuberkuloseschutzimpfung nach Calmette". Deutsche Med. Wochenschrift, September 1949.

Lembach: „Zur Frage der Tuberkuloseschutzimpfung". Medizinische Klinik, 15. Dezember 1947.

Svendsen-Daelen: „Über BCG-Schutzimpfung mit Berücksichtigung der Organisation in Hessen".

Griesbach: Tuberkulosearzt 1949, 6.

Daelen: Über BCG-Schutzimpfung usw. N. Med. Welt, 1950, 11. Daselbst Literatur.

[1] Anmerkung der Redaktion: Es scheint, obwohl diese unglücklichen Zeiten der Vergangenheit angehören, doch nicht unwichtig, auf eine sehr wichtige Arbeit hinzuweisen, die diese Argumente endgültig und entscheidend widerlegt. Während der Blockade Leningrads im letzten Kriege, also unter den denkbar unglücklichsten Ernährungs- und Lebensbedingungen, wurde von *Nowosselskij, Goldfarb* und *Schejman* an rund 7000 geimpften und nicht geimpften Kindern der Erfolg der BCG-Schutzimpfung mit bewundernswerter Sorgfalt statistisch untersucht und in Problemy tuberculosa I, 25 (1946) veröffentlicht (Ref. Dtsch. Gesdh.Wes. I, 709 (1946). Dabei zeigte sich, daß unter diesen extrem ungünstigen Lebensbedingungen die Herabsetzung der Todeswahrscheinlichkeit an Tuberkulose auf $^1/_5$ im ersten Lebensjahr und auf $^1/_3$ im zweiten Lebensjahr durchaus den unter normalen Lebensbedingungen gewonnenen Ergebnissen entspricht.

Statistische Auswertung der Tuberkulinprüfung vor der BCG-Schutzimpfung

Von K. Freudenberg

Die nachfolgende Statistik der Tuberkulinreaktionen bei Kindern und Jugendlichen stützt sich im Hauptteile auf die Untersuchungen, die zur Vorbereitung der BCG-Impfung in allen 48 Kreisen des gegenwärtigen Landes Hessen vorgenommen wurden, und zwar in den einzelnen Kreisen zu sehr verschiedenen Zeiten zwischen November 1947 und Juni 1949. Insgesamt wurden hierbei 494 415 Personen einer solchen Untersuchung unterzogen.

Die Untersuchung erfolgte bis auf ganz vereinzelte Ausnahmefälle in den üblichen zwei Arbeitsgängen: zuerst wurde die erste Probe durchführt, in der Regel bei Kindern nach *Moro*, bei Jugendlichen zum kleineren Teile ebenfalls nach *Moro*, zum größeren nach *Mantoux* mit 3 TE; bei negativem Ausfall der ersten Probe wurde dann noch die zweite Probe nach *Mantoux*, in der Regel mit 33 TE, durchgeführt.

Auf Grund dieser Untersuchungen sind zunächst zwei primäre Zahlenbeziehungen zu ermitteln, nämlich:

1. der Anteil der bei der ersten Probe positiv Reagierenden unter allen Untersuchten;
2. der Anteil der bei der zweiten Probe positiv Reagierenden unter den bei der ersten Probe negativ Reagierenden.

Daraus ergeben sich dann zwei abgeleitete Verhältniszahlen, nämlich:

1. der Anteil aller überhaupt positiv Reagierenden (also entweder schon auf die erste oder auf die zweite Probe) unter allen Untersuchten;
2. der Anteil der schon bei der ersten Probe positiv Reagierenden unter allen überhaupt positiv Reagierenden.

In der Statistik finden sich, und zwar in den einzelnen Kreisen in verschiedenem Ausmaß, Lücken, verursacht durch folgende vier Gruppen:

1. die zu der betreffenden Altersklasse gehörenden Personen, die sich der ersten Probe überhaupt nicht unterzogen haben;
2. diejenigen, bei denen die erste Probe vorgenommen wurde, die aber nicht zur Ablesung des Ergebnisses erschienen sind;
3. diejenigen, bei denen nach der ersten Probe ein negatives Ergebnis abgelesen wurde, die sich aber der zweiten nicht unterzogen haben;
4. die der zweiten Probe Unterworfenen, bei denen das Ergebnis dieser Probe nicht abgelesen werden konnte.

Mangels positiver Kenntnisse über die Ergebnisse derjenigen Proben, die entweder nicht vorgenommen oder nicht abgelesen wurden, kann man nicht anders vorgehen, als daß man annimmt, die unbekannten Fälle verhielten sich zahlenmäßig genau so wie die entsprechenden bekannten Fälle. Eine einfache Überlegung zeigt nun, daß man von dieser Voraussetzung ausgehend die Rechenarbeit sehr vereinfachen kann, indem man die vier Gruppen der unbekannten Fälle überhaupt unberücksichtigt läßt, ohne daß sich hierdurch am Ergebnis irgendetwas änderte, nämlich folgendermaßen:

Die überhaupt nicht untersuchten Fälle können von vornherein außer Betracht bleiben, weil es bei diesen doch evident ist, daß ihre Einbeziehung nichts ändern würde, wenn man eben voraussetzt, daß sie sich den anderen, d. h. den Untersuchten, proportional verhalten. Für die übrigen Fälle seien zur Abkürzung folgende Symbole verwendet, die jeweils die absoluten Zahlen ausdrücken; es sei

a = die Zahl der mit der ersten Probe geprüften und abgelesenen Fälle,
b = die Zahl der hierunter positiv Reagierenden,
c = die Zahl der mit der zweiten Probe geprüften und abgelesenen Fälle,
d = die Zahl der hierunter positiv Reagierenden,
g = die Zahl der mit der ersten Probe geprüften, aber nicht abgelesenen Fälle,
h = die Zahl der bei der ersten Probe negativ gefundenen, aber nicht mit der zweiten Probe geprüften Fälle,
i = die Zahl der mit der zweiten Probe geprüften, aber nicht abgelesenen Fälle.

Gesucht wird zunächst die als e bezeichnete Beziehung, die den Anteil der überhaupt positiv Reagierenden in der Gesamtheit bedeutet. Bestünden nicht die erwähnten Lücken in der Statistik, wäre also $g = 0$, $h = 0$ und $i = 0$, dann wäre ganz einfach das Ergebnis:

$$e = \frac{b + d}{a}\,.$$

Da nun aber dieser Idealfall nicht gegeben ist, man sich vielmehr mit der Anrechnung der Fälle zu g, h und i pro rata begnügen muß, bedeutet dies, daß zunächst die Fälle zu g im Verhältnis $b:a$ als positiv anzusetzen sind, dann alle der zweiten Probe unterzogenen oder zu unterziehenden Fälle, d. h. diejenigen zu d, h und i im Verhältnis von $(a + g)$: a umzurechnen sind und innerhalb dieser Gruppe die Fälle zu h und i noch im Verhältnis $d:c$ als positiv anzusehen. Hierdurch ergibt sich folgende vollständige Formel für die Berechnung des Anteilsatzes aller positiv Reagierenden, der gemäß vorstehendem mit e bezeichnet wurde:

$$e = \frac{b + g\frac{b}{a} + \left(h\frac{d}{c} + d + i\frac{d}{c}\right)\frac{a+g}{a}}{a} =$$

$$= \frac{ab + gb}{a\,(a+g)} + \frac{(hd + cd + id)\,(a+g)}{c\,(a+g)\,a} = \frac{b}{a} + \frac{d\,(h+c+i)}{ac}\,.$$

Nun ist ex definitione die Zahl derer, bei denen die zweite Probe vorgenommen werden sollte, gleich der Zahl derer, bei denen ein negativer Ausfall der ersten Probe abgelesen wurde, d. h. also

$$h + c + i = a - b$$

Durch dies Substitution ergibt sich aus der letzten Gleichung für e:

$$e = \frac{b}{a} + \frac{d\,(a-b)}{ac} = \frac{b}{a} + \left(1 - \frac{b}{a}\right)\frac{d}{c}$$

Demnach können also — abgesehen von den gar nicht der ersten Probe unterworfenen Fällen — auch die Gruppen zu g, h und i, da sie schließlich aus der Formel herausfallen, völlig unberücksichtigt bleiben, qu. e. d.

Im übrigen wird noch das Verhälnis der schon bei der ersten Probe positiven zu allen überhaupt positiven Fällen mit f bezeichnet, also

$$f = \frac{b}{a} : e$$

Wieviele Fälle jedes Alters und Geschlechts überhaupt nicht der ersten Probe unterzogen wurden, läßt sich nicht genau feststellen, man kann nur sagen, daß bei den Schulkindern der Anteil dieser überhaupt nicht geprüften Fälle sehr gering ist, er aber schnell wächst, je weiter man sich vom Schulalter nach unten oder nach oben hin entfernt.

Der ersten Probe unterzogen wurden im ganzen

nach *Moro*	482694
nach *Mantoux* mit 3 TE	11 721
zusammen:	494 415

Von diesen der ersten Probe unterzogenen Fällen wurde das Ergebnis abgelesen:

nach *Moro*	bei 456 869	= 94,6%	der Untersuchten
nach *Mantoux* mit 3 TE	bei 11 143	= 95,1%	„ „
zusammen	468 012	= 94,7%	der Untersuchten.

Von diesen 468 012 Fällen, bei denen das Ergebnis der ersten Probe abgelesen wurde, fiel es bei 131 762 positiv und bei 336 250 negativ aus. Von diesen negativen Fällen unterzogen sich 260 556, also 77,5% der zweiten Probe, und von diesen wurde das Ergebnis in 237 865 Fällen abgelesen, d. h. 91,3% der Fälle, in denen die zweite Probe ausgeführt wurde, oder 70,7% aller Fälle, in denen ein negatives Ergebnis der ersten Probe abgelesen worden war.

Nun ist es allerdings nicht sicher, daß die Voraussetzung zutrifft, die zur Ausführung einer Probe oder zur Ablesung des Ergebnisses nicht erschienenen Kinder besäßen die gleichen Anteile positiv Reagierender wie die anderen, abgesehen selbstverständlich von Zufallsabweichungen. Vielmehr wurde die Beobachtung gemacht[1], daß Kinder mit negativem Ausfall einer Reaktion sich eher der Ablesung entziehen als solche mit positivem Ausfall. Der Grund hierfür wäre, daß die Kinder bei negativem Ausfall der *Moro*-Probe fürchten, dann eine Einspritzung nach *Mantoux* zu erhalten, und bei negativem Ausfall der zweiten Probe, der Impfung unterzogen zu werden. Dann würde durch Berücksichtigung der Fälle zu g — entgegen der gemachten Annahme — der Quotient $\frac{b}{a}$ verkleinert und ebenso durch Berücksichtigung der Fälle zu i der Quotient $\frac{d}{c}$; von den Fällen zu h läßt sich eine solche Beeinflussung nicht erwarten. Hieraus ist also zu schließen, daß bei vollständiger Kenntnis aller Reaktionen die Verhältniszahlen e verkleinert würden, jedoch zeigen die mitgeteilten Zahlen, daß der Unterschied nicht nennenswert sein könnte. Da ferner nach den Zahlen der nicht zur Ablesung erschienenen Fälle zu vermuten wäre, daß der Quotient $\frac{d}{c}$ von dem genannten Umstande stärker beeinflußt werden könnte als der Quotient $\frac{b}{a}$, so würde sich die Verhältniszahl f hierbei erhöhen. Indessen können diese Veränderungen, wie nochmals betont sei, nicht ins Gewicht fallen, weil die Anteile der nichtabgelesenen Fälle unter den ausgeführten Proben überhaupt nicht bedeutend sind und weil man doch nicht mit dem Extremfalle rechnen darf, daß alle oder fast alle nicht zur Ablesung gekommenen Kinder eine negative Reaktion aufzuweisen gehabt hätten. Durch diese lediglich der Vollständigkeit halber angestellte Überlegung wird also das Ergebnis der Statistik praktisch nicht berührt.

Nach diesen Voraussetzungen wird also für jede betrachtete Gruppe einerseits $\frac{b}{a}$ und andererseits $\frac{d}{c}$ berechnet, und hieraus erhält man nach den dargelegten Formeln die Werte von e und f, die das Endergebnis bedeuten. Als solche Gruppen, die bei der Untersuchung der Zahlen unterschieden werden sollen, sind die einzelnen Altersjahre getrennt nach Geschlechtern angenommen, und zwar zunächst für das Land Hessen im

[1] Nach freundlicher persönlicher Mitteilung durch Herrn Medizinalrat Dr. *Reuscher*, Darmstadt.

ganzen und dann auch noch für jeden Kreis besonders. Im allgemeinen konnten die Altersjahre nicht unmittelbar erfaßt werden, weil die Originalstatistik der Impfungen die Zahlen nicht nach Altersjahren, sondern nur nach Geburtsjahren gegliedert enthält. Deshalb wurde zunächst für jeden einzelnen Kreis der durchschnittliche Zeitpunkt der Impfaktion auf den (nach vorwärts oder nach rückwärts) nächstgelegenen Vierteljahresersten abgerundet; hierbei ergeben sich also Fehler in der Altersabgrenzung, deren absoluter Wert durchweg unter einem achtel Jahr liegt, wobei noch die Vorzeichen der Fehler nach beiden Richtungen hin liegen, so daß sich im Gesamtergebnis für größere Gruppen von Kreisen und erst recht für das ganze Land Hessen ein fast vollständiger Ausgleich ergeben muß. Mit dieser so auf Vierteljahre abgerundeten Abgrenzung der Altersklassen sind die Tabellen für die einzelnen Kreise berechnet.

Bei der Statistik für das ganze Land wurden die Zahlen auf ganzjährige Altersklassen umgerechnet, indem eine lineare Interpolation durchgeführt wurde. Wenn z. B. die Untersuchung am 1. April 1948 (d. h. also in Wirklichkeit zwischen dem 15. Februar und dem 15. Mai 1948) stattfand, dann waren die in der Statistik als 1940 geboren ausgewiesenen Kinder tatsächlich zwischen 7¼ und 8¼ Jahren alt; dann wurde also angenommen, daß drei Viertel dieser Kinder in die Altersklasse zwischen 7 und 8 Jahren fielen und ein Viertel in diejenige zwischen 8 und 9 Jahren. So wurde bei beiden Geschlechtern für alle Altersklassen verfahren, und bei der Abrundung sich etwa ergebender Bruchzahlen auf ganze Zahlen wurden systematische Regeln befolgt, um auch im kleinen jede Willkür zu vermeiden. Eine Ausnahme mußte nur bei den Schlußergebnissen für das Altersjahr zwischen 6 und 7 Jahren gemacht werden, diese wird besonders erläutert werden.

Kleine Gruppen von Untersuchten mußten unberücksichtigt bleiben, weil entweder ihr Alter unbekannt war oder mehrere Altersjahrgänge in der Originalstatistik zu einer Sammelgruppe zusammengezogen waren; dieses Letztgenannte bezieht sich nur auf Altersjahre, die durchweg über 19 Jahren liegen, deren Zahlen also wegen zu kleiner Grundzahlen ohnehin nicht verwertet werden können. Die aus Tabelle 1 zu ersehenden Gesamtzahlen der Untersuchten nach Altersklassen stimmen daher nicht genau mit den vorher mitgeteilten Gesamtzahlen überein, sondern sind ein wenig kleiner.

Tabelle 1 enthält die Zahlen der nach den einzelnen Methoden geprüften Fälle, wobei diejenigen außer acht gelassen wurden, bei denen das Ergebnis nicht abgelesen wurde; nach den vorher gemachten Ausführungen wären die letztgenannten Zahlen ohne Bedeutung. Die Einordnung in die ganzzahlig begrenzten Altersjahre ist in der vorstehend geschilderten Weise erfolgt. Die Zahlen beziehen sich auf das Land Hessen (alle 48 Kreise) als Ganzes.

Aus diesen Zahlen werden nun die gesuchten primären Verhältniszahlen $\frac{b}{a}$ (getrennt nach *Moro* und nach *Mantoux* mit 3 TE sowie für beide zusammen) und $\frac{d}{c}$ berechnet, jedoch nur, soweit die Grundzahlen groß genug sind, um die Ergebnisse überhaupt noch als sinnvoll erscheinen zu lassen. Um dise Frage nach der Zuverlässigkeit der Ergebnisse vom reinen wahrscheinlichkeitstheoretischen Standpunkte aus zu überprüfen, ist zu jeder Zahl der mittlere Fehler hinzugefügt. Die Zahlen sind, und zwar nach dem Gesagten unter Weglassung der Alter, für die die Grundzahlen von vornherein als zu klein erscheinen, in Tabelle 2 zusammengestellt. Dabei sind die genannten Verhältniszahlen auf je 1000 Untersuchte bezogen, d. h. es sind $1000\frac{b}{a}$ bzw. $1000\frac{d}{c}$ angegeben, und die mittleren Fehler sind in der gleichen Weise beigefügt.

Die mittleren Fehler, die den zugehörigen Zahlen der Tabelle 2 beigefügt sind, sind nach der einfachen Formel von *Bernoulli* berechnet; die Grundzahlen sind in diesen

Fällen fast ausnahmslos groß genug, daß die Verfeinerung der Berechnung nach den exakten Formeln von *van der Waerden* keine merkliche Änderung mehr herbeiführen würde. Die Verhältniszahlen der Tabelle 2 und ihre mittleren Fehler in der gleichen Tabelle können somit als fast vollkommen genau betrachtet werden.

Anders steht es, wenn man nun zu den abgeleiteten Verhältniszahlen *e* und *f* übergeht. Hier macht sich besonders der Umstand störend bemerkbar, daß die beiden primären Verhältniszahlen, aus denen *e* entsteht, wegen des Ausfalles eines Teiles der Beobachtungen auf verschieden großen Grundzahlen beruhen. Zur Berechnung des mittleren Fehlers kann daher nur das Fehlerfortpflanzungsgesetz der mathematischen Statistik verwendet werden, und dieses ergibt schon an sich nur Näherungswerte, erst recht aber im vorliegenden Falle, weil die etwa vorhandene Korrelation zwischen den beiden primären Verhältniszahlen nicht bekannt ist und daher unberücksichtigt bleiben muß; gleiches gilt erst recht von der Berechnung des mittleren Fehlers zu f.

In Tabelle 3 folgen nunmehr die Werte von 1000 *e* und 1000 *f* sowie ihre in gleicher Weise ausgedrückten mittleren Fehler.

Auf Grund der Tabellen 2 und 3 sollen nunmehr die wichtigsten Differenzen zwischen den dort erschienenen Zahlen und die mittleren Fehler dieser Differenzen zusammengestellt werden. Zuerst folgen in Tabelle 4 die Differenzen zwischen dem Ergebnis der ersten Probe nach *Moro* und der ersten Probe nach *Mantoux* mit 3 TE.

In Tabelle 5 folgen dann die Differenzen der Verhältniszahlen der beiden Geschlechter im gleichen Alter, und zwar der Zahlen $1000 \frac{b}{a}$ (1. Probe zusammen), $1000 \frac{d}{c}$, 1000 *e* und 1000 *f*, wieder mit Beifügung aller zugehörigen mittleren Fehler dieser Differenzen.

Alle diese Tabellen 2 bis 5 zeigen deutlich, daß selbst bei einem Beobachtungsgut von insgesamt mehr als 400 000 Fällen die hieraus erhaltenen Verhältniszahlen im allgemeinen noch mit recht merklichen Zufallsfehlern behaftet sein können, und dies gilt nicht nur von den primären Verhältniszahlen, sondern wegen des Fehlerfortpflanzungsgesetzes selbstverständlich in noch höherem Maße von den Zahlen zu *e* und ganz besonders von denen zu *f*. Wenn nun schon die Verhältniszahlen für einzelne Fälle mit so großen Zufallsfehlern behaftet sind, dann müssen es wegen der hierfür geltenden Formel der Fehlertheorie erst recht irgendwelche Differenzen zwischen den Verhältniszahlen sein, wie sich dies in den Tabellen 4 und 5 zeigt.

Schon in Tabelle 4 mit ihren ziemlich hohen Differenzen, wo die Zufallsfehler noch verhältnismäßig klein sind, weil es sich um die Differenzen primärer Verhältniszahlen handelt, sind doch diese Differenzen im Verhältnis zu ihren mittleren Fehlern noch nicht groß genug, um in allen acht Einzelfällen auch nur das Vorzeichen der Differenz mit völliger Sicherheit angeben zu können. Durch die Zusammenfassung aller acht Fälle wird es indessen ganz sicher, daß das negative Vorzeichen gesichert ist, d. h. also: Bei gleichem Geschlecht und Alter ergibt — wenigstens in der hier betrachteten Altersklasse zwischen 14 und 18 Jahren — die Probe mit 3 TE nach *Mantoux* höhere Anteile positiv Reagierender als die Probe nach *Moro*. Im Durchschnitt aller acht Zahlen ergeben sich nach *Moro* 373 und nach *Mantoux* mit 3 TE 418‰ positiv Reagierende, d. h. die zweitgenannte Probe liefert gegenüber der erstgenannten um ungefähr 12% mehr positive Ergebnisse, und diese Durchschnittszahl ist genügend gesichert.

Was nun den Unterschied im Verhalten beider Geschlechter bei gleichem Alter betrifft, so sind für die Alter unter 6 Jahren die Differenzen unregelmäßig und wegen der zu kleinen Grundzahlen überhaupt nicht gesichert. Für die Alter zwischen 6 und 10 Jahren sind zwar die einzelnen Differenzen im allgemeinen nicht groß genug, um beweiskräftig zu sein, durch Zusammenfassung aller vier Altersjahre dieser Gruppe erhält man aber ein durchaus zuverlässiges Ergebnis, nämlich: Im Gesamtanteil positiv Reagierender besteht in diesen Altern kein Unterschied zwischen den Geschlechtern; jedoch fällt die Probe nach *Moro* bei Knaben etwas seltener als bei Mädchen positiv aus, und die Probe mit 33 TE nach *Mantoux* dafür bei Mädchen nur in einem etwas kleineren Teile der bei der *Moro*-Probe negativ befundenen. Allergie ist also in diesem Alter bei beiden Geschlechtern gleich häufig, aber die Haut der Knaben ist offenbar für die Pflasterprobe um ein wenig undurchgängiger als die der Mädchen, bei Ergänzung der Pflasterprobe durch die *Mantoux*-Probe gleicht sich dies dann aus. Für die Alter unter 6 Jahren wird man hiernach vermuten dürfen, daß auch hier bei beiden Geschlechtern die Allergie (ausgedrückt durch die Zahl e) gleich häufig ist, und die gefundenen Differenzen, die in den drei Altersjahren zwischen 3 und 6 Jahren verschiedene Vorzeichen haben und durchweg weit innerhalb der Fehlergrenzen liegen, widersprechen dieser Vermutung nicht, wenn auch — wie schon gesagt — ein positiver Beweis wegen der zu kleinen Grundzahlen in dieser Altersgruppe nicht möglich ist. Diesem Verhalten der beiden Geschlechter zwischen 6 und 10 Jahren entspricht es selbstverständlich, daß die Zahl f hier bei Knaben durchweg niedriger als bei Mädchen ist, zwar in keinem einzelnen Altersjahre gegenüber der Größe des Zufallsfehlers gesichert, in der ganzen Altersgruppe zusammen aber doch mit großer Wahrscheinlichkeit. Was das Verhältnis der beiden Proben zueinander zwischen 3 und 6 Jahren betrifft, so sind die Zahlen hier unbedingt nicht ausreichend um festzustellen, ob auch hier schon ein Unterschied in der Durchgängigkeit der Haut für die Pflasterprobe besteht.

Ungefähr von 10 Jahren an beginnt sich eine Differenz zwischen den Zahlen e für die beiden Geschlechter zu zeigen, und zwar in dem Sinne, daß e bei Knaben größer als bei Mädchen wird und diese Differenz mit zunehmendem Alter deutlich anwächst. Eine genaue Grenze, von der an die Reaktion bei Knaben häufiger als bei Mädchen positiv ausfiele, läßt sich selbstverständlich nicht angeben und ließe sich wohl auch bei noch viel größerem Beobachtungsgut nicht bestimmen. Das Verhalten der Zahl f in dieser Beziehung wird ungefähr von 12 Jahren an unregelmäßig, für die Frage nach der Durchgängigkeit der Haut verliert es in dieser Altersgruppe auch seine Bedeutung, weil ein mit dem Alter immer größer werdender Anteil der ersten Probe, wie Tabelle 1 zeigte, nicht mit der Pflasterprobe, sondern mit 3 TE nach *Mantoux* ausgeführt wurde.

Beim Verlauf der Zahlen $\frac{b}{a}$ durch die einzelnen Altersklassen in Tabelle 2 fällt auf, daß das Altersjahr zwischen 6 und 7 Jahren bei beiden Geschlechtern ein sprunghaftes Ansteigen gegen das vorhergegangene Altersjahr aufweist, während die Differenz gegenüber dem folgenden Altersjahre um so kleiner ist. Es wäre zwar möglich, daß mit dem Schuleintritt die Allergie plötzlich zunimmt, hierdurch wäre aber nicht zu erklären, daß dann während des nächsten Jahres die Zunahme besonders langsam stattfindet. In der Hauptsache ergibt sich für dieses eigenartige Verhalten vielmehr eine andere Erklärung. In dieser Altersklasse dürften nämlich hauptsächlich solche Kinder untersucht worden sein, die bereits die Schule besuchten. Hierzu gehören schon normalerweise mehr Kinder am Ende als solche am Anfang des siebenten Lebensjahres; hinzu kommt aber noch, daß in Hessen im Herbst 1947 Kinder (im allgemeinen diejenigen des Geburtsjahres 1941) in die Schulen aufgenommen wurden, im Herbst 1948 dagegen keine Aufnahmen stattfanden. Besonders wirkt sich dies bei der geschilderten Interpolation in die Altersjahre aus; so wurde, wie dargelegt, z. B. angenommen, daß von den Kindern des Geburtsjahrganges 1941, die um die Mitte des Jahres 1948 untersucht wurden, die Hälfte zwischen 6 und 7 Jahren alt gewesen sei; indessen dürften unter diesen Verhältnissen um diese Zeit die untersuchten Kinder des Jahrgangs 1941 fast durchweg über 7 Jahre alt gewesen sein, so daß selbst für die jüngere Hälfte der Untersuchten dieses Jahrgangs das Durchschnittsalter sogar über 7 Jahren gelegen haben kann. Deshalb wurden die Zahlen $\frac{b}{a}$ und analog auch $\frac{d}{c}$ für das Alter von 6 bis 7 Jahren korrigiert. Es wurde nämlich angenommen, diese Kinder seien im Durchschnitt nicht 6½ Jahre, sondern 7 Jahre alt gewesen. Dann wurde durch die drei Zahlen, die jeweils für die Alter von 5½, 7 und 7½ Jahren zur Verfügung stehen, jedesmal eine Parabel gelegt und der auf dieser Parabel liegende Punkt mit der Abszisse 6½ als korrigierter Punkt für $\frac{b}{a}$ bzw. $\frac{d}{c}$ angenommen. Mit diesen korrigierten Werten, die also von denen der Tabelle 2 abweichen, wurden für das genannte Altersjahr bei beiden Geschlechtern die Werte von e und f in Tabelle 3 berechnet.

Dann bleibt an der genannten Stelle noch eine kleine Unregelmäßigkeit des Verlaufs übrig, und diese kann dann wohl tatsächlich einer etwas schnelleren Durchseuchung im Zusammenhange mit dem Schuleintritt zugeschrieben werden; sie ist indessen bei Berücksichtigung der Fehlergrenzen so gering, daß ihre Echtheit nicht sicher ist.

Die Werte von $\frac{b}{a}$ und $\frac{a}{c}$ brauchen dann im einzelnen nicht weiter betrachtet zu werden. Das wichtigste Ergebnis dieser Untersuchung wird durch die Werte von e dargestellt, und daneben seien noch diejenigen von f berücksichtigt. Nun finden sich im Verlaufe der e und — begreiflicherweise wegen der größeren Zufallsfehler — erst recht im Verlaufe der f noch Unregelmäßigkeiten, die vermutlich zufälliger Natur sind und daher durch eine Ausgleichung verkleinert werden dürften. Da die Annahme gerechtfertigt erschien, daß die e unter 10 Jahren bei beiden Geschlechtern in Wirklichkeit gleich sind und ihre Differenzen nur auf Zufälligkeiten beruhen, wurde hierfür zunächst eine vorläufige Ausgleichung vorgenommen, indem für die Alter unter 10 Jahren als Wert für e bei beiden Geschlechtern der Durchschnitt aus den Werten für Knaben und für Mädchen des gleichen Altersjahres eingesetzt wurde. Dann erfolgte die endgültige Ausgleichung der so veränderten Werte von e und die der unmittelbar aus Tabelle 3 entnommenen Werte von f in einfachster Weise, nämlich durch zweimalige Anwendung der Ausgleichungsformel von *Wittstein*. Für die randständigen Alter, und zwar eines am unteren und zwei am oberen Rande, für welche die Zufallsfehler im Verhältnis zu den Zahlen ziemlich hoch sind, wurde hierbei auf die Gewinnung von ausgeglichenen, also endgültigen Zahlen verzichtet. Diese ausgeglichenen Zahlen für die tausendfachen Werte von e und f folgen in Tabelle 6.

Ein Vergleich der Tabellen 3 und 6 zeigt, daß die vorgenommene Ausgleichung durchweg zu glaubhaften Ergebnissen führt; die Veränderung der Zahlen durch die Ausgleichung überschreitet in keinem einzigen Falle den doppelten mittleren Fehler. Da — selbst bei über 400 000 Untersuchten! — die mittleren Fehler der Verhältniszahlen noch erheblich sind, liefert eine solche Ausgleichung sinnvollere Ergebnisse als die Verwertung der unmittelbar gewonnenen Zahlen.

Eine Betrachtung der Reihen für e in Tabelle 6 zeigt, daß diese Werte bei beiden Geschlechtern in den Altern von 4 bis zu 13 Jahren fast genau geradlinig anwachsen. Man darf zwar nicht übersehen, daß die verwendete Ausgleichungsformel einen solchen geradlinigen Verlauf begünstigt, aber die unausgeglichene Tabelle 3 läßt doch diesen Grundzug schon deutlich genug hervortreten, daß er als tatsächlich vorhanden angenommen werden kann. Jenseits des 13. Lebensjahres setzt sich beim weiblichen Geschlecht dieser geradlinige Verlauf noch durch die folgenden drei Altersjahre fort, beim männlichen hingegen tritt hier deutlich eine etwas steilere Zunahme der Zahlen ein. Den Verlauf auch noch jenseits des 16. Lebensjahres zu verfolgen, reichen leider die vorhandenen Beobachtungen nicht aus; es ist aber selbstverständlich, daß der fernere Gang der Kurve bei beiden Geschlechtern bald wieder flacher und weiterhin immer flacher werden muß, da doch der Grenzwert von 1000‰ niemals überschritten werden kann.

Die Werte von f bleiben wegen der größeren Zufallsfehler auch nach der Ausgleichung beträchtlich unsicherer. Immerhin ist sicher, daß ungefähr von 9 Jahren an die f monoton abnehmen, d. h. ein immer größerer Teil der positiv Reagierenden wird bei zunehmendem Alter nicht durch die erste Probe, sondern erst durch die zweite gefunden. Dies gilt besonders dann, wenn die erste Probe nach *Moro* vorgenommen wird, in schwächerem Grade aber auch, wenn sie mit 3 TE nach *Mantoux* ausgeführt wird. Bis ungefähr zu 7 Jahren hin wächst dagegen f ein wenig mit dem Alter, weil dort der positive Ausfall der Pflasterprobe verhältnismäßig besonders schnell zunimmt und daher der Zähler des Bruches, der f darstellt, schneller als der Nenner wächst. Im ganzen gesehen zeigt sich aber, daß mit zunehmendem Alter die Durchführung der zweiten Probe immer wichtiger wird, weil sonst ein immer größerer Teil der tatsächlich positiv Reagierenden der Ermittlung entgeht.

Tabelle 6 ergab für beide Geschlechter beim Alter von durchschnittlich 4½ Jahren auf 1000 Untersuchte 130 positiv Reagierende, und dieser Anteilsatz nimmt in den folgenden Altersjahren um 36 jährlich zu. Denkt man sich nun diesen Verlauf, der sich noch auf eine weitere Strecke hin als ziemlich linear erwies, nach den jüngsten Altern zu extrapoliert, so kommt man für den Zeitpunkt der Geburt auf einen Anteilsatz von 4 auf 1000 Neugeborene, was von dem anzunehmenden von 0 fast gar nicht abweicht; daher kann man auch für die ersten vier Altersjahre einen geradlinigen Verlauf annehmen, der sich an den aus Tabelle 6 zu ersehenden für die folgenden Altersjahre genau anschließt. Wollte man allerdings aus den Zahlen der Tabelle 1 den Wert von e für die ersten drei Lebensjahre ermitteln, so erhielte man schon für das Alter von 2 bis 3 Jahren beim männlichen Geschlecht 112 und beim weiblichen 109; aber zu diesen Zahlen gehört ein mittlerer Fehler von 19 beim männlichen und 18 beim weiblichen Geschlecht, so daß schon aus diesem Grunde mit den eben genannten Verhältniszahlen nichts anzufangen ist; erst recht gilt dies selbstverständlich von den ersten beiden Altersjahren mit ihren noch viel kleineren Grundzahlen. Dazu kommt aber vermutlich noch, daß es sich bei den winzigen Zahlen der ersten Lebensjahre um eine Auslese handeln dürfte.

Besonders wichtig sind die Alter zwischen 6 und 14 Jahren; denn in diesen sind so viele Kinder untersucht worden, daß die Zahlen verhältnismäßig zuverlässig sind, namentlich auch weil gemäß dem früher Dargelegten in diesen Altern eine Auslese nur ganz geringfügige Wirkungen haben kann, und deshalb können die Zahlen für diese Altersklassen in eng zusammengefaßter Form zur Not noch für Vergleiche zwischen den einzelnen Kreisen verwendet werden. Tabelle 6 hat gezeigt, daß innerhalb dieser Altersklassen hinsichtlich e und hinsichtlich f zwar Unterschiede zwischen den Geschlechtern bestehen, daß sie aber nicht groß sind und daher die Bildung eines Gesamtdurchschnitts für alle diese acht Altersjahre und beide Geschlechter, also aus je insgesamt 16 Zahlen, zulässig ist. Um nun für die einzelnen Kreise die Zahlen so eng wie möglich zusammenfassen zu können, muß jeweils ein solcher Durchschnitt gebildet werden und außerdem die durchschnittliche Verlaufsrichtung nach dem Alter innerhalb dieser Altersjahre ermittelt werden; das letztgenannte bedeutet, daß ein Trend ersten Grades berechnet wird, was für e wegen seines in diesem Abschnitte fast linearen Verlaufes vollkommen sinngemäß ist, für f allerdings nicht so ganz, aber doch als Notbehelf zulässig. Im übrigen ist zu bedenken, daß es hauptsächlich auf die Zahlen für e ankommt, während diejenigen für f nur ein Nebenprodukt bedeuten.

Bildet man den Durchschnitt aus den Zahlen für die acht genannten Altersjahre, so entspricht dieser unter der Annahme eines linearen Verlaufes einem Alter von genau 10 Jahren. Der Koeffizient des linearen Gliedes des Trends bedeutet die Veränderung der Werte, die durchschnittlich auf je ein Jahr Alterszunahme entfällt. Für das Beobachtungsgut des ganzen Landes Hessen, und zwar nach den ausgeglichenen Zahlen der

Tabelle 6, ergibt sich, wenn jeweils der Durchschnitt mit M und der Trendkoeffizient mit A bezeichnet wird, folgendes (alles in ‰ ausgedrückt):

$$M(e) = 322 \qquad A(e) = +34$$
$$M(f) = 847 \qquad A(f) = -11$$

Dies bedeutet also, daß (im Durchschnitt beider Geschlechter) e beim Alter von genau 10 Jahren 322‰ beträgt und innerhalb der Spanne zwischen 6 und 14 Jahren mit jedem Altersjahr durchschnittlich um 34‰ zunimmt, während f beim Alter von genau 10 Jahren 847‰ beträgt und innerhalb der gleichen Spanne mit jedem Altersjahr durchschnittlich um 11‰ abnimmt. Mit diesen Zahlen werden dann die entsprechenden für die einzelnen Kreise zu vergleichen sein.

Die eben angeführten Zahlen sind so berechnet, daß sie unmittelbar aus denen der Tabelle 6 gewonnen wurden. Es sind also hierbei alle beteiligten acht Altersjahre und ebenso beide Geschlechter mit gleichen statistischen Gewichten angesetzt, d. h. es ist keine Rücksicht auf die tatsächlich verschieden starke Besetzung der einzelnen Altersjahre (auch der Geschlechter) genommen, weil sonst die Zufälligkeiten und Unterschiede dieser Besetzung sich in den Ergebnissen auswirken würden. Das gleiche muß auch bei der Berechnung der Zahlen M und A innerhalb der einzelnen Kreise geschehen.

Für die einzelnen Kreise konnten nicht genau die Alter von 6 bis 14 Jahren verwendet werden. Da die Untersuchung nach dem eingangs Gesagten zu sehr verschiedenen Zeiten stattfand, mußten jeweils diejenigen acht Altersjahre berücksichtigt werden, die am stärksten besetzt waren, und zwar sind dies diejenigen, aus denen die Kinder zur Zeit der Untersuchung im allgemeinen die Volksschule besuchten. Eine Interpolation nach ganzen Altersjahren hin fand für die einzelnen Kreise nicht statt, vielmehr sind die tatsächlichen Alter nur in der bereits dargelegten Weise auf Vierteljahre abgerundet, und mit dieser Abgrenzung sind die Zahlen in die einzelnen Kreistabellen aufgenommen.

Da nun für die meisten Kreise die verwendeten Altersjahre nicht genau in die Grenzen zwischen 6 und 14 Jahren fallen, wird zunächst für jeden Kreis ein vorläufiger Durchschnitt aus den Zahlen für die acht verwendeten Alter gebildet und mit K bezeichnet. Zu M, das genau 10 Jahren entsprechen soll, gelangt man dann mittels der zugehörigen Zahl von A. Ein Beispiel möge dies verdeutlichen:

In einem Kreise habe die Untersuchung ungefähr am 1. Oktober 1948 stattgefunden. In den Volksschulen befanden sich damals im großen Ganzen die Jahrgänge 1934 bis 1941. Die Kinder des Jahrgangs 1941 werden also als 6¾—7¾ gerechnet, die nächstälteren Jahrgänge entsprechend, der Jahrgang 1934 als 13¾—14¾. Rechnet man so, als ob alle Jahrgänge (auch beide Geschlechter) gleich stark besetzt wären, was nach dem vorher Gesagten notwendig ist, dann wären die Kinder der acht betrachteten Jahrgänge also durchschnittlich 10¾ Jahr alt; der für K gefundene Wert entspricht also diesem Alter. Nun sei die Summe der 16 Zahlen von e für diese Alter und beide Geschlechter zusammen 5622, also $K(e) = 351{,}4$. Als durchschnittliches Ansteigen der Zahl e für je ein Altersjahr im Durchschnitt beider Geschlechter erhielte man nach der entsprechenden Formel der Ausgleichsrechnung die Zahl $A(e) = +26{,}3$. Dann ergibt sich also $M(e)$ als $K(e) - 0{,}75\,A(e) = 351{,}4 - 19{,}7 = 332$. Entsprechendes gilt für die Berechnung der entsprechenden Werte in der Reihe f; zu beachten ist hierbei, daß $A(f)$ immer negativ ausfällt. Die Korrektur für das Alter zwischen 6 und 7 Jahren bzw. das zwischen 6¼ und 7¼ oder dgl. ist bei der Berechnung für die einzelnen Kreise unberücksichtigt geblieben, da hier doch keine große Genauigkeit erzielbar ist, sondern es nur auf vergleichbare Werte ankommt.

Auf diese Weise können also die Zahlen für jeden einzelnen Kreis in möglichst korrekter Weise zu je einem Werte $M(e)$ bzw. $M(f)$ zusammengefaßt werden, und die

Zufallsfehler, die in den einzelnen Kreisen wegen verhältnismäßig kleiner Grundzahlen ziemlich hoch wären, werden so möglichst verkleinert. Die Ergebnisse der Berechnung werden zeigen: Während für die einzelnen Kreise die nach Alter und Geschlecht getrennten Zahlen wegen ihrer großen Zufallsstreuung überhaupt keine selbständige Bedeutung haben, sind wenigstens die M(*e*) für die einzelnen Kreise und zumindest für zusammengefaßte Gruppen von Kreisen gut brauchbar, die M(*f*) wenigstens für solche Gruppen von Kreisen.

Als Unterlage für diese Endberechnungen müssen aber zunächst die Zahlen für die einzelnen Kreise gegeben werden, und zwar in der dargelegten Beschränkung auf die acht am stärksten besetzten Geburtsjahrgänge. Diese Zahlen folgen nunmehr für alle 48 Kreise des gegenwärtigen Landes Hessen in den Tabellen 7—54. Die Bedeutung der in diesen Tabellen vorkommenden Symbole ist die gleiche wie im bisherigen.

Aus den Tabellen 7—54 ergeben sich in der vorher beschriebenen Weise für alle Kreise die Werte von K, A und M für *e* und *f*. Für *e* wird außerdem noch das Verhältnis von A : M (in ‰ ausgedrückt) beigefügt. Diese Zahlen find für alle 48 Kreise Hessens in Tabelle 55 zusammengestellt.

Bei Betrachtung der Tabelle 55 ist zunächst zu berücksichtigen, daß die Werte von K nicht miteinander vergleichbar sind, weil sie sich jeweils auf verschiedene Alter beziehen, und deshalb überhaupt keine selbständige Bedeutung haben. Die Werte, auf die es ankommt, sind die M(*e*) und M(*f*). Die A(*f*) stellen nur einen Notbehelf dar, um von K(*f*) aus auf eine kleine Strecke weit M(f) extrapolieren zu können, im übrigen sind sie nur ein ziemlich roher Ausdruck zur Annäherung an den durchaus nicht linearen Regressionsverlauf der Werte von *f*. Die A(*e*) hingegen haben auch einen selbständigen Sinn und werden in solcher Hinsicht verwertet werden.

Die Zufallsstreuung der M(*e*) und erst recht der M(*f*) für die einzelnen Kreise ist selbstverständlich sehr groß. Deshalb ist es zweckmäßig, so gut wie möglich die Kreise zu gewissen Gruppen zusammenzufassen, um für solche Gruppen Durchschnittswerte zu erhalten, die mit geringeren Zufallsfehlern behaftet sind. Eine solche Zusammenfassung könnte selbstverständlich nach mancherlei verschiedenen Gesichtspunkten erfolgen, und es wären etliche darunter, deren Berücksichtigung an sich sinnvoll sein dürfte. Indessen würde die hiermit verbundene Zersplitterung des Beobachtungsguts zu Ergebnissen führen, die auch wieder mit großen Zufallsfehlern behaftet wären, was gerade vermieden werden muß. Notgedrungen muß man sich daher auf ein einziges Unterscheidungsmerkmal (oder die verbindbare Kombination zweier Merkmale) beschränken und hierfür das wichtigste heraussuchen. Hierfür gewählt wird als vermutlich bedeutsamstes Merkmal eines, das die Bevölkerungsagglomeration und die hauptsächliche Beschäftigungsweise zusammenfaßt. Die Kreise werden zu diesem Zwecke in Stadt- und Landkreise eingeteilt, jene wieder in großstädtische und mittelstädtische (über bzw. unter 100000 Einwohnern); die Landkreise werden nach dem Anteil der landwirtschaftlichen Bevölkerung unter der gesamten Bevölkerung nach Ausschaltung der selbständig Berufslosen und ihrer Angehörigen eingeteilt, und zwar auf Grund der Berufszählung von 1939[1], weil die Zählung von 1946 wegen der zahlreichen damals noch nicht in eine Berufstätigkeit eingegliederten Flüchtlinge ein unvollständigeres Bild ergäbe; als Grenzen sind Anteile von 25% und 40% landwirtschaftlich tätiger Personen gewählt, was bei guter Kenntnis des Landes Hessen die deutlichsten Einschnitte in die Bevölkerungsstruktur darstellt. Hierdurch erhält man folgende fünf Gruppen von Kreisen:

Gruppe I: Stadtkreise mit mehr als 100000 Einwohnern;
Gruppe II: Stadtkreise mit weniger als 100000 Einwohnern;

[1] Berechnet nach: Die hessischen Stadt- und Landkreise. Herausgegeben vom Hessischen Statistischen Landesamt, Dezember 1946.

Gruppe III: Landkreise mit weniger als 25% landwirtschaftlicher Bevölkerung;
Gruppe IV: Landkreise mit mehr als 25%, aber weniger als 40% landwirtschaftlicher Bevölkerung;
Gruppe V: Landkreise mit mehr als 40% landwirtschaftlicher Bevölkerung.

Unter „Landwirtschaft" ist hierbei immer die ganze Berufsabteilung verstanden, d. h. einschließlich verwandter Berufe, insbesondere Forstwirtschaft.

Da in den einzelnen Kreisen — schon wegen ihrer verschiedenen Einwohnerzahlen — sehr verschiedene Zahlen von Kindern untersucht wurden, ist es notwendig, bei der Zusammenfassung der Ergebnisse die für die einzelnen Kreise geltenden Zahlen mit statistischen Gewichten zu versehen. Als solche Gewichte können am besten die Zahlen der in einzelnen Kreisen ausgeführten Proben nach *Moro* benützt werden; ihre Ergänzung durch die Zahlen der ersten Proben mit 3 TE nach *Mantoux* wäre weniger angebracht, weil diese Proben überwiegend in Altern vorgenommen wurden, die bei der Berechnung von K, A und M unberücksichtigt blieben. Aus diesen Zahlen sind dann die statistischen Gewichte so entnommen, daß die Summe der Gewichte für das ganze Land = 1000 gesetzt wird.

Tabelle 56 enthält daher für jeden Kreis den Anteil der landwirtschaftlichen Bevölkerung in der vorher geschilderten Berechnungsweise, die hieraus folgende Zugehörigkeit zu einer Gruppe, die Zahl der vorgenommenen Proben nach *Moro* und das hieraus folgende statistische Gewicht.

Insgesamt gehören also zu

Gruppe I: 3 Kreise mit Summe der Gewichte 140;
Gruppe II: 6 Kreise mit Summe der Gewichte 66;
Gruppe III: 11 Kreise mit Summe der Gewichte 293;
Gruppe IV: 13 Kreise mit Summe der Gewichte 231;
Gruppe V: 15 Kreise mit Summe der Gewichte 270;
zusammen: 48 Kreise mit Summe der Gewichte 1000.

Mittels der Gewichte, die aus Tabelle 56 für die einzelnen Kreise ersichtlich sind, lassen sich nun aus den Zahlen der Tabelle 55 gewogene Durchschnitte für die fünf Gruppen von Kreisen berechnen. Die Werte von K sind hierbei unberücksichtigt geblieben, weil sie nach dem Gesagten keine selbständige Bedeutung haben. Die Ergebnisse sind in Tabelle 57 verzeichnet.

Zur Bewertung dieser Zahlen und gleichzeitig auch derer in Tabelle 55 für die einzelnen Kreise soll versucht werden, wenigstens für die Werte M die mittleren Fehler näherungsweise zu berechnen. Hierzu kann aus den in Tabelle 3 enthaltenen mittleren Fehlern der mittlere Fehler von $M(e)$ und $M(f)$ für das ganze Land berechnet werden, und zwar mit einem guten Grade der Annäherung. Für die wieder in ‰ ausgedrückten Zahlen von $M(e)$ und $M(f)$ findet man dann

als Quadrat des mittleren Fehlers von $M(e)$ 0,8317,
als Quadrat des mittleren Fehlers von $M(f)$ 12,43.

Dem entspricht μ von $M(e) = 0{,}9$,
und μ von $M(f) = 3{,}5$.

Da der mittlere Fehler ceteris paribus der Quadratwurzel aus der Zahl der Beobachtungen, hier also näherungsweise der Quadratwurzel aus dem statistischen Gewicht umgekehrt proportional ist, erhält man den mittleren Fehler von $M(e)$ bzw. $M(f)$, indem man das betreffende Quadrat des mittleren Fehlers mit 1000 multipliziert und das Ergebnis durch das statistische Gewicht des Kreises bzw. der Gruppe von Kreisen dividiert und aus dem Ergebnis die Quadratwurzel zieht.

In Tabelle 58 sind dann die *M(e)* und *M(f)* aus Tabelle 55 bzw. 57 wiederholt, und die mittleren Fehler sind beigefügt. Auch die mittleren Fehler von A und gar von $\frac{A(e)}{M(e)}$ zu berechnen, hätte wenig Wert; denn die M stammen schon als Durchschnitt aus Relativzahlen zweiter Ordnung, bei dem A handelt es sich also um solche dritter Ordnung und beim Verhältnis zwischen A und M sogar um solche vierter Ordnung, und durch die Näherungsberechnung der Fehlerfortpflanzung wird eine derartige Berechnung also immer ungenauer.

Man kann prüfen, ob die Abweichungen der Zahlen für die einzelnen Kreise im Rahmen einer Zufallsverteilung liegen bzw. wie weit sie aus einem solchen herausfallen. Hierzu dient die Berechnung der Dispersionskoeffizienten nach *Lexis.* Nimmt man diese Berechnung für die M(*e*) und M(*f*) der 48 Kreise vor, so findet man (wieder alles in ‰ ausgedrückt) für *M(e)* als gewogenen Durchschnitt aus den Abweichungsquadraten 4009,48, während der bei Zufallsverteilung zu erwartende nur 39,92 betrüge; hieraus folgt Q = 10,02. Für *M(f)* betragen die entsprechenden Abweichungsquadrate 1205,86 bzw. 595, also Q = 1,42.

Demnach unterscheidet sich der Dispersionskoeffizient von *M(f)* nur in einem sozusagen normalen Ausmaße von dem bei einer Zufallsverteilung zu erwartenden Werte 1. Hingegen liegt dieser Koeffizient für *M(e)* weit außerhalb der Grenzen dessen, was als Zufallsverteilung gedeutet werden könnte. Dies liegt selbstverständlich wie in vielen analogen Fällen vor allem daran, daß die „Grundwahrscheinlichkeiten" für die einzelnen Kreise sehr verschieden sein müssen. Darüber hinaus kann man sich aber des Eindrucks kaum erwehren, daß die Technik der Untersuchung und die Deutung der Ablesungsergebnisse in den einzelnen Kreisen nicht ganz gleichmäßig gewesen sein dürften. Solche Verschiedenheiten werden sich aber vermutlich weitgehend ausgleichen, wenn ganze Gruppen von Kreisen zusammengefaßt werden, und die Ergebnisse für die Gruppen sollen daher hauptsächlich betrachtet werden.

Über die Dispersion der M (*f*) für die Gruppen kann kurz hinweggegangen werden; denn ihre Differenzen bleiben durchaus im Rahmen des zufallsmäßig Erklärbaren, und man kann also hieraus schließen: Gleichgültig ob *M(e)* hoch oder niedrig liegt, d. h. ob für gegebene Alter ein großer oder ein kleiner Teil der Kinder eines Kreises tuberkulinpositiv reagiert, wird immer schon ein ungefähr gleichgroßer Anteil der überhaupt positiv Reagierenden durch die erste Probe, d. h. in diesen Altern fast immer durch diejenige nach *Moro* ermittelt.

Die Werte von *M(e)* sind nach Gruppen von Kreisen deutlich unterschieden. Die Differenzen zwischen den Gruppen II und III und zwischen den Gruppen IV und V bleiben im Bereiche der Zufallsfehler, und so erhält man drei deutlich verschiedene Sammelgruppen, die den bisher unterschiedenen Gruppen I, II + III und IV + V entsprechen. Die positive Tuberkulinreaktion ist in den Großstädten weit häufiger zu finden als in den Mittelstädten und den stark industrialisierten Landkreisen, in diesen wieder merklich häufiger als in den gemischten und den stark agrarischen Landkreisen. Daneben bestehen innerhalb der einzelnen Gruppen Unterschiede, die weit über die Zufallsgrenzen hinausgehen, wie z. B. zwischen den drei Großstädten. Teilweise kann man hierbei, wie schon erwähnt wurde, an Unterschiede in der Technik und der Beurteilung der Ergebnisse denken, doch reichen solche Vermutungen zur Erklärung der Unterschiede keinesfalls aus, es müssen echte Unterschiede vorhanden sein, deren Deutung oft unmöglich zu sein scheint. So reichen etwa Momente, wie Zerstörungsgrad und Wohndichte vielfach durchaus nicht aus, z. B. müßte hiernach M (*e*) in Wiesbaden niedriger als in Frankfurt und in Kassel-Stadt sein, es ist aber sogar weit höher als in diesen Städten. Ebenso läßt sich der auffallend hohe Unterschied zwischen den Ergebnissen in den Städten Offenbach und

Hanau bei ihren ziemlich ähnlichen Verhältnissen nicht erklären, und Gleichartiges gilt auch noch in einigen anderen Fällen. Für manche Kreise dagegen dürfte sich für aus dem Rahmen fallende Zahlen eine geographische Erklärung finden lassen; wenn z. B. der Kreis Usingen mit seiner ausgesprochen landwirtschaftlich tätigen Bevölkerung ein ziemlich hohes *M(e)* aufweist, so kann die Nähe der Großstadt Frankfurt und des zu ihrer Industrie gehörigen Siedlungsgebietes in den Kreisen Friedberg und Obertaunus hierfür verantwortlich sein, vielleicht auch eine Strukturveränderung der Wohnbevölkerung gegenüber 1939.

Im ganzen läßt sich jedenfalls aus den Zahlen der Tabelle 58 der Schluß ziehen, daß der Durchseuchungsgrad der Kinder mit Industrialisierung und Großstadtbildung deutlich zunimmt.

Eine gewisse Beachtung verdient vielleicht noch in Tabelle 57 die Reihe der Werte für das Verhältnis zwischen *A(e)* und *M(e)*. Dieses ist im Durchschnitt der Kreise in den Gruppen IV und V deutlich niedriger als im Durchschnitt der Kreise der übrigen Gruppen. Freilich mußte auf die Berechnung des mittleren Fehlers dieses Verhältnisses verzichtet werden, und der Schluß, der aus dem eben erwähnten Verhalten gezogen werden kann, muß daher mit einem entsprechenden Vorbehalt versehen werden. Mit solcher Vorsicht kann man es aber wagen, das Ergebnis zu deuten. Es lautet: Im Verhältnis zum Durchschnittniveau der Allergie während des Schulalters ist der Anstieg in den gemischten und stark agrarischen Landkreisen geringer als in den Stadtkreisen beider Arten und den hauptsächlich industriellen Landkreisen. Im Verhältnis zum Ansteigen während des Schulalters muß also in jenen Kreisen im Vorschulalter der Anstieg stärker gewesen sein. Demnach differenzieren sich die Zahlen für die einzelnen Kreise im Vorschulalter weniger als im Schulalter, und zwar nicht nur absolut, was ziemlich selbstverständlich ist, sondern auch im Verhältnis zum jeweiligen Landesdurchschnitt. Dies deutet darauf hin, daß die Begünstigung der landwirtschaftlichen Kreise hinsichtlich ihres Durchseuchungsgrades in den ersten Lebensjahren durch entgegengesetzt wirkende Faktoren vermindert wird, und es liegt nahe, hier an eine stärkere Infektion durch Milchgenuß in den landwirtschaftlichen Kreisen zu denken, die selbstverständlich hauptsächlich die ersten Lebensjahre beträfe. Indessen ist auf den Vorbehalt hinsichtlich des mittleren Fehlers des zugrunde gelegten Verhältnisses hinzuweisen, und überhaupt ist diese ganze Überlegung ziemlich hypothetisch, so lange nicht ein weit umfangreicheres Beobachtungsgut an Kleinkindern zur Verfügung steht.

Dies sind die Ergebnisse, die aus der Testung der hessischen Schulkinder nebst verhältnismäßig geringen Anteilen der Kleinkinder und der Jugendlichen gezogen werden können. Immer wieder muß betont werden, daß die Zahlen eines einzelnen Kreises von der Einwohnerzahl der im Hessischen üblichen Kreisgröße viel zu klein sind, um daraus irgendwelche zuverlässige Schlüsse gewinnen zu können. Durch die Zusammenfassung etlicher Kreise zu Gruppen und den Vergleich der so erhaltenen Zahlen mit denen des Landesdurchschnitts läßt sich eher etwas ermitteln; aber selbst 48 Kreise mit zusammen mehr als 400 000 Untersuchten stellen erst das Minimum dessen dar, was notwendig ist, um überhaupt Aussagen machen zu können, die nicht infolge von Zufallsfehlern stark eingeschränkt werden müssen. Für manche vermutlich interessante Untersuchung der Zahlen sind, wie sich gezeigt hat, auch diese 48 Kreise noch zu wenig.

Weiterhin kann man aus den Zahlen für Hessen und, wenn man will, noch getrennt für die einzelnen Gruppen von Kreisen berechnen, welcher Teil aller Kinder zur Zeit der Untersuchung und Impfung in der präallergischen Phase war. Hierbei geht man davon aus, um wieviel der Anteil der allergischen Kinder, d. h. der Wert von *e* in der in Betracht kommenden Zeitspanne zunimmt. Auf ein Jahr bezogen handelt es sich also um die Zahl A (*e*); diese ist für die Altersgruppe von ungefähr 6—14 Jahren berechnet, und Tabelle 1 zeigt, daß in Hessen der überwiegende Teil aller Testungen auf diese Alter entfiel. Aus den Zahlen der Tabelle 6 ergab sich nun für den Durchschnitt beider Geschlechter der Wert von A*(e)* mit + 34 ‰. Um diesen Betrag nimmt also *e* durchschnittlich mit dem Älterwerden um je ein Jahr zu. Da schon hierbei, und nachgewiesenermaßen mit hinlänglich genauer Annäherung, ein linearer Verlauf von *e* als Funktion des Alters zugrunde gelegt werden konnte, gilt dies a fortiori für Bruchteile eines Altersjahres. Nimmt man die Dauer der präallergischen Phase mit sechs Wochen an[1], so werden also in dieser Zeit bei natürlichem Ablauf der Dinge (d. h. ohne Beeinflussung durch eine Impfung) $\frac{42}{365}$ von 34‰ mehr tuberkulinpositiv, d. h. 3,9‰. Hieraus ergibt sich, daß nach dieser Voraussetzung im Schulalter immer ein solcher Anteil aller Kinder ohne Rücksicht auf deren genaueres Alter präallergisch ist. Will man diesen Anteil nun auf die Zahl der negativ Reagierenden beziehen, so muß man ihn durch 1—*e* teilen. Benützt man die Werte von *e* in Tabelle 6, so erhält man hiernach, daß z. B. zwischen 6 und 7 Jahren 4,9‰, zwischen 13 und 14 Jahren 7,0‰ der negativ reagierenden Kinder präallergisch sind. Für die ganze Altersklasse zwischen 6 und 14 Jahren erhält man den durchschnittlichen Anteil mittels des Integrals der Funktion $\frac{1}{1-e_x}$ integriert über das Alter *x*, und wegen des angenommenen linearen Verlaufs von *e* als Funktion des Alters *x* innerhalb dieser Altersgruppe ergibt dies eine einfache logarithmische Funktion. Die zahlenmäßige Auswertung führt auf einen Durchschnittswert von 5,8‰. Da unter den zur Impfung kommenden tuberkulinnegativen Kindern keine Auslese bezüglich der präallergischen möglich ist, kann man die gefundenen Zahlen von den negativ reagierenden unmittelbar auf die geimpften Kinder übertragen und findet so für den Durchschnitt Hessens, daß ungefähr 5,8‰ der geimpften Kinder sich zur Zeit der Impfung in der präallergischen Phase befanden. Da die angenommene Dauer der Phase von 6 Wochen als Durchschnitt ein Mindestwert sein dürfte, mag die wirkliche Zahl eher größer als die hier berechnete sein.

Will man für einzelne Gruppen von Kreisen besondere Berechnungen vornehmen, so kann man hierfür die A*(e)* aus Tabelle 57 heranziehen; auch die A*(e)* der Tabelle 55 für einzelne Kreise zu benützen, dürfte sich wegen des großen Zufallsfehlers nicht empfehlen.

Im Vorstehenden handelte es sich um Ergebnisse an der Wohnbevölkerung Hessens, wobei keine Unterscheidung in der Statistik nach Alteinheimischen und Flüchtlingen möglich war. Eine starke Beeinflussung der Zahlen durch vielleicht zu vermutende höhere Anteile von Allergie bei Flüchtlingen dürfte indessen nach dem tatsächlichen Ergebnis ziemlich ausgeschlossen sein, weil die Kreise der Gruppe IV und V am stärksten mit Flüchtlingen belegt sind und sie dennoch die niedrigsten Allergiewerte aufweisen; allerdings kann man nicht sagen, ob ohne Flüchtlinge die Unterschiede zwischen den Gruppen nicht noch größer ausgefallen wären, aber selbst mit einer solchen Annahme würden die Unterschiede zwischen Einheimischen und Flüchtlingen offenbar doch in mäßigen Grenzen bleiben.

Anders verhält es sich hingegen bei einer Statistik, deren Ergebnisse — ebenso wie die Untersuchung selbst — dem Dänischen Roten Kreuz zu verdanken sind[2] und die sich auf die Lager von „Verschleppten" in Süddeutschland beziehen. Diese „Verschleppten" stammen fast ausnahmslos aus Osteuropa, größtenteils konnte die Statistik nach Nationalitäten getrennt durchgeführt werden. Die Zahlen der geprüften Personen betragen:

[1] Nach freundlicher Mitteilung des Herrn Prof. Dr. *Catel*, Mammolshöhe, daß die Beobachtungen Dauern zwischen drei Wochen und vier Monaten ergeben.

[2] Von Herrn Dr. *Svendsen* freundlicherweise zur Verfügung gestellt.

Nach *Moro*	31 022
Nach *Mantoux* mit 3 TE	27 159
1. Probe zusammen	58 181
Davon positiv	33 727
negativ	24 454
2. Probe nach *Mantoux* (33 TE)	17 225

Hierbei sind alle Fälle von vornherein unberücksichtigt gelassen, in denen das Ergebnis der Prüfung nicht abgelesen wurde, die also nach den eingangs gemachten Ausführungen überhaupt nicht in die Ergebnisse eingehen. Es sind also von den bei der ersten Probe insgesamt negativ befundenen 24 454 Personen zur zweiten Probe und auch zur Ablesung 17 225 gekommen, d. h. 70,4% der bei der ersten Probe Negativen, während sich für die hessische Bevölkerung eine entsprechende Zahl von 70,7% ergeben hatte, also fast genau der gleiche Anteil.

Die Statistik ist wieder nicht nach Altersjahren, sondern nach Geburtsjahrgängen aufgearbeitet. Da die Untersuchungen größtenteils im Juli 1948 stattfanden, kann man mit unbedeutendem Fehler annehmen, sie wären gerade in der Mitte des Jahres vorgenommen worden, dann waren also die 1947 geborenen Kinder zwischen ½ und 1½ Jahren alt, d. h. durchschnittlich genau ein Jahr, die anderen Geburtsjahrgänge entsprechend. Unter diesen Umständen wurde hier keine Interpolation vorgenommen, sondern die Zahlen wurden so für die Berechnungen verwertet, wie sie vorlagen. Die Ergebnisse sind also mit denen der Statistik für Hessen nicht genau vergleichbar. Wenn man die Einzelergebnisse vergleichen will, so muß man beachten, daß es in der hessischen Statistik z. B. heißt „6—7", in der für die Verschleppten dagegen „6", was 5½—6½ darstellt, usw. Wenn man dies beachtet, ist ein Vergleich leicht durchführbar, und letzten Endes kommt es wegen der sonst so störenden Zufallsfehler im wesentlichen doch nur auf die M *(e)* an. Diese werden bei der hier gegebenen Altersabgrenzung in sinngemäßer Weiße berechnet, indem die *e* für die Alter 6 und 14 nur je mit der Hälfte des normalen Gewichts angesetzt werden, die dazwischen liegenden mit vollem Gewicht und dann die Summe der so erhaltenen Zahlen (für beide Geschlechter zusammen) durch 16 geteilt wird. So erhält man einen Durchschnittswert, der sich unter der Voraussetzung eines linearen Verlaufs auf ein Alter von genau 10 Jahren bezieht und deshalb mit dem M *(e)* der Statistik für Hessen genau vergleichbar ist.

Die nationalen Gruppen, um die es sich hier handelt, sind:

Juden (durchweg aus Osteuropa),
Polen,
Ukrainer,
Litauer,
Letten,
Gemischte Balten (Litauer, Letten, Esten);

außerdem waren noch weitere Mischgruppen vorhanden, diese wurden wegen zu kleiner Zahlen nicht getrennt ausgewertet, sie sind aber in den Gesamtzahlen für alle Verschleppten mitberücksichtigt.

Die Ergebnisse für die sechs im Vorstehenden aufgeführten Gruppen und für die Gesamtheit aller Verschleppten folgen nunmehr in den Tabellen 59 bis 65. Bezüglich der Altersangaben in diesen Tabellen ist auf das soeben Gesagte zu verweisen, die im Kopfe der Tabellen auftretenden Buchstaben haben dieselbe Bedeutung wie in den vorausgegangenen Tabellen für Hessen.

Die Tabellen 59—64 ergeben begreiflicherweise ziemlich unregelmäßig verlaufende Zahlen, und zwar um so unregelmäßiger, je kleiner die Zahlen der untersuchten Personen in den einzelnen nationalen Gruppen sind, unter denen Juden und Polen bedeutend häufiger vertreten waren als die übrigen. Tabelle 65 gibt einen Verlauf, der von groben Zufallsschwankungen weniger beeinflußt ist, dafür hat diese Tabelle den Nachteil, daß sie nur einen Durchschnitt aus stark heterogenen Gruppen darstellt, wie Tabelle 66 deutlich zeigen wird. In dieser Tabelle werden — ganz entsprechend der Tabelle 55 für die hessischen Kreise bzw. Tabelle 57 für die Gruppen solcher Kreise — nur Durchschnittswerte für die Altersgruppe von 6—14 Jahren geboten. Die K der Tabelle 55 sind diesmal überflüssig, weil alle Gruppen fast genau zur gleichen Zeit untersucht wurden und nach dem vorher Ausgeführten das Durchschnittsalter von 10 Jahren bei unmittelbarer Berechnung der M zugrunde gelegt werden kann. Diese Tabelle 66 enthält also genau gleiche Angaben wie Tabelle 57, aber für die verschiedenen nationalen Gruppen von Verschleppten und für die Gesamtheit aller dieser Lagerinsassen einschließlich der nicht besonders aufgeführten kleinen Gruppen.

Die wichtigste Zahlenreihe wird wieder durch die M (*e*) gebildet, die die Gesamtzahl der positiv reagierenden Kinder im Durchschnitt der Alter zwischen 6 und 14 Jahren angibt. Die Reihe zeigt drei deutlich unterschiedene Gruppen: Die baltischen Nationen weisen eine Reaktionshäufigkeit auf, die ansehnlich höher als die der hessischen Kinder ist, aber über den hessischen Großstadtkindern allein nicht um so viel höher, wie der Unterschied zwischen diesen und den übrigen hessischen Kindern ausmacht. Tabelle 55 zeigt, daß in einzelnen hessischen Kreisen das Niveau ebenso hoch liegt wie bei den Verschleppten baltischen Ursprungs. Dann kommen die Ukrainer mit noch weit höheren Zahlen von positiv Reagierenden und schließlich in untereinander ganz gleicher Höhe Juden und Polen mit einem maximalen Durchseuchungsgrade.

Die A (*e*) bewegen sich bei den Verschleppten in ähnlicher Größenordnung wie bei den einzelnen Gruppen hessischer Kinder; aber im Verhältnis zu den beträchtlich höheren M (*e*) liegen die A (*e*) wesentlich niedriger, was sich in der Spalte auswirkt, die das Verhältnis zwischen A (*e*) und M (*e*) angibt. Hier beträgt der Durchschnitt für alle Verschleppten — mit mäßiger Streuung zwischen den einzelnen Gruppen — nur 72‰ gegenüber einem Durchschnitt von 106‰ in Hessen — ebenfalls mit mäßiger Streuung zwischen den verschiedenen Kreisen, für die eine kausale Erklärung versucht wurde. Wenn in den ersten vierzehn Lebensjahren mit einem linearen Anstiege des Durchseuchungsgrades gerechnet werden darf, dann muß das Verhältnis A (*e*) : M (*e*) ungefähr 100‰ sein, und für die hessische Jugend trifft dies also mit hinlänglicher Annäherung zu. Bei den Verschleppten hingegen erweist sich durch das weit abweichende Verhältnis eine solche Annahme als unmöglich, hier wird also eine andere Beziehung zwischen Alter und Durchseuchungsgrad gesucht werden müssen.

Der Ausfall der einzelnen Testproben zeigt bei den einzelnen nationalen Gruppen begreiflicherweise so starke Unregelmäßigkeiten, daß diese Zahlen nicht gut verwendet werden können, und das gleiche gilt selbstverständlich auch von den hiervon abhängigen Werten von *f*. Tabelle 65 ist hingegen in dieser Hinsicht brauchbar und kann mit Tabelle 2 bzw. 3 verglichen werden. Es zeigt sich, daß die große Differenz zwischen hessischer Bevölkerung und Verschleppten im wesentlichen auf dem Ausfall der ersten Probe beruht, während bei der zweiten Probe der Verlauf ähnlich ist. Dies bedeutet also, daß in der Permeabilität der Haut kein nennenswerter Unterschied besteht, daß vielmehr bei gleichem Alter in beiden Bevölkerungen ungefähr gleiche Anteile von Personen, die bei der ersten Probe negativ reagierten, bei der zweiten Probe noch als positiv entdeckt wurden. Die Werte von f unterscheiden sich in jüngeren Altern auch nur wenig, von Beginn der Pubertät an steigen hingegen bei den Verschleppten die Zahlen der positiv Reagierenden bei der ersten Probe so stark an, daß *f* zwangsläufig hoch ausfallen muß, weil doch nach der definierenden Formel sein Wert mindestens so hoch wie der von $\frac{b}{a}$

sein muß. Außerdem ist zu beachten, daß von 15 Jahren an die erste Probe überwiegend nicht mehr nach *Moro* wie in den jüngeren Altern, sondern nach *Mantoux* mit 3 TE vorgenommen wurde, wodurch ein größerer Teil aller überhaupt positiven Fälle ceteris paribus schon bei der ersten Probe ermittelt wird, so daß in den Werten von $\frac{d}{c}$ bei diesem Alter ein starker Knick eintreten muß, der sich — in entgegensetztem Sinne — auch auf f überträgt.

Das Verhältnis zwischen den Geschlechtern ist bei den Verschleppten ganz ähnlich wie bei der einheimischen Bevölkerung Hessens. Auch hier, d. h. bei den Verschleppten, sind die Gesamtzahlen der positiv Reagierenden, also die e, bis ungefähr zu 12 Jahren für beide Geschlechter bis auf unregelmäßige Zufallsschwankungen gleich, dann werden die Zahlen der männlichen Jugendlichen allmählich etwas höher als die der gleichaltrigen weiblichen. Mit weiter zunehmendem Alter werden allerdings die Anteile der positiv Reagierenden unter den Verschleppten bei beiden Geschlechtern so hoch, daß die Differenz zwischen ihnen im Verhältnis zu diesen Anteilen bedeutungslos werden muß.

Auch die Differenz zwischen den Geschlechtern hinsichtlich der beiden Proben je für sich, die Tabelle 5 für die hessische Bevölkerung zeigt, findet sich bei den Verschleppten in Tabelle 65 wieder; bei den Knaben fällt nämlich auch hier die Probe nach *Moro* seltener positiv aus und dafür die nach *Mantoux* (unter den nach *Moro* negativ Reagierenden) häufiger, was auf eine weniger permeable Haut der Knaben hindeutet.

Diese letzte Differenz wirkt sich bei den durch die Reihe e gebotenen Gesamtergebnissen selbstverständlich nicht aus; wie schon gesagt, zeigt sich bis zu ungefähr 12 Jahren hin hier überhaupt kein Unterschied der Geschlechter, und in den folgenden Altersjahren ist er zwar vorhanden, aber nicht groß. Deshalb ist es berechigt, für eine endgültige Betrachtung der Verlaufsform beide Geschlechter zusammenzufassen, um auf solche Weise größere, also vom Zufall weniger abhängige Zahlen zur Verfügung zu haben.

Der große Vorteil für die Statistik besteht bei den Verschleppten darin, daß hier im Gegensatze zur hessischen Bevölkerung auch erhebliche Zahlen von Personen jenseits des achtzehnten Lebensjahres den Tuberkulinproben unterworfen wurden. Deshalb kann der Verlauf der Allergie als Funktion des Alters hier hinlänglich erfaßt werden; die Alter über 25 Jahren, für die nur geringe Zahlen verfügbar sind, sind in diesem Zusammenhange unwichtig, weil bis dahin e schon so hoch angestiegen ist, daß die fernere Zunahme keine Überraschungen mehr bieten kann.

Bei Besprechung der Tabelle 6 wurde schon dargelegt, daß bei den hessischen Kindern die Häufigkeit der Allergie von der Geburt an bis mindestens zu 13 Jahren als geradlinig ansteigend angesehen werden kann, daß aber später eine Fortsetzung dieses Verlaufs unmöglich ist, weil sonst schließlich (in Hessen nach Tabelle 6 ungefähr beim Alter von 30 Jahren) der Grenzwert von 1000‰ überschritten würde, daß also die Zunahme mit steigendem Alter sich allmählich abflachen muß.

Der lineare Verlauf in den ersten 12 oder 15 Lebensjahren ist nur als annäherndes Ergebnis eines Vorganges zu erklären, der durch andere Kausalfaktoren bedingt sein muß. Eine natürliche und daher a priori zu vermutende Annahme wäre, daß die Zunahme der Allergie gleichmäßig vor sich geht, aber jeweils auf die noch negativ Reagierenden bezogen. Dies wäre genau analog dem Vorgange einer chemischen Lösung, bei der die Lösungsgeschwindigkeit immer proportional dem Anteil der noch nicht gelösten Substanz ist; der nicht gelösten Substanz dieses Vergleichs entsprechen die noch negativ reagierenden Personen. Unter dieser Annahme müßte der Anteil der negativ Reagierenden im Alter x also $1 - e_x$ als Exponentialfunktion von x verlaufen. Die tatsächlich beobachteten Zahlen können, indem man sie logarithmiert, leicht in Form einer solchen Funktion ausgeglichen werden, worauf man die Übereinstimmung zwischen den beobachteten und den ausgeglichenen Werten nachprüfen kann.

Hierzu werden zunächst in Tabelle 67 die gleichen Zahlen wie in Tabelle 65, aber ohne Trennung nach Geschlechtern wiedergegeben. Für den zuletzt dargelegten Zweck ist zwar nur die Reihe *e* erforderlich, bei dieser Gelegenheit werden aber auch die anderen Reihen für beide Geschlechter zusammen mitgeteilt, um auch diese mit geringeren Zufallsstörungen betrachten zu können.

In diesen Zahlen der Tabelle 67 kommt der tatsächliche Verlauf deutlich zum Ausdruck, zunächst die Ergebnisse der ersten Probe und der zweiten Probe mit dem Knick bei 15 Jahren wegen Änderung der Methode in diesem Alter, dann auch der entsprechende in der Reihe *f*.

Was die *e* betrifft, auf die es nunmehr ankommen soll, ist der Wert für das Alter von 2 Jahren gewiß überhöht, vielleicht durch Zufall, vielleicht auch wegen einer gewissen Auslese unter den vorgeführten Kleinstkindern, wie dies für die hessischen Kinder deutlich nachgewiesen werden konnte. Im übrigen weist der Verlauf nur geringe Unregelmäßigkeiten auf, die auch bei der Zusammenfassung der Geschlechter noch als Zufallsprodukte bestehen bleiben.

Die *e* für die einzelnen Alter, die hier, um ihre Abhängigkeit vom Alter deutlich zu betonen, unter Verzicht auf die sonstige abgekürzte Ausdrucksweise ausdrücklich mit e_x bezeichnet werden sollen, werden nunmehr — für die Gesamtheit beider Geschlechter — aus Tabelle 67 übernommen und der bereits vorher dargelegten Ausgleichung unterworfen. Der Leitgedanke dieser Ausgleichung ist, wie nochmals erwähnt sei, eine konstante „Lösungsgeschwindigkeit“, d. h. eine Abnahme der negativ Reagierenden, also der Funktion $1 - e_x$ als Exponentialfunktion. Der mathematische Ausdruck hierfür ist, daß die $\log(1 - e_x)$ als Funktion von x eine Gerade bilden müssen.

Für diese Ausgleichung werden die e_x mit einem x von 2 bis einschl. 16 herangezogen, und sie ergibt: $\log(1 - e_x) = -0{,}0332111\, x$.

Unter dem Logarithmus ist hier und im folgenden immer der dekadische verstanden.

Diese Ausgleichung kann als eine linear-logarithmische bezeichnet werden. In Tabelle 68 wird sie durch einen oberen Index L angedeutet. Diese Tabelle 68, in der die so ausgeglichenen Werte von e_x neben die beobachteten (ohne oberen Index) gestellt werden, zeigt nun, daß diese Ausgleichung nicht zum gewünschten Ziele führt, daß vielmehr in den jüngsten Altern höhere Zahlen als die beobachteten auftreten, dagegen jenseits des Alters von 12 Jahren die ausgeglichenen Zahlen weit hinter den beobachteten zurückbleiben. Die Vermutung, die Allergie nähme mit gleichbleibender Geschwindigkeit entsprechend dem Anteil der jeweils noch negativ Reagierenden zu, bestätigt sich also nicht, und es muß ein anderer Zusammenhang gesucht werden, der sich den Beobachtungen besser anpaßt.

Es zeigt sich, daß die Zunahme der Allergie mit Zunahme des Alters immer schneller wird, was sich eben in dem dargelegten Auseinanderklaffen der beobachteten und der linear-logarithmisch ausgeglichenen Zahlen ausdrückt. Da liegt der Gedanke nahe, die Entwicklung der Allergie könnte ungefähr einer gleichförmig beschleunigten Bewegung entsprechen. In diesem Falle muß die Funktion $\log(1 - e_x)$ eine Parabel darstellen. Führt man diese Ausgleichung wieder auf Grund der beobachteten Werte für die Alter von 2 bis einschl. 16 Jahren durch, so erhält man:

$$\log(1 - e_x) = -(0{,}0009611\, x^2 + 0{,}0245612\, x)$$

Die Ergebnisse dieser parabolisch-logarithmischen Ausgleichung sind, durch einen oberen Index P kenntlich gemacht, ebenfalls in Tabelle 68 aufgenommen.

Wie bereits erwähnt, weicht die Reihe der e_x^L in Tabelle 68, d. h. die linear-logarithmisch ausgeglichene Reihe so weit von der Reihe der beobachteten e_x ab, daß die Annahme, die einer solchen Ausgleichung zugrunde lag, hierdurch widerlegt wird. Die parabolisch-logarithmisch ausgeglichene Reihe der e_x^P hingegen zeigt zwar auch durchaus keine ideale Übereinstimmung mit den beobachteten Werten, aber doch eine leidliche Anpassung an dieselben. Hierdurch wird also zum mindesten erwiesen, daß die Zunahme des Anteils allergischer Personen mit dem Alter im Verhältnis zur Zahl der jeweils noch nicht allergischen nicht mit gleichbleibender Geschwindigkeit erfolgt, sondern mit beschleunigter; gerade von einer gleichförmig beschleunigten Bewegung zu sprechen, ist natürlich nicht möglich, auf jeden Fall aber handelt es sich um einen Vorgang ähnlicher Art. Dies ist ohne weiteres dahin zu erklären, daß die Exposition und damit auch die Möglichkeit eines Eintritts der Allergie durch die äußeren Lebensumstände mit zunehmendem Alter immer mehr anwächst. Allerdings handelt es sich hier nur um die Entwicklung im kindlichen und jugendlichen Alter; wie diese Entwicklung weitergehen mag, läßt sich mangels hinlänglich großen Beobachtungsguts nicht feststellen.

Die Formel $\log(1-e_x) = -(k_1 x^2 + k_2 x)$, in der k_1 und k_2 positive Konstanten bedeuten, die für irgendeine Bevölkerung jeweils empirisch zu bestimmen sind, ist also mit brauchbarer Annäherung geeignet, den Anteil der allergischen Personen als Funktion des Alters auszudrücken. Diese Formel macht es auch verständlich, daß auf eine erhebliche Altersstrecke die Funktion e_x, die hierdurch definiert ist, ziemlich geradlinig verlaufen kann, so daß eine Ausgleichung in so einfacher Form zu gut angenäherten Ergebnissen führt — aber eben nur auf eine begrenzte Altersstrecke, was ausdrücklich betont werden muß. Dies läßt sich analytisch verifizieren, indem man nach der angeführten Formel den zweiten Differentialquotienten von e_x nach x berechnet und sein Verhalten bei gegebenen Werten der beiden Parameter untersucht.

Im übrigen steht bisher in der Literatur wirklich brauchbares Vergleichsmaterial über die Allergie bei noch nicht geimpften Personen nur in sehr geringem Maße zur Verfügung. Man findet wohl öfters Berichte über derartige Untersuchungen, die an einigen tausend Personen vorgenommen wurden; die Berechnung der Zufallsfehler an dem hessischen Beobachtungsgut dürfte aber ohne genaue Nachrechnung im Einzelfalle schon einen hinlänglichen Anhaltspunkt dafür geben, wie weit man die zufällige Schwankungsbreite solcher Verhältniszahlen ansetzen muß. Es sei hierfür auf das für die Wahrscheinlichkeitsrechnung grundlegende Theorem von *Bernoulli* hingewiesen, wonach sich ceteris paribus der Zufallsfehler umgekehrt proportional zur Quadratwurzel aus der Zahl der Beobachtungen verhält. Wenn also z. B. insgesamt etwa 4000—5000 Kinder und Jugendliche untersucht wurden, dann sind (unter der Voraussetzung einer ähnlichen Altersverteilung) die mittleren Fehler ungefähr zehnmal so groß wie die in Tabelle 3 angegebenen, d. h. selbst in den am stärksten besetzten Altersjahren würde für jedes Geschlecht der mit e bezeichnete Gesamtanteil der Allergischen bei einer absoluten Höhe von ungefähr 300‰ einen mittleren Fehler von ungefähr 30‰ aufweisen. Da nun außerdem nach den Formeln der Wahrscheinlichkeitsrechnung der mittlere Fehler in mehr als 30% aller Fälle überschritten wird, muß man im Einzelfalle auch mit einer größeren Zufallsabweichung rechnen, mindestens bis zum Doppelten des mittleren Fehlers. In dem soeben konstruierten Beispiel würde dies also heißen: Gefunden wurde ein Anteil Allergischer von 300‰; für den Fall aber, daß man ein genau gleichartiges Beobachtungsgut zur Verfugung hätte, jedoch von einem Umfange, der Zufallsfehler nahezu ausschlösse, könnte man aus dem gefundenen Ergebnis nur erschließen, daß der Anteilsatz irgendwo im Bereiche zwischen 240 und 360‰ (mit immerhin noch merklicher Wahrscheinlichkeit sogar außerhalb dieser Grenzen) läge. So sieht ein derartiges Ergebnis also bei kritischer Betrachtung aus, d. h.. es wird dann recht nichtssagend!

Statistiken über ein derartig beschränktes Beobachtungsgut haben deshalb keine selbständige Bedeutung; wohl aber können sie wertvoll sein, indem sie die Bausteine für eine spätere Sammelstatistik bilden.

An Vergleichsbeobachtungen liegen sonst solche aus Dänemark vor, die von *Holm* mitgeteilt wurden.[1] Allerdings fehlen bei der Zusammenfassung seiner Ergebnisse die absoluten Zahlen, es sind nur Verhältniszahlen der positiv Reagierenden (in Form von Kurven) mitgeteilt. Diese beziehen sich getrennt auf Süd-Jütland, die Inseln und Bornholm. Der Verlauf der Zahlen ist seiner Form nach ganz ähnlich wie in Hessen, nämlich so, daß er ungefähr von 0 bis zu 13 Jahren als linear betrachtet werden kann und dann nach einem vorübergehend vielleicht etwas steileren Anstieg in einen immer flacher werdenden Verlauf umbiegt.

Das absolute Niveau der Zahlen ist in Süd-Jütland etwas höher als in Hessen, auf den Inseln, besonders Bornholm, dagegen weit niedriger. In allen drei Teilen Dänemarks zeigt sich aber deutlich, daß jeweils die Zahlen für das Land niedriger als die für die Städte sind, was also mit den für Hessen gefundenen Ergebnissen ganz übereinstimmt.

Die zahlreichen Referate, die auf dem ersten internationalen Kongreß für BCG in Paris und Lille 1948 vorgetragen wurden[2], enthalten zwar viele Zahlenangaben über die Reaktion nach der Impfung, aber fast gar keine über natürlich erworbene Allergie. Eine kurze Mitteilung von *Vaccarezza* und *Enquin*[3] bezieht sich auf 36500 Studenten der Universität in Buenos Aires. Durchschnittlich reagierten von diesen 63,8% positiv; ferner ist nur angegeben, daß dieser Anteil betrug:

Mit 16 Jahren	46,4%;
Mit 18 Jahren	58,1%;
Mit 20 Jahren	68,7%;
Mit 28 Jahren	91,2%.

Leider ist nicht angegeben, wie sich die Beobachtungszahlen auf die einzelnen Alter verteilen, besonders wieviele auf das Alter von 28 Jahren mit seinem aus dem Rahmen fallenden Anteilsatze entfallen. Da auch nicht zu erkennen ist, ob die Untersuchung durchweg mit zwei Proben erfolgte und wie sich bejahendenfalls deren Ergebnisse verteilten, ist überhaupt kein Anhaltspunkt für die Berechnung des Zufallsfehlers gegeben.

Ferner findet sich dort eine Notiz von *Greppin* und *Sansonnens*[4] über eine 1947 vorgenommene Testung von ungefähr 12000 Schweizer Rekruten mit *Mantoux* 1:1000. Mit einer erheblichen Streuung über die einzelnen Waffengattungen hin, die teilweise weit außerhalb der Zufallsgrenzen liegt, fand sich hierbei ein Durchschnitt von 61% positiver Reaktionen. Beim Übergang zur Testung mit *Mantoux* 1:100 stieg dieser Satz auf 72%.

Das Rote Kreuz der drei skandinavischen Länder hat in den letzten Jahren in zahlreichen Ländern BCG-Impfungen mit vorhergehender Testung vorgenommen, namentlich in einigen osteuropäischen Ländern an Millionen von Menschen. Leider ist dieses Material noch nicht veröffentlicht[5]. Wenn es einmal einer statistischen Auswertung zugänglich gemacht sein wird, wird der Verlauf der auf natürlichem Wege erworbenen Allergie nach Geschlecht und Alter weit deutlicher erkannt werden können als bisher.

---

[1] Johannes *Holm*, BCG-Impfung gegen Tuberkulose. Erste Ausgabe. 1948.

[2] Premier Congrès International du BCG. 18-23 Juin 1948. Institut Pasteur, Paris.

[3] R. F. *Vaccarezza* et B. *Enquin:* La Vaccination par BCG. chez les étudiants de l'université de Buenos-Aires. Ebenda, S. 326.

[4] J. *Greppin* et R. *Sansonnens*, Vers l'application sur une plus large échelle du BCG. en Suisse ... Ebenda, S. 254.

[5] Gemäß freundlicher persönlicher Mitteilung durch das Dänische Rote Kreuz (Dr. Esther *Ammundsen*).

Es scheint, daß nur das Rote Kreuz der skandinavischen Länder erkannt hat, wie wertvoll es ist, die Allergieverhältnisse vor einer Impfung zu verzeichnen und statistisch zu bearbeiten. Deshalb fehlen bisher entsprechende Zahlen aus allen Ländern, in denen keine derartige skandinavische Aktion stattfand, namentlich mit ausführlicher Gliederung nach Geschlecht und Alter fast vollständig. Die hier durchgeführte Bearbeitung der Ergebnisse aus Hessen nebst einigem Vergleichsmaterial aus Verschlepptenlagern Süddeutschlands möge zeigen, wie interessante Aufschlüsse man aus solchen Angaben gewinnen kann, und so zu weiteren ähnlichen Untersuchungen anregen.

Zusammenfassung

Bei der bekannten Durchführung der Testung in zwei Arbeitsgängen wird die Anwendung besonderer Formeln dadurch notwendig, daß man niemals die gleiche Beobachtungsmasse vom Anfange bis zum Ende des Testverfahrens zur Verfügung hat. Es wurde algebraisch gezeigt, daß man die Fälle, die in beiden Arbeitsgängen nicht abgelesen wurden, und ebenso diejenigen, die bei negativem Ausfall der ersten Probe sich der zweiten überhaupt nicht unterzogen, unberücksichtigt lassen kann, ohne hierdurch am Endergebnis etwas zu ändern. Man braucht nur von jeder der beiden Proben den Quotienten aus der Zahl der positiven und der überhaupt abgelesenen Fälle. Nennt man diese beiden Quotienten $\frac{b}{c}$ und $\frac{d}{c}$ so ergibt sich der Gesamtanteil der positiv Reagierenden, der mit e bezeichnet wurde, als:

$$e = \frac{b}{a} + \left(1 - \frac{b}{a}\right)\frac{d}{c}.$$

Daneben ist noch das mit f bezeichnete Verhältnis von Interesse, daß die Zahl der bei der ersten Probe positiv Reagierenden auf die Gesamtzahl der endgültig als positiv Ermittelten bezieht, also:

$$f = \frac{b}{a} : e.$$

Vor allem kommt es darauf an, die Abhängigkeit dieser Verhältniszahlen vom Alter und daneben auch vom Geschlecht zu untersuchen. Da es sich zeigt, daß im Kindes- und Jugendalter die Veränderung dieser Verhältniszahlen mit dem Alter sehr schnell vor sich geht, wäre eigentlich eine Einteilung nach Altershalbjahren, wie sie bei anthropometrischen und ähnlichen Untersuchungen üblich ist, am zweckmäßigsten. Das nach der statistischen Technik des Dänischen Roten Kreuzes vorbearbeitete Beobachtungsgut ermöglicht indessen nur eine Gliederung nach ganzen Altersjahren. Diese muß also als Mindesterfordernis der weiteren Auswertung zugrunde gelegt werden. Hierdurch entsteht eine starke Aufsplitterung der Zahlen, bei zwei Geschlechtern und ungefähr zwanzig Altersjahren jeweils in ungefähr vierzig verschiedene Teilstatistiken. Jedes Teilergebnis muß so beschaffen sein, daß der wahrscheinlichkeitstheoretisch zu bestimmende Zufallsfehler, ausgedrückt durch den mittleren Fehler μ, im Verhältnis zu der Zahl selbst und zu ihren Differenzen gegenüber den benachbarten Zahlen der gleichen Reihe in mäßigen Grenzen bleibt. Die Entstehung der Zahl e als zusammengesetzter Verhältniszahl, von dem weiterhin abgeleiteten f ganz zu schweigen, vergrößert den mittleren Fehler beträchtlich, den man bei gleicher Beobachtungszahl und gleichem e (bzw. f) sonst erhielte. Deshalb ist im ganzen ein sehr großes Beobachtungsgut erforderlich.

Die hier durchgeführte Statistik für Hessen beruht — nach Außerachtlassung der Fälle, bei denen schon das Ergebnis der ersten Probe nicht abgelesen wurde, — auf 468 012 Fällen. Bei 131 762 hiervon fiel die erste Probe schon positiv aus, von den übrigen wurde das Ergebnis der zweiten Probe nur in 237 865 Fällen abgelesen.

Obwohl dies also ziemlich große Zahlen sind, namentlich in bezug auf die zahlenmäßig ausschlaggebende erste Probe, sind sie dennoch nicht groß genug, einen Verlauf der Zahlen zu bieten, der von Zufallsstörungen nahezu frei wäre. Die Beifügung der mittleren Fehler in den Tabellen 2 und 3 verdeutlicht dies. Deshalb ist wenigstens für die Hauptergebnisse, nämlich für die Reihen *e* und *f*, noch eine Ausgleichung wünschenswert; diese ist in Tabelle 6 durchgeführt. Sie bezieht sich nur auf die Alter zwischen 4 und 16 Jahren; denn für die niedrigeren und höheren Alter werden auch bei dem hier verfügbaren Beobachtungsgut die Beobachtungszahlen zu klein, die Zufallsfehler also zu groß, als daß die Ergebnisse für diese Alter noch einen Wert hätten.

Die erste Probe ist bis zu 14 Jahren fast durchweg nach *Moro* durchgeführt worden, von 14 Jahren an in einem mit dem Alter ständig zunehmenden Anteil statt dessen nach *Mantoux* mit 3 TE. In den Altern, in denen deshalb die Ergebnisse verglichen werden können, zeigt sich, daß die Probe mit 3 TE nach *Mantoux* in einem größeren Anteilsatz positiv ausfällt als die nach *Moro*. Dieses Ergebnis ist gegenüber Zufallseinflüssen gesichert.

Soweit nicht im Gesamtergebnis ein Unterschied zwischen den Geschlechtern besteht, läßt sich eine kleine Differenz im Anteil der einzelnen Proben wahrnehmen, die ebenfalls über die Zufallsgrenzen hinausgeht. Bei Mädchen fällt die Pflasterprobe etwas häufiger als bei Knaben positiv aus, und dafür werden bei Mädchen nur noch weniger Fälle als bei Knaben bei der zweiten Probe positiv gefunden. Dieser Unterschied muß auf verschiedenartiger Reaktion der Haut beruhen; wird die erste Probe mit 3 TE nach *Mantoux* ausgeführt, so läßt sich keine sichere Differenz im Verhalten der beiden Geschlechter finden.

Der Verlauf der durch *e* ausgedrückten Gesamtzahlen bei den hessischen Kindern zeigt für beide Geschlechter ein steiles Ansteigen mit zunehmendem Alter, und zwar so, daß von der Geburt an bis zum Beginn der Pubertät die Werte ziemlich genau linear zunehmen. Dann steigen sie bis zu 16 Jahren bei Mädchen in unveränderter Weise weiter, bei Knaben etwas steiler. Einen Unterschied zwischen diesen Gesamtzahlen weisen die Geschlechter bis ungefähr zu 10 Jahren überhaupt nicht auf, dann werden die Zahlen für Knaben allmählich etwas höher als die für Mädchen, und bis zu 16 Jahren wächst dieser Unterschied an, ohne aber eine ins Gewicht fallende Höhe zu erreichen: Im Alter zwischen 15 und 16 Jahren reagieren 537‰ der Knaben und 505‰ der Mädchen positiv. Der Verlauf jenseits des sechzehnten Lebensjahres läßt sich nach den vorliegenden Zahlen für Hessen nicht ermitteln.

Abgesehen von den ersten sechs Lebensjahren, in denen die Gesamtanteile allergischer Kinder nicht hoch sind, nimmt der Wert von *f* mit zunehmendem Alter bis zu 16 Jahren hin bei beiden Geschlechtern ständig ab, d. h. es wird ein immer größerer Teil der Fälle erst bei der zweiten Probe gefunden, nämlich zwischen 6 und 8 Jahren ungefähr 13%, zwischen 15 und 16 Jahren aber etwa 25%.

Aus dem vorher Gesagten wird deutlich, daß bei einer Unterteilung des Landes Hessen die nach Geschlecht und Alter aufgespaltenen Zahlen im einzelnen zu klein werden, um hieraus Schlüsse ziehen zu können. Deswegen muß eine Zusammenfassung der Zahlen für beide Geschlechter und alle durch verhältnismäßig ausreichende Besetzung verwendbaren Altersjahre erfolgen. Die mit M(*e*) bzw. M(*f*) bezeichneten Mittelwerte sind so berechnet, daß sie genau einem Alter von 10 Jahren entsprechen sollen, was für die M(*e*) gut durchführbar ist, für die M(*f*) wegen des nicht linearen Verlaufs von *f* allerdings nur unvollkommen. Für diese Mittelwerte M(*e*) bleiben selbst bei Betrachtung nach einzelnen Kreisen die mittleren Fehler in erträglichen Grenzen, wie die Zusammenstellung der M(*e*) und ihrer mittleren Fehler in Tabelle 58 zeigt.

Fernerhin wurden die 48 Kreise Hessens in fünf Gruppen zusammengefaßt. Die Einteilung der Gruppen konnte selbstverständlich nur schematisch erfolgen. Als Mittelwert der Allergie in der geschilderten Weise weist gegenüber einem Landesdurchschnitt von 322‰ die Gruppe I (Großstädte) einen Satz von 402‰ auf, die Gruppen II und III (Mittelstädte bzw. industrialisierte Landkreise) dagegen 321 bzw. 327‰ und die Gruppen IV und V (gemischte bzw. überwiegend landwirtschaftliche Landkreise) 296 bzw. 295‰. Der Anstieg von *e* mit dem Alter — als A(*e*), bezeichnet — ist im Verhältnis zum Mittelwerte M(*e*) in den Gruppen I—III steiler als in den Gruppen IV—V. Hiernach erfolgt im Verhältnis zur gesamten Allergie deren Erwerbung in den ländlichen Kreisen durchschnittlich etwas früher als in den anderen. Es ist möglich, kann aber nicht gesichert werden, daß dies mit einer größeren Bedeutung der Infektionen durch Milch in jenen Kreisen zusammenhängt.

Obwohl die Mittelwerte für die genannten fünf Gruppen leidlich gut charakterisiert sind, weisen die einzelnen Kreise große Abweichung auf, die nur teilweise durch Besonderheiten der geographischen Lage erklärt werden können, zum anderen Teile aber den Verdacht nahelegen, daß Unterschiede in der Technik der Testung im Spiele seien.

Zum Vergleich konnten noch die Ergebnisse der ebenfalls vom Dänischen Roten Kreuz vorgenommenen Testungen in süddeutschen Verschlepptenlagern herangeholt werden. Diese sind nach nationalen Gruppen unterteilt. Die Zahlen wurden wieder durch Berechnung der M(*e*) und M(*f*) vergleichbar gemacht. Die durch M(*e*) ausgedrückten Durchschnittswerte der Allergischen liegen bei den Verschleppten baltischen Ursprungs schon höher als im Durchschnitt der hessischen Kreise, sie sind ungefähr den hessischen Kreisen mit den höchsten Zahlen vergleichbar. Weit höher liegen die Zahlen für die Ukrainer und noch höher diejenigen für osteuropäische Juden und für Polen.

Durch Zusammenfassung aller Insassen solcher Lager, bei denen in insgesamt 58 181 Fällen das Ergebnis der ersten Probe abgelesen wurde, erhält man einigermaßen ausreichende Zahlen, um den Verlauf der Allergie nach Altersklassen zu verfolgen. Im Gegensatz zu Hessen sind auch in den Altern zwischen 16 und 24 Jahren genügend zahlreiche Personen getestet worden, um den Verlauf der Allergiekurve über 16 Jahre hinaus zu verfolgen. Das Ergebnis ist eine Kurve von eigentümlicher Struktur. Diese ist so zu erklären, daß von den jeweils negativ Gebliebenen in gleichen Zeitabständen ein mit dem Alter ständig zunehmender Teil allergisch wird. Der mathematische Ausdruck hierfür ist, daß der Logarithmus des jeweils noch negativen Anteils eine parabolische Funktion des Alters darstellt. Von hier aus erklärt sich auch, daß der Verlauf auf begrenzte Altersstrecken näherungsweise durch eine Gerade dargestellt werden kann, was bei den hessischen Testungen für eine verhältnismäßig große Altersspanne möglich war.

Tabelle 1

Geschlecht und Alter	Anzahl der geprüften und abgelesenen Fälle								
	Moro			Mantoux 3 TE			Mantoux 33 TE		
	pos.	neg.	zus.	pos.	neg.	zus.	pos.	neg.	zus.
männlich									
0— 1	1	4	5	—	—	—	—	3	**3**
1— 2	14	105	119	—	—	—	—	33	**33**
2— 3	38	405	443	—	—	—	5	169	**174**
3— 4	103	1282	1385	—	—	—	12	564	**576**
4— 5	238	1765	2003	—	—	—	18	840	**858**
5— 6	349	2215	2564	—	1	1	28	1182	**1210**
6— 7	2954	12283	15237	—	—	—	252	7965	**8217**
7— 8	6037	22799	28836	—	—	—	592	15279	**15871**
8— 9	7439	23563	31002	—	1	1	750	15832	**16582**
9—10	8045	21899	29944	1	—	1	856	14883	**15739**
10—11	8094	19929	28023	4	3	7	949	13602	**14551**
11—12	8404	18623	27027	—	—	—	1169	12551	**13720**
12—13	9212	18024	27236	7	33	40	1473	11956	**13429**
13—14	7883	14610	22493	75	144	219	1526	9440	**10966**
14—15	3575	6232	9807	339	493	832	888	4113	**5001**
15—16	818	1357	2175	562	890	1452	389	1264	**1653**
16—17	336	535	871	783	853	1636	290	783	**1073**
17—18	189	274	463	513	593	1106	246	494	**740**
18—19	88	138	226	291	279	570	97	236	**333**
19—20	48	65	113	104	93	197	41	80	**121**
20—21	8	9	17	21	9	30	6	8	**14**
21—22	2	—	2	—	—	—	—	—	—
weiblich									
0— 1	3	10	13	—	—	—	—	6	**6**
1— 2	12	98	110	—	—	—	—	31	**31**
2— 3	39	368	407	—	—	—	1	139	**140**
3— 4	118	1202	1320	—	—	—	7	517	**524**
4— 5	194	1629	1823	—	—	—	20	793	**813**
5— 6	337	2135	2472	—	—	—	40	1143	**1183**
6— 7	2826	11538	14364	—	—	—	213	7355	**7568**
7— 8	5994	21748	27742	—	—	—	493	14481	**14974**
8— 9	7494	22808	30302	—	—	—	594	15318	**15912**
9—10	7903	21221	29124	—	—	—	748	14489	**15237**
10—11	7943	19070	27322	—	—	—	829	13513	**14342**
11—12	8290	18175	26465	—	—	—	1021	12010	**13331**
12—13	8790	17586	26376	8	34	42	1371	11536	**12907**
13—14	7244	14176	21420	62	148	210	1421	9086	**10507**
14—15	3089	5910	8999	239	404	643	804	3752	**4556**
15—16	733	1217	1950	429	680	1109	312	995	**1307**
16—17	275	457	732	434	582	1016	171	560	**731**
17—18	156	284	440	246	336	582	113	333	**446**
18—19	82	112	194	95	111	206	49	112	**161**
19—20	22	37	59	38	37	75	24	26	**50**
20—21	4	13	17	—	2	2	4	3	**7**
21—22	1	—	1	—	—	—	—	—	—

Tabelle 2

Geschlecht und Alter	Positiv Reagierende auf 1000 Untersuchte			
	Moro $1000\frac{b}{a} \pm 1000\,\mu$	Mantoux 3 TE $1000\frac{b}{a} \pm 1000\,\mu$	1. Probe zus. $1000\frac{b}{a} \pm 1000\,\mu$	Mantoux 33 TE $1000\frac{d}{c} \pm 1000\,\mu$
männlich				
3—4	74,4 ± 7,1	.	74,4 ± 7,1	20,8 ± 5,9
4—5	118,8 ± 7,2	.	118,8 ± 7,2	21,0 ± 4,9
5—6	136,1 ± 6,7	.	136,1 ± 6,7	23,1 ± 4,3
6—7	193,9 ± 3,2	.	193,9 ± 3,2	30,7 ± 1,9
7—8	209,4 ± 2,4	.	209,4 ± 2,4	37,3 ± 1,5
8—9	240,0 ± 2,4	.	239,9 ± 2,4	45,2 ± 1,6
9—10	268,7 ± 2,6	.	268,7 ± 2,6	54,4 ± 1,8
10—11	288,8 ± 2,7	.	288,9 ± 2,7	65,2 ± 2,0
11—12	310,9 ± 2,8	.	310,9 ± 2,8	85,2 ± 2,4
12—13	338,2 ± 2,9	.	338,0 ± 2,9	109,7 ± 2,7
13—14	350,5 ± 3,2	.	350,4 ± 3,2	139,2 ± 3,3
14—15	364,5 ± 4,9	407,5 ± 17,0	367,9 ± 4,7	177,6 ± 5,4
15—16	376,1 ± 10,4	387,1 ± 12,8	380,5 ± 8,1	235,3 ± 10,4
16—17	385,8 ± 16,5	478,6 ± 12,3	446,4 ± 9,9	270,3 ± 13,6
17—18	408,2 ± 22,8	463,8 ± 15,0	447,4 ± 12,6	332,4 ± 17,3
weiblich				
3—4	89,4 ± 7,9	.	89,4 ± 7,9	13,4 ± 5,0
4—5	106,4 ± 7,2	.	106,4 ± 7,2	24,6 ± 5,4
5—6	136,3 ± 6,9	.	136,3 ± 6,9	33,8 ± 5,3
6—7	196,7 ± 3,3	.	196,7 ± 3,3	28,1 ± 1,9
7—8	216,1 ± 2,6	.	216,1 ± 2,6	32,9 ± 1,5
8—9	247,3 ± 2,5	.	247,3 ± 2,5	37,3 ± 1,5
9—10	271,4 ± 2,6	.	271,4 ± 2,6	49,1 ± 1,8
10—11	290,7 ± 2,7	.	290,7 ± 2,7	57,8 ± 1,9
11—12	313,2 ± 2,9	.	313,2 ± 2,9	76,6 ± 2,3
12—13	333,3 ± 2,9	.	333,0 ± 2,9	106,2 ± 2,7
13—14	338,2 ± 3,2	.	337,8 ± 3,2	135,2 ± 3,3
14—15	343,3 ± 5,0	371,7 ± 19,1	345,2 ± 4,8	176,5 ± 5,6
15—16	375,9 ± 11,0	386,8 ± 14,6	379,9 ± 8,8	238,7 ± 11,8
16—17	375,7 ± 17,9	427,2 ± 15,5	405,4 ± 11,7	233,9 ± 15,7
17—18	354,5 ± 22,8	422,7 ± 20,5	393,3 ± 15,3	253,4 ± 20,6

Tabelle 3

Geschlecht und Alter	1000 e ± 1000 μ	1000 f ± 1000 μ
männlich		
3— 4	93,7 ± 9,2	794 ± 109
4— 5	137,3 ± 8,7	865 ± 76
5— 6	156,1 ± 8,0	872 ± 62
6— 7	205,8 ± 3,7	888 ± 22
7— 8	238,9 ± 2,9	877 ± 15
8— 9	274,3 ± 2,9	875 ± 13
9—10	308,5 ± 3,2	871 ± 12
10—11	335,3 ± 3,4	862 ± 12
11—12	369,6 ± 3,8	841 ± 11
12—13	410,6 ± 4,1	823 ± 11
13—14	440,8 ± 4,8	795 ± 11
14—15	480,2 ± 7,5	766 ± 15
15—16	526,3 ± 13,9	723 ± 25
16—17	596,0 ± 18,1	749 ± 28
17—18	631,1 ± 23,1	709 ± 33
weiblich		
3— 4	101,6 ± 9,4	880 ± 112
4— 5	128,4 ± 9,0	829 ± 81
5— 6	165,5 ± 8,7	824 ± 60
6— 7	206,8 ± 3,8	891 ± 23
7— 8	241,9 ± 3,0	893 ± 16
8— 9	275,4 ± 2,9	898 ± 13
9—10	307,2 ± 3,2	883 ± 13
10—11	331,7 ± 3,3	876 ± 12
11—12	365,8 ± 3,8	856 ± 12
12—13	403,8 ± 4,1	825 ± 11
13—14	427,3 ± 4,7	772 ± 11
14—15	460,8 ± 7,7	749 ± 16
15—16	527,9 ± 15,5	720 ± 27
16—17	544,5 ± 20,8	745 ± 36
17—18	547,0 ± 27,2	719 ± 45

Tabelle 4

Geschlecht und Alter	$1000\,\frac{b}{a}$ (Moro) — $1000\,\frac{b}{a}$ (Mantoux 3 TE) ± 1000 μ dieser Differenz
männlich	
14—15	— 43,0 ± 17,7
15—16	— 11,0 ± 16,5
16—17	— 92,8 ± 20,6
17—18	— 55,6 ± 27,3
weiblich	
14—15	— 28,4 ± 19,7
15—16	— 10,9 ± 18,3
16—17	— 51,5 ± 23,7
17—18	— 68,2 ± 30,7

Tabelle 5

Alter	1000fache Differenz zwischen männlich und weiblich ± 1000 μ derselben für			
	$\frac{b}{a}$	$\frac{d}{c}$	e	f
3— 4	— 15,0 ± 10,6	— 7,4 ± 7,7	— 7,9 ± 13,2	— 84 ± 158
4— 5	— 12,4 ± 10,2	— 3,6 ± 7,3	+ 8,9 ± 12,6	+ 36 ± 121
5— 6	— 0,2 ± 9,6	— 10,7 ± 6,8	— 9,4 ± 11,8	+ 48 ± 86
6— 7	— 2,8 ± 4,6	+ 2,6 ± 2,7	— 1,0 ± 5,3	— 3 ± 32
7— 8	— 6,7 ± 3,5	+ 4,4 ± 2,1	— 3,0 ± 4,2	— 16 ± 21
8— 9	— 7,4 ± 3,5	+ 7,9 ± 2,2	— 1,1 ± 4,1	— 23 ± 18
9—10	— 2,7 ± 3,7	+ 5,3 ± 2,5	+ 1,3 ± 4,5	— 12 ± 18
10—11	— 1,8 ± 3,8	+ 7,4 ± 2,8	+ 3,6 ± 4,8	— 14 ± 17
11—12	— 2,3 ± 4,0	+ 8,6 ± 3,3	+ 3,8 ± 5,3	— 15 ± 16
12—13	+ 5,0 ± 4,1	+ 3,5 ± 3,8	+ 6,8 ± 5,8	— 2 ± 15
13—14	+ 12,6 ± 4,5	+ 4,0 ± 4,7	+ 13,5 ± 6,7	+ 23 ± 16
14—15	+ 22,7 ± 6,7	+ 1,1 ± 7,8	+ 19,4 ± 10,7	+ 17 ± 22
15—16	+ 0,6 ± 12,0	— 3,4 ± 15,7	— 1,6 ± 20,8	+ 3 ± 36
16—17	+ 41,0 ± 15,3	+ 36,4 ± 20,8	+ 51,5 ± 27,5	+ 4 ± 45
17—18	+ 54,1 ± 19,8	+ 79,0 ± 26,9	+ 84,1 ± 35,7	— 10 ± 56

Tabelle 6

Geschlecht und Alter	Ausgeglichene Werte	
	1000 c	1000 f
männlich		
4— 5	130	844
5— 6	166	857
6— 7	202	866
7— 8	237	870
8— 9	272	869
9—10	306	862
10—11	340	850
11—12	374	833
12—13	411	814
13—14	450	793
14—15	493	771
15—16	537	740
weiblich		
4— 5	130	844
5— 6	166	855
6— 7	202	868
7— 8	237	875
8— 9	271	876
9—10	304	871
10—11	336	859
11—12	369	838
12—13	402	814
13—14	435	789
14—15	470	766
15—16	505	744

Tabelle 7
Kreis Darmstadt-Stadt

Geschlecht und Alter	$1000\frac{b}{a}$	$1000\frac{d}{c}$	1000 e	1000 f
männlich				
7— 8	152	19	168	905
8— 9	167	38	199	839
9—10	249	56	291	856
10—11	249	45	283	880
11—12	308	62	351	877
12—13	295	69	344	858
13—14	347	140	438	792
14—15	282	192	420	671
weiblich				
7— 8	150	38	182	824
8— 9	199	58	245	812
9—10	257	43	289	889
10—11	305	58	345	884
11—12	241	83	304	793
12—13	277	98	348	796
13—14	286	122	373	767
14—15	271	111	352	770

Tabelle 8
Kreis Gießen-Stadt

Geschlecht und Alter	$1000\frac{b}{a}$	$1000\frac{d}{c}$	1000 e	1000 f
männlich				
6¼— 7¼	189	17	203	931
7¼— 8¼	234	8	240	975
8¼— 9¼	291	20	305	954
9¼—10¼	324	56	362	895
10¼—11¼	291	62	335	869
11¼—12¼	346	79	398	869
12¼—13¼	362	82	414	874
13¼—14¼	376	125	454	828
weiblich				
6¼— 7¼	217	19	232	935
7¼— 8¼	275	22	291	945
8¼— 9¼	286	23	302	947
9¼—10¼	242	48	278	871
10¼—11¼	349	44	378	923
11¼—12¼	395	61	432	914
12¼—13¼	393	90	448	877
13¼—14¼	380	247	533	713

Tabelle 9

Kreis Offenbach-Stadt

Geschlecht und Alter	$1000 \frac{b}{a}$	$1000 \frac{d}{c}$	1000 e	1000 f
männlich				
6¾— 7¾	176	36	206	854
7¾— 8¾	162	47	201	806
8¾— 9¾	243	55	285	853
9¾—10¾	238	48	275	865
10¾—11¾	247	80	307	805
11¾—12¾	290	104	364	797
12¾—13¾	325	126	410	793
13¾—14¾	298	188	430	693
weiblich				
6¾— 7¾	182	56	228	798
7¾— 8¾	232	80	293	792
8¾— 9¾	265	45	298	889
9¾—10¾	208	39	239	870
10⁰/₄—11¾	273	87	336	812
11¾—12¾	287	100	358	802
12¾—13¾	328	180	449	731
13¾—14¾	304	163	417	729

Tabelle 10

Kreis Alsfeld

Geschlecht und Alter	$1000 \frac{b}{a}$	$1000 \frac{d}{c}$	1000 e	1000 f
männlich				
6— 7	191	17	205	932
7— 8	205	36	234	876
8— 9	232	13	242	959
9—10	255	27	275	927
10—11	309	42	338	914
11—12	319	77	371	860
12—13	369	57	405	911
13—14	327	80	381	858
weiblich				
6— 7	184	13	195	944
7— 8	184	35	213	864
8— 0	210	22	227	925
9—10	265	67	314	844
10—11	276	41	306	902
11—12	263	46	297	886
12—13	309	85	368	840
13—14	318	141	414	768

Tabelle 11

Kreis Bergstraße

Geschlecht und Alter	$1000\frac{b}{a}$	$1000\frac{d}{c}$	1000 e	1000 f
männlich				
6¼— 7¼	151	36	182	830
7¼— 8¼	192	37	222	865
8¼— 9¼	231	59	276	837
9¼—10¼	273	63	319	856
10¼—11¼	245	83	308	795
11¼—12¼	301	101	372	809
12¼—13¼	306	137	401	763
13¼—14¼	312	160	422	739
weiblich				
6¼— 7¼	187	23	206	908
7¼— 8¼	181	28	204	887
8¼— 9¼	226	40	257	879
9¼—10¼	230	60	276	833
10¼—11¼	275	46	308	893
11¼—12¼	286	101	358	799
12¼—13¼	293	141	393	746
13¼—14¼	242	161	364	665

Tabelle 12

Kreis Büdingen

Geschlecht und Alter	$1000\frac{b}{a}$	$1000\frac{d}{c}$	1000 e	1000 f
männlich				
6¼— 7¼	217	43	251	865
7¼— 8¼	266	26	285	933
8¼— 9¼	259	50	296	875
9¼—10¼	291	78	346	841
10¼—11¼	363	122	441	823
11¼—12¼	357	144	450	793
12¼—13¼	369	114	441	837
13¼—14¼	385	206	512	752
weiblich				
6¼— 7¼	233	29	255	914
7¼— 8¼	275	30	297	926
8¼— 9¼	292	41	321	910
9¼—10¼	295	71	345	855
10¼—11¼	345	74	393	878
11¼—12¼	353	97	416	849
12¼—13¼	351	148	447	785
13¼—14¼	314	183	440	714

Tabelle 13

Kreis Darmstadt-Land

Geschlecht und Alter	$1000\frac{b}{a}$	$1000\frac{d}{c}$	1000 c	1000 f
männlich				
7— 8	148	34	177	836
8— 9	183	24	203	901
9—10	217	35	244	889
10—11	202	57	247	818
11—12	230	58	275	836
12—13	274	129	368	745
13—14	262	109	342	766
14—15	308	120	391	788
weiblich				
7— 8	164	20	181	906
8— 9	180	19	196	918
9—10	192	34	219	877
10—11	269	45	302	891
11—12	248	91	316	785
12—13	290	101	362	801
13—14	295	139	393	751
14—15	346	48	377	918

Tabelle 14

Kreis Dieburg

Geschlecht und Alter	$1000\frac{b}{a}$	$1000\frac{d}{c}$	1000 c	1000 f
männlich				
6¾— 7¾	163	38	195	836
7¾— 8¾	197	54	240	821
8¾— 9¾	256	73	310	826
9¾—10¾	240	95	312	769
10¾—11¾	305	61	347	879
11¾—12¾	208	93	363	821
12¾—13¾	307	81	363	846
13¾—14¾	312	160	428	729
weiblich				
6¾— 7¾	217	53	258	841
7¾— 8¾	213	38	243	877
8¾— 9¾	234	47	270	867
9¾—10¾	236	59	281	840
10¾—11¾	274	58	316	867
11¾—12¾	245	104	324	756
12¾—13¾	262	132	359	730
13¾—14¾	248	244	431	575

Tabelle 15

Kreis Erbach/Odenwald

Geschlecht und Alter	$1000\,\frac{b}{a}$	$1000\,\frac{d}{c}$	1000 e	1000 f
männlich				
6½— 7½	176	24	196	898
7½— 8½	160	56	207	773
8½— 9½	182	47	220	827
9½—10½	201	49	240	838
10½—11½	254	72	308	825
11½—12½	220	70	275	800
12½—13½	254	131	352	722
13½—14½	312	89	373	836
weiblich				
6½— 7½	128	34	158	810
7½— 8½	199	42	233	854
8½— 9½	180	53	223	807
9½—10½	229	59	274	836
10½—11½	223	108	307	726
11½—12½	234	70	288	812
12½—13½	228	84	293	778
13½—14½	228	52	268	851

Tabelle 16

Kreis Friedberg

Geschlecht und Alter	$1000\,\frac{b}{a}$	$1000\,\frac{d}{c}$	1000 e	1000 f
männlich				
6¾— 7¾	272	37	299	910
7¾— 8¾	304	64	349	871
8¾— 9¾	392	76	438	895
9¾—10¾	410	87	461	889
10¾—11¾	452	121	518	873
11¾—12¾	568	231	668	850
12¾—13¾	525	237	638	823
13¾—14¾	481	250	611	787
weiblich				
6¾— 7¾	319	43	348	917
7¾— 8¾	364	45	393	926
8¾— 9¾	351	59	389	902
9¾—10¾	429	64	466	921
10¾—11¾	463	105	519	892
11¾—12¾	486	140	558	871
12¾—13¾	504	201	604	834
13¾—14¾	508	210	611	831

Tabelle 17

Kreis Gießen-Land

Geschlecht und Alter	$1000 \frac{b}{a}$	$1000 \frac{d}{c}$	1000 e	1000 f
männlich				
6¼— 7¼	200	34	227	881
7¼— 8¼	195	29	218	894
8¼— 9¼	229	35	256	895
9¼—10¼	258	29	280	921
10¼—11¼	275	42	305	902
11¼—12¼	339	67	383	885
12¼—13¼	338	75	388	871
13¼—14¼	319	141	415	769
weiblich				
6¼— 7¼	197	16	210	938
7¼— 8¼	209	19	224	933
8¼— 9¼	221	33	247	895
9¼—10¼	238	34	264	902
10¼—11¼	276	51	313	882
11¼—12¼	283	78	339	835
12¼—13¼	301	87	362	831
13¼—14¼	337	140	430	784

Tabelle 18

Kreis Groß-Gerau

Geschlecht und Alter	$1000 \frac{b}{a}$	$1000 \frac{d}{c}$	1000 e	1000 f
männlich				
6¾— 7¾	164	35	193	850
7¾— 8¾	226	39	256	883
8¾— 9¾	235	58	279	842
9¾—10¾	264	64	311	849
10¾—11¾	312	70	360	867
11¾—12¾	318	101	387	822
12¾—13¾	345	147	441	782
13¾—14¾	378	135	462	818
weiblich				
6¾— 7¾	195	15	207	942
7¾— 8¾	223	24	242	921
8¾— 9¾	227	47	263	863
9¾—10¾	280	68	329	851
10¾—11¾	255	70	307	831
11¾—12¾	314	109	389	807
12¾—13¾	329	148	428	769
13¾—14¾	319	169	434	735

Tabelle 19

Kreis Lauterbach

Geschlecht und Alter	$1000 \frac{b}{a}$	$1000 \frac{d}{c}$	1000 e	1000 f
männlich				
6— 7	205	30	229	895
7— 8	237	34	263	901
8— 9	286	24	303	944
9—10	296	66	342	865
10—11	236	41	267	884
11—12	338	65	381	887
12—13	347	80	399	870
13—14	352	139	442	796
weiblich				
6— 7	222	41	254	874
7— 8	224	38	253	885
8— 9	260	25	278	935
9—10	327	40	354	924
10—11	310	34	333	931
11—12	311	63	354	879
12—13	312	82	368	848
13—14	356	153	455	782

Tabelle 20

Kreis Offenbach-Land

Geschlecht und Alter	$1000 \frac{b}{a}$	$1000 \frac{d}{c}$	1000 e	1000 f
männlich				
6¾— 7¾	168	113	262	641
7¾— 8¾	168	54	213	789
8¾— 9¾	216	111	303	713
9¾—10¾	240	80	301	797
10¾—11¾	276	116	360	767
11¾—12¾	298	192	433	688
12¾—13¾	301	248	474	635
13¾—14¾	276	234	445	620
weiblich				
6¾— 7¾	157	77	222	707
7¾— 8¾	189	84	257	735
8¾— 9¾	234	49	272	860
9¾—10¾	233	68	285	818
10¾—11¾	255	108	335	761
11¾—12¾	350	131	435	805
12¾—13¾	341	206	477	715
13¾—14¾	375	262	539	696

Tabelle 21

Kreis Fulda-Stadt

Geschlecht und Alter	$1000\frac{b}{a}$	$1000\frac{d}{c}$	1000 e	1000 f
männlich				
6¾— 7¾	215	89	285	754
7¾— 8¾	245	94	316	775
8¾— 9¾	274	79	331	828
9¾—10¾	333	110	406	820
10¾—11¾	342	166	449	762
11¾—12¾	338	188	462	732
12¾—13¾	368	221	508	724
13¾—14¾	366	190	486	753
weiblich				
6¾— 7¾	196	26	217	903
7¾— 8¾	264	54	304	868
8¾— 9¾	280	53	318	881
9¾—10¾	324	74	374	866
10¾—11¾	290	143	392	740
11¾—12¾	284	197	425	668
12¾—13¾	270	200	416	649
13¾—14¾	269	174	396	679

Tabelle 22

Kreis Kassel-Stadt

Geschlecht und Alter	$1000\frac{b}{a}$	$1000\frac{d}{c}$	1000 e	1000 f
männlich				
6¼— 7¼	212	31	236	898
7¼— 8¼	309	47	341	906
8¼— 9¼	300	41	329	912
9¼—10¼	332	58	371	895
10¼—11¼	374	50	405	923
11¼—12¼	386	155	481	802
12¼—13¼	426	179	529	805
13¼—14¼	369	250	527	700
weiblich				
6¼— 7¼	275	32	298	923
7¼— 8¼	279	56	319	875
8¼— 9¼	274	50	310	884
9¼—10¼	379	148	471	805
10¼—11¼	328	96	393	835
11¼—12¼	358	146	452	792
12¼—13¼	304	155	412	738
13¼—14¼	374	280	549	681

Tabelle 23

Kreis Marburg-Stadt

Geschlecht und Alter	$1000\,\frac{b}{a}$	$1000\,\frac{d}{c}$	1000 e	1000 f
männlich				
6½— 7½	169	40	202	837
7½— 8½	208	16	221	941
8½— 9½	241	18	255	945
9½—10½	311	119	393	791
10½—11½	284	72	336	845
11½—12½	406	114	474	857
12½—13½	379	122	455	833
13½—14½	378	147	469	806
weiblich				
6½— 7½	110	22	130	846
7½— 8½	209	39	240	881
8½— 9½	261	21	277	942
9½—10½	279	57	320	872
10½—11½	303	86	363	835
11½—12½	451	113	513	879
12½—13½	386	71	430	898
13½—14½	425	113	490	867

Tabelle 24

Kreis Eschwege

Geschlecht und Alter	$1000\,\frac{b}{a}$	$1000\,\frac{d}{c}$	1000 e	1000 f
männlich				
6¼— 7¼	202	31	227	890
7¼— 8¼	241	22	258	934
8¼— 9¼	268	30	290	924
9¼—10¼	293	28	313	936
10¼—11¼	282	38	309	913
11¼—12¼	311	51	346	899
12¼—13¼	346	42	373	928
13¼—14¼	449	57	480	935
weiblich				
6¼— 7¼	203	9	210	967
7¼— 8¼	215	21	231	931
8¼— 9¼	272	22	288	944
9¼—10¼	318	27	336	946
10¼—11¼	287	38	314	914
11¼—12¼	285	66	332	858
12¼—13¼	324	91	386	839
13¼—14¼	354	67	397	892

Tabelle 25
Kreis Frankenberg

Geschlecht und Alter	$1000\frac{b}{a}$	$1000\frac{d}{c}$	1000 e	1000 f
männlich				
6¾— 7¾	110	22	130	846
7¾— 8¾	136	21	154	883
8¾— 9¾	146	10	155	942
9¾—10¾	127	32	155	819
10¾—11¾	122	26	145	841
11¾—12¾	150	18	165	909
12¾—13¾	192	56	237	810
13¾—14¾	241	95	313	770
weiblich				
6¾— 7¾	112	6	117	957
7¾— 8¾	161	10	169	953
8¾— 9¾	132	18	148	892
9¾—10¾	163	16	176	926
10¾—11¾	191	32	217	880
11¾—12¾	152	36	183	831
12¾—13¾	240	48	276	870
13¾—14¾	243	107	324	750

Tabelle 26
Kreis Fritzlar-Homberg

Geschlecht und Alter	$1000\frac{b}{a}$	$1000\frac{d}{c}$	1000 e	1000 f
männlich				
6½— 7½	234	33	259	903
7½— 8½	267	46	301	887
8½— 9½	273	42	304	898
9½—10½	299	50	334	895
10½—11½	286	42	316	905
11½—12½	334	65	377	886
12½—13½	371	105	437	849
13½—14½	396	117	467	848
weiblich				
6½— 7½	218	32	243	897
7½— 8½	228	22	245	931
8½— 9½	305	33	328	930
9½—10½	291	40	326	893
10½—11½	312	50	346	902
11½—12½	349	57	386	904
12½—13½	385	116	456	844
13½—14½	373	149	466	800

Tabelle 27

Kreis Fulda-Land

Geschlecht und Alter	$1000 \frac{b}{a}$	$1000 \frac{d}{c}$	1000 e	1000 f
männlich				
6¾— 7¾	192	37	222	865
7¾— 8¾	242	60	287	843
8¾— 9¾	269	49	305	882
9¾—10¾	262	67	311	842
10¾—11¾	270	81	329	821
11¾—12¾	317	136	410	773
12¾—13¾	318	118	398	799
13¾—14¾	365	171	474	770
weiblich				
6¾— 7¾	217	41	249	871
7¾— 8¾	250	60	295	847
8¾— 9¾	262	45	295	888
9¾—10¾	299	53	336	890
10¾—11¾	325	79	378	860
11¾—12¾	352	91	411	856
12¾—13¾	385	137	469	821
13¾—14¾	391	82	441	887

Tabelle 28

Kreis Hersfeld

Geschlecht und Alter	$1000 \frac{b}{a}$	$1000 \frac{d}{c}$	1000 e	1000 f
männlich				
6¾— 7¾	171	36	201	851
7¾— 8¾	220	23	238	924
8¾— 9¾	255	35	281	907
9¾—10¾	250	51	288	868
10¾—11¾	281	52	318	884
11¾—12¾	281	93	348	807
12¾—13¾	290	104	364	797
13¾—14¾	352	106	421	836
weiblich				
6¾— 7¾	207	25	227	912
7¾— 8¾	248	26	268	925
8¾— 9¾	255	39	284	898
9¾—10¾	291	27	310	939
10¾—11¾	292	43	320	912
11¾—12¾	331	40	358	925
12¾—13¾	323	90	384	841
13¾—14¾	425	149	511	832

Tabelle 29

Kreis Hofgeismar

Geschlecht und Alter	$1000 \frac{b}{a}$	$1000 \frac{d}{c}$	1000 e	1000 f
männlich				
6¼— 7¼	217	29	240	904
7¼— 8¼	218	28	240	908
8¼— 9¼	229	31	253	905
9¼—10¼	293	76	347	844
10¼—11¼	310	70	358	866
11¼—12¼	296	63	340	871
12¼—13¼	333	101	400	832
13¼—14¼	322	137	415	776
weiblich				
6¼— 7¼	198	32	224	884
7¼— 8¼	197	45	233	845
8¼— 9¼	228	44	262	870
9¼—10¼	256	54	296	865
10¼—11¼	265	81	325	815
11¼—12¼	267	49	303	881
12¼—13¼	361	81	413	874
13¼—14¼	325	121	407	799

Tabelle 30

Kreis Hünfeld

Geschlecht und Alter	$1000 \frac{b}{a}$	$1000 \frac{d}{c}$	1000 e	1000 f
männlich				
6¾— 7¾	176	37	206	854
7¾— 8¾	180	45	217	829
8¾— 9¾	258	116	344	750
9¾—10¾	217	88	286	759
10¾—11¾	217	139	326	666
11¾—12¾	242	115	329	736
12¾—13¾	267	171	392	681
13¾—14¾	308	163	421	732
weiblich				
6¾— 7¾	187	34	215	870
7¾— 8¾	203	43	237	857
8¾— 9¾	206	54	249	827
9¾—10¾	230	56	282	848
10¾—11¾	281	111	361	778
11¾—12¾	259	93	328	790
12¾—13¾	275	229	441	624
13¾—14¾	275	180	406	677

Tabelle 31

Kreis Kassel-Land

Geschlecht und Alter	$1000 \frac{b}{a}$	$1000 \frac{d}{c}$	1000 e	1000 f
männlich				
6¼— 7¼	146	31	172	849
7¼— 8¼	219	19	234	936
8¼— 9¼	205	42	238	861
9¼—10¼	247	30	270	915
10¼—11¼	285	56	325	877
11¼—12¼	296	44	327	905
12¼—13¼	345	69	390	885
13¼—14¼	355	135	442	803
weiblich				
6¼— 7¼	188	17	202	931
7¼— 8¼	223	28	245	910
8¼— 9¼	254	26	273	930
9¼—10¼	229	23	247	927
10¼—11¼	236	51	275	858
11¼—12¼	309	66	355	870
12¼—13¼	312	116	392	796
13¼—14¼	324	76	375	864

Tabelle 32

Kreis Marburg-Land

Geschlecht und Alter	$1000 \frac{b}{a}$	$1000 \frac{d}{c}$	1000 e	1000 f
männlich				
6½— 7½	130	41	166	783
7½— 8½	164	37	195	841
8½— 9½	154	53	199	774
9½—10½	187	41	220	850
10½—11½	200	66	253	791
11½—12½	217	85	284	764
12½—13½	284	84	344	826
13½—14½	261	129	356	733
weiblich				
6½— 7½	155	24	175	886
7½— 8½	196	27	218	899
8½— 9½	192	23	211	910
9½—10½	279	36	305	915
10½—11½	247	37	275	898
11½—12½	247	35	273	905
12½—13½	287	72	338	849
13½—14½	273	89	338	808

Tabelle 33

Kreis Melsungen

Geschlecht und Alter	$1000 \frac{b}{a}$	$1000 \frac{d}{c}$	1000 e	1000 f
männlich				
6¾— 7¾	159	37	190	837
7¾— 8¾	202	84	269	751
8¾— 9¾	243	84	307	792
9¾—10¾	285	85	346	824
10¾—11¾	286	97	355	806
11¾—12¾	291	166	409	711
12¾—13¾	339	149	437	776
13¾—14¾	353	209	488	723
weiblich				
6¾— 7¾	207	37	236	877
7¾— 8¾	265	48	300	883
8¾— 9¾	249	50	287	868
9¾—10¾	278	55	318	874
10¾—11¾	284	51	321	885
11¾—12¾	351	95	413	850
12¾—13¾	334	140	427	782
13¾—14¾	355	311	556	638

Tabelle 34

Kreis Rotenburg

Geschlecht und Alter	$1000 \frac{b}{a}$	$1000 \frac{d}{c}$	1000 e	1000 f
männlich				
6¾— 7¾	185	81	251	737
7¾— 8¾	281	71	332	846
8¾— 9¾	262	90	328	799
9¾—10¾	309	84	367	842
10¾—11¾	295	71	345	855
11¾—12¾	282	81	340	829
12¾—13¾	296	137	392	755
13¾—14¾	371	202	498	745
weiblich				
6¾— 7¾	259	14	269	963
7¾— 8¾	308	63	352	875
8¾— 9¾	315	116	394	799
9¾—10¾	286	52	323	885
10¾—11¾	304	62	347	876
11¾—12¾	341	82	395	863
12¾—13¾	327	69	373	877
13¾—14¾	366	113	438	836

Tabelle 35

Kreis Waldeck

Geschlecht und Alter	$1000 \frac{b}{a}$	$1000 \frac{d}{c}$	1000 e	1000 f
männlich				
6¾— 7¾	167	30	192	870
7¾— 8¾	192	29	215	893
8¾— 9¾	217	28	239	908
9¾—10¾	238	27	259	919
10¾—11¾	251	25	270	930
11¾—12¾	279	54	318	877
12¾—13¾	283	90	348	813
13¾—14¾	304	135	398	764
weiblich				
6¾— 7¾	163	19	179	911
7¾— 8¾	209	16	222	941
8¾— 9¾	246	33	271	908
9¾—10¾	246	44	279	882
10¾—11¾	253	52	292	866
11¾—12¾	268	62	313	856
12¾—13¾	302	77	356	848
13¾—14¾	252	82	313	805

Tabelle 36

Kreis Witzenhausen

Geschlecht und Alter	$1000 \frac{b}{a}$	$1000 \frac{d}{c}$	1000 e	1000 f
männlich				
6¼— 7¼	189	12	199	950
7¼— 8¼	197	21	214	921
8¼— 9¼	218	59	264	826
9¼—10¼	243	38	272	893
10¼—11¼	326	66	370	881
11¼—12¼	265	81	325	815
12¼—13¼	255	69	306	833
13¼—14¼	276	146	382	723
weiblich				
6¼— 7¼	168	12	178	944
7¼— 8¼	205	25	225	911
8¼— 9¼	205	25	225	911
9¼—10¼	248	68	299	829
10¼—11¼	284	31	306	928
11¼—12¼	277	36	303	914
12¼—13¼	282	90	347	813
13¼—14¼	260	91	327	795

Tabelle 37

Kreis Wolfhagen

Geschlecht und Alter	$1000\,\frac{b}{a}$	$1000\,\frac{d}{c}$	1000 e	1000 f
männlich				
6½— 7½	194	24	213	911
7½— 8½	161	25	182	885
8½— 9½	203	59	250	812
9½—10½	274	58	316	867
10½—11½	299	65	345	867
11½—12½	255	87	320	797
12½—13½	284	103	358	793
13½—14½	333	116	410	812
weiblich				
6½— 7½	197	35	225	876
7½— 8½	229	22	246	931
8½— 9½	168	32	195	862
9½—10½	233	32	258	903
10½—11½	253	39	283	894
11½—12½	313	109	388	807
12½—13½	265	99	338	784
13½—14½	360	95	421	855

Tabelle 38

Kreis Ziegenhain

Geschlecht und Alter	$1000\,\frac{b}{a}$	$1000\,\frac{d}{c}$	1000 e	1000 f
männlich				
6¾— 7¾	157	32	184	853
7¾— 8¾	196	36	225	871
8¾— 9¾	219	42	252	869
9¾—10¾	224	57	268	836
10¾—11¾	277	79	334	829
11¾—12¾	283	55	322	879
12¾—13¾	323	55	360	897
13¾—14¾	285	184	417	683
weiblich				
6¾— 7¾	190	4	193	964
7¾— 8¾	195	30	224	871
8¾— 9¾	197	44	232	849
9¾—10¾	182	69	238	765
10¾—11¾	228	56	271	841
11¾—12¾	249	69	301	827
12¾—13¾	262	77	319	821
13¾—14¾	283	157	396	715

Tabelle 39
Kreis Stadt Frankfurt

Geschlecht und Alter	$1000\frac{b}{a}$	$1000\frac{d}{c}$	1000 e	1000 f
männlich				
6¼— 7¼	222	26	242	917
7¼— 8¼	248	44	281	883
8¼— 9¼	307	31	328	936
9¼—10¼	328	46	359	914
10¼—11¼	350	84	405	864
11¼—12¼	339	104	408	831
12¼—13¼	397	121	470	845
13¼—14¼	432	155	520	831
weiblich				
6¼— 7¼	220	27	241	913
7¼— 8¼	229	42	261	877
8¼— 9¼	275	52	313	879
9¼—10¼	323	48	355	910
10¼—11¼	338	75	388	871
11¼—12¼	358	99	422	848
12¼—13¼	357	180	473	755
13¼—14¼	387	178	496	780

Tabelle 40
Kreis Hanau-Stadt

Geschlecht und Alter	$1000\frac{b}{a}$	$1000\frac{d}{c}$	1000 e	1000 f
männlich				
7— 8	255	42	286	892
8— 9	390	56	424	920
9—10	376	65	417	902
10—11	429	130	504	851
11—12	354	88	411	861
12—13	423	123	494	856
13—14	526	153	599	878
14—15	421	273	579	727
weiblich				
7— 8	231	64	280	825
8— 9	281	50	317	886
9—10	310	65	355	873
10—11	420	110	484	868
11—12	458	78	500	916
12—13	440	175	538	818
13—14	398	227	535	744
14—15	484	325	652	742

Tabelle 41

Kreis Stadt Wiesbaden

Geschlecht und Alter	$1000 \frac{b}{a}$	$1000 \frac{d}{c}$	1000 e	1000 f
männlich				
6¼— 7¼	256	34	281	911
7¼— 8¼	317	58	357	888
8¼— 9¼	368	85	422	872
9¼—10¼	374	83	426	878
10¼—11¼	467	90	515	907
11¼—12¼	487	165	472	851
12¼—13¼	537	217	637	843
13¼—14¼	555	341	707	785
weiblich				
6¼— 7¼	239	44	272	879
7¼— 8¼	297	64	342	868
8¼— 9¼	358	74	406	882
9¼—10¼	420	139	501	838
10¼—11¼	454	125	522	870
11¼—12¼	454	172	548	828
12¼—13¼	498	290	644	773
13¼—14¼	481	384	680	707

Tabelle 42

Kreis Biedenkopf

Geschlecht und Alter	$1000 \frac{b}{a}$	$1000 \frac{d}{c}$	1000 e	1000 f
männlich				
6¾— 7¾	163	38	195	836
7¾— 8¾	138	53	184	750
8¾— 9¾	180	33	207	870
9¾—10¾	182	57	229	795
10¾—11¾	229	62	277	827
11¾—12¾	259	59	303	855
12¾—13¾	269	53	308	873
13¾—14¾	297	37	323	920
weiblich				
6¾— 7¾	135	15	148	912
7¾— 8¾	177	21	194	912
8¾— 9¾	159	24	179	888
9¾—10¾	214	29	237	903
10¾—11¾	212	22	229	926
11¾—12¾	217	62	266	816
12¾—13¾	226	64	276	819
13¾—14¾	259	195	403	643

Tabelle 43

Kreis Dillkreis

Geschlecht und Alter	$1000 \frac{b}{a}$	$1000 \frac{d}{c}$	1000 e	1000 f
männlich				
6¾— 7¾	140	14	152	921
7¾— 8¾	157	16	170	924
8¾— 9¾	204	22	222	919
9¾—10¾	224	31	248	903
10¾—11¾	197	27	219	900
11¾—12¾	230	52	270	852
12¾—13¾	264	83	325	812
13¾—14¾	297	94	363	818
weiblich				
6¾— 7¾	124	11	134	925
7¾— 8¾	186	13	197	944
8¾— 9¾	208	19	223	933
9¾—10¾	232	34	258	899
10¾—11¾	222	29	245	906
11¾—12¾	318	59	358	888
12¾—13¾	257	62	303	848
13¾—14¾	256	123	348	736

Tabelle 44

Kreis Gelnhausen

Geschlecht und Alter	$1000 \frac{b}{a}$	$1000 \frac{d}{c}$	1000 e	1000 f
männlich				
6¾— 7¾	220	47	257	856
7¾— 8¾	252	48	288	875
8¾— 9¾	248	53	288	861
9¾—10¾	291	78	346	841
10¾—11¾	306	87	366	836
11¾—12¾	325	134	415	783
12¾—13¾	334	155	437	764
13¾—14¾	325	159	432	752
weiblich				
6¾— 7¾	221	43	254	870
7¾— 8¾	276	42	306	902
8¾— 9¾	280	46	313	895
9¾—10¾	305	81	361	845
10¾—11¾	328	85	385	852
11¾—12¾	366	116	440	832
12¾—13¾	300	161	413	726
13¾—14¾	327	204	464	705

Tabelle 45

Kreis Hanau-Land

Geschlecht und Alter	$1000\frac{b}{a}$	$1000\frac{d}{c}$	1000 e	1000 f
männlich				
7— 8	324	58	363	893
8— 9	350	67	394	888
9—10	386	100	447	864
10—11	411	67	450	913
11—12	480	157	562	854
12—13	475	96	525	905
13—14	501	192	597	839
14—15	539	205	634	850
weiblich				
7— 8	238	15	249	956
8— 9	357	23	372	960
9—10	397	54	430	923
10—11	388	92	444	874
11—12	469	39	490	957
12—13	454	156	539	842
13—14	473	144	549	862
14—15	423	168	520	813

Tabelle 46

Kreis Limburg

Geschlecht und Alter	$1000\frac{b}{a}$	$1000\frac{d}{c}$	1000 e	1000 f
männlich				
7— 8	169	23	188	899
8— 9	207	37	236	877
9—10	252	47	287	878
10—11	279	41	309	903
11—12	246	58	290	848
12—13	312	75	364	857
13—14	317	112	393	807
14—15	332	150	432	769
weiblich				
7— 8	194	24	213	911
8— 9	206	37	235	877
9—10	236	54	277	852
10—11	255	42	286	892
11—12	250	61	296	845
12—13	328	75	378	868
13—14	324	103	394	822
14—15	360	161	463	778

Tabelle 47
Kreis Main-Taunus

Geschlecht und Alter	$1000 \frac{b}{a}$	$1000 \frac{d}{c}$	1000 e	1000 f
männlich				
6½— 7½	205	41	238	861
7½— 8½	233	36	261	893
8½— 9½	300	91	364	824
9½—10½	301	83	359	836
10½—11½	323	98	389	830
11½—12½	371	115	443	837
12½—13½	399	135	480	831
13½—14½	350	178	466	751
weiblich				
6½— 7½	224	30	247	907
7½— 8½	249	27	269	926
8½— 9½	318	48	351	906
9½—10½	350	77	400	875
10½—11½	356	56	392	908
11½—12½	399	76	445	897
12½—13½	435	108	496	877
13½—14½	461	113	522	883

Tabelle 48
Kreis Oberlahn

Geschlecht und Alter	$1000 \frac{b}{a}$	$1000 \frac{d}{c}$	1000 e	1000 f
männlich				
6¾— 7¾	156	42	191	817
7¾— 8¾	204	26	225	907
8¾— 9¾	217	57	262	828
9¾—10¾	280	22	296	946
10¾—11¾	245	73	300	817
11¾—12¾	289	51	325	889
12¾—13¾	247	96	319	774
13¾—14¾	293	174	416	704
weiblich				
6¾— 7¾	203	24	222	914
7¾— 8¾	248	49	285	870
8¾— 9¾	205	33	231	887
9¾—10¾	229	42	261	877
10¾—11¾	260	73	314	828
11¾—12¾	283	78	339	835
12¾—13¾	294	101	365	805
13¾—14¾	348	120	426	817

Tabelle 49
Kreis Obertaunus

Gsechlecht und Alter	$1000 \frac{b}{a}$	$1000 \frac{d}{c}$	1000 e	1000 f
männlich				
5¾— 6¾	229	19	244	939
6¾— 7¾	254	29	276	920
7¾— 8¾	275	39	303	908
8¾— 9¾	334	61	375	891
9¾—10¾	413	85	463	892
10¾—11¾	403	118	473	852
11¾—12¾	459	111	519	884
12¾—13¾	427	234	561	761
weiblich				
5¾— 6¾	244	40	274	891
6¾— 7¾	238	41	269	885
7¾— 8¾	281	28	301	934
8¾— 9¾	363	66	405	896
9¾—10¾	357	67	400	892
10¾—11¾	423	136	501	844
11¾—12¾	365	135	451	809
12¾—13¾	427	213	549	778

Tabelle 50
Kreis Rheingau

Geschlecht und Alter	$1000 \frac{b}{a}$	$1000 \frac{d}{c}$	1000 e	1000 f
männlich				
6— 7	217	5	221	982
7— 8	223	11	232	961
8— 9	281	37	308	912
9—10	301	47	334	901
10—11	316	78	369	856
11—12	318	95	383	830
12—13	338	59	377	897
13—14	348	157	450	773
weiblich				
6— 7	186	42	220	845
7— 8	184	18	199	925
8— 9	279	26	298	936
9—10	272	59	315	863
10—11	299	53	336	890
11—12	413	52	444	930
12—13	364	73	410	888
13—14	357	111	428	834

Tabelle 51

Kreis Schlüchtern

Geschlecht und Alter	$1000 \frac{b}{a}$	$1000 \frac{d}{c}$	1000 e	1000 f
männlich				
6¾— 7¾	168	43	204	824
7¾— 8¾	154	26	176	875
8¾— 9¾	226	49	264	856
9¾—10¾	189	41	222	851
10¾—11¾	226	97	301	751
11¾—12¾	284	95	352	807
12¾—13¾	332	82	387	858
13¾—14¾	384	167	487	789
weiblich				
6¾— 7¾	145	33	173	838
7¾— 8¾	217	26	237	916
8¾— 9¾	183	58	230	796
9¾—10¾	214	35	242	884
10¾—11¾	220	55	263	837
11¾—12¾	274	98	345	794
12¾—13¾	275	120	362	760
13¾—14¾	296	135	391	757

Tabelle 52

Kreis Untertaunus

Geschlecht und Alter	$1000 \frac{b}{a}$	$1000 \frac{d}{c}$	1000 e	1000 f
männlich				
6½— 7½	165	46	203	813
7½— 8½	199	64	250	796
8½— 9½	228	99	304	750
9½—10½	237	87	303	782
10½—11½	257	146	365	704
11½—12½	274	208	425	645
12½—13½	302	201	442	683
13½—14½	312	313	527	592
weiblich				
6½— 7½	197	49	236	835
7½— 8½	232	26	252	921
8½— 9½	229	18	243	942
9½—10½	255	65	303	842
10½—11½	291	46	324	898
11½—12½	338	101	405	835
12½—13½	361	79	411	878
13½—14½	407	125	481	846

Tabelle 53

Kreis Usingen

Geschlecht und Alter	$1000\,\frac{b}{a}$	$1000\,\frac{d}{c}$	1000 e	1000 f
männlich				
6¾— 7¾	194	90	267	727
7¾— 8¾	293	75	346	847
8¾— 9¾	283	118	368	769
9¾—10¾	265	70	316	839
10¾—11¾	323	111	398	812
11¾—12¾	335	140	428	783
12¾—13¾	359	231	507	708
13¾—14¾	243	219	409	594
weiblich				
6¾— 7¾	189	68	244	775
7¾— 8¾	289	36	315	917
8¾— 9¾	285	57	326	874
9¾—10¾	291	132	385	756
10¾—11¾	235	90	304	773
11¾—12¾	336	175	452	743
12¾—13¾	322	136	414	778
13¾—14¾	270	232	439	615

Tabelle 54

Kreis Wetzlar

Geschlecht und Alter	$1000\,\frac{b}{a}$	$1000\,\frac{d}{c}$	1000 e	1000 f
männlich				
6¾— 7¾	146	6	151	967
7¾— 8¾	189	19	204	926
8¾— 9¾	236	26	256	922
9¾—10¾	261	38	289	903
10¾—11¾	257	53	206	868
11¾—12¾	273	54	312	875
12¾—13¾	327	69	373	877
13¾—14¾	313	124	398	786
weiblich				
6¾— 7¾	147	31	173	850
7¾— 8¾	202	11	211	957
8¾— 9¾	237	30	260	912
9¾—10¾	216	58	261	828
10¾—11¾	278	67	326	853
11¾—12¾	302	62	345	875
12¾—13¾	283	83	343	825
13¾—14¾	285	155	396	720

Tabelle 55

Kreis	K (e)	A (e)	M (e)	$1000 \frac{A(e)}{M(e)}$	K (f)	A (f)	M (f)
Darmstadt-Stadt . .	308,2	30,7	278	110	825,8	—16,9	843
Gießen-Stadt . . .	350,3	37,3	341	109	895,0	—20,5	900
Offenbach-Stadt . .	318,5	31,3	295	106	805,6	—15,0	817
Alsfeld	299,1	30,0	299	100	888,1	—12,3	888
Bergstraße	304,2	31,2	296	105	819,0	—23,1	825
Büdingen	371,0	33,0	363	91	846,9	—22,6	853
Darmstadt-Land . .	287,1	32,1	255	126	839,1	—14,9	854
Dieburg	315,0	26,4	295	89	805,0	—20,4	820
Erbach	263,4	20,8	253	82	812,1	— 5,8	815
Friedberg	491,9	46,6	457	102	874,5	—14,5	885
Gießen-Land . . .	303,8	30,5	296	103	874,9	—16,3	879
Groß-Gerau	330,5	36,0	304	118	839,5	—18,9	854
Lauterbach	329,7	26,9	330	82	881,2	—11,8	881
Offenbach-Land . .	350,8	41,0	320	128	734,2	— 8,5	741
Fulda-Stadt . . .	380,3	29,5	358	82	775,1	—24,0	793
Kassel-Stadt . . .	401,4	35,9	392	92	835,9	—28,6	843
Marburg-Stadt . . .	348,0	46,8	325	144	867,2	— 5,7	870
Eschwege	318,1	28,0	311	90	915,6	— 6,5	917
Frankenberg . . .	191,5	22,9	174	126	867,4	—18,3	881
Fritzlar-Homberg .	349,4	30,6	334	92	885,8	—10,6	891
Fulda-Land	350,6	31,3	328	95	844,7	— 8,2	851
Hersfeld	320,1	30,5	297	103	878,6	—11,6	887
Hofgeismar	316,0	27,6	309	89	858,7	—10,9	861
Hünfeld	315,0	30,0	292	103	767,4	—26,3	787
Kassel-Land . . .	297,6	31,0	290	107	882,3	—10,5	885
Marburg-Land . .	259,4	25,4	247	103	839,5	— 8,0	844
Melsungen	353,7	38,7	325	119	804,8	—19,2	819
Rotenburg	359,0	20,0	344	58	836,4	— 5,9	841
Waldeck	279,0	24,5	261	94	874,4	—15,5	886
Witzenhausen . . .	283,9	23,3	278	84	867,9	—20,8	873
Wolfhagen	296,8	29,4	282	104	853,5	—13,4	860
Ziegenhain	283,5	28,1	262	107	835,6	—18,2	849
Frankfurt	372,6	38,0	363	105	865,9	—16,8	870
Hanau-Stadt . . .	460,9	43,6	417	105	847,4	—17,3	865
Wiesbaden	489,5	57,9	475	122	848,8	—17,6	853
Biedenkopf	247,4	25,6	228	112	846,0	— 8,0	853
Dillkreis	252,2	28,5	231	123	883,0	—20,3	898
Gelnhausen	360,3	28,5	339	84	824,7	—22,3	841
Hanau-Land . . .	472,8	39,4	433	91	887,1	—12,8	900
Limburg	315,1	33,1	282	117	855,2	—15,4	871
Main-Taunus . . .	382,6	37,5	364	103	865,1	— 8,7	869
Oberlahnkreis . . .	298,6	26,4	279	95	844,7	—15,5	856
Obertaunuskreis . .	397,8	44,4	409	109	873,5	—18,1	869
Rheingaukreis . . .	332,8	33,1	333	99	888,9	—13,9	889
Schlüchtern	289,8	35,1	263	133	824,6	—11,8	833
Untertaunuskreis . .	342,1	39,5	322	123	797,6	—17,3	806
Usingen	369,9	25,1	351	72	769,4	—22,6	786
Wetzlar	287,1	31,5	263	120	871,5	—19,0	886

Tabelle 56

Kreis	Landwirtschaftl. Bevölkerung in %	Gruppe	Zahl der Proben nach Moro	Statistisches Gewicht
Darmstadt-Stadt	2,7	II	8285	17
Gießen-Stadt	3,1	II	4683	10
Offenbach-Stadt	1,3	II	8074	17
Alsfeld	52,9	V	9330	19
Bergstraße	20,5	III	25614	53
Büdingen	45,2	V	11294	23
Darmstadt-Land	19,5	III	9003	19
Dieburg	29,6	IV	8334	17
Erbach	36,6	IV	8354	17
Friedberg	24,5	III	16174	34
Gießen-Land	38,3	IV	10760	22
Groß-Gerau	15,0	III	14213	29
Lauterbach	53,7	V	7038	15
Offenbach-Land	9,4	III	13067	27
Fulda-Stadt	2,0	II	4632	10
Kassel-Stadt	1,6	I	11837	25
Marburg-Stadt	2,9	II	2775	6
Eschwege	30,3	IV	9235	19
Frankenberg	52,8	V	7574	16
Fritzlar-Homberg	40,3	V	12148	25
Fulda-Land	43,9	V	14064	29
Hersfeld	27,4	IV	8867	18
Hofgeismar	41,4	V	9019	19
Hünfeld	53,9	V	5786	12
Kassel-Land	20,2	III	9080	19
Marburg-Land	46,5	V	12203	25
Melsungen	34,7	IV	6606	14
Rotenburg	33,9	IV	7928	16
Waldeck	46,6	V	12215	25
Witzenhausen	28,7	IV	5749	12
Wolfhagen	49,2	V	5270	11
Ziegenhain	45,6	V	8383	17
Frankfurt	1,7	I	35144	73
Hanau-Stadt	1,4	II	2873	6
Wiesbaden	4,1	I	20283	42
Biedenkopf	34,9	IV	9318	19
Dillkreis	23,8	III	11616	24
Gelnhausen	35,9	IV	10145	21
Hanau-Land	17,7	III	9715	20
Limburg	26,4	IV	9926	21
Main-Taunus	17,6	III	10053	21
Oberlahnkreis	34,0	IV	9140	19
Obertaunuskreis	8,0	III	7958	17
Rheingaukreis	28,7	IV	7606	16
Schlüchtern	44,8	V	6426	13
Untertaunuskreis	46,0	V	6423	13
Usingen	46,6	V	3856	8
Wetzlar	24,9	III	14618	30
Land Hessen	.	.	482694	1000

Tabelle 57 siehe Seite 105.

Tabelle 58

Kreis bzw. Gruppe	100 M(e) ± 1000 μ	1000 M (f) ± 1000 μ
Darmstadt-Stadt	278 ± 7	843 ± 27
Gießen-Stadt	341 ± 9	900 ± 35
Offenbach-Stadt	295 ± 7	817 ± 27
Alsfeld	299 ± 7	888 ± 26
Bergstraße	296 ± 4	825 ± 15
Büdingen	363 ± 6	853 ± 23
Darmstadt-Land	255 ± 7	854 ± 26
Dieburg	295 ± 7	820 ± 27
Erbach	253 ± 7	815 ± 27
Friedberg	457 ± 5	885 ± 19
Gießen-Land	296 ± 6	879 ± 24
Groß-Gerau	304 ± 5	854 ± 21
Lauterbach	330 ± 7	881 ± 29
Offenbach-Land	320 ± 6	741 ± 21
Fulda-Stadt	358 ± 9	793 ± 35
Kassel-Stadt	392 ± 6	843 ± 22
Marburg-Stadt	325 ± 12	870 ± 46
Eschwege	311 ± 7	917 ± 26
Frankenberg	174 ± 7	881 ± 28
Fritzlar-Homberg	334 ± 6	891 ± 22
Fulda-Land	328 ± 5	851 ± 21
Hersfeld	297 ± 7	887 ± 26
Hofgeismar	309 ± 7	861 ± 26
Hünfeld	292 ± 8	787 ± 32
Kassel-Land	290 ± 7	885 ± 26
Marburg-Land	247 ± 6	844 ± 22
Melsungen	325 ± 8	819 ± 30
Rotenburg	344 ± 7	841 ± 28
Waldeck	261 ± 6	886 ± 22
Witzenhausen	278 ± 8	873 ± 32
Wolfhagen	282 ± 9	860 ± 34
Ziegenhain	262 ± 7	849 ± 27
Frankfurt	363 ± 3	870 ± 13
Hanau-Stadt	417 ± 12	865 ± 46
Wiesbaden	475 ± 4	853 ± 17
Biedenkopf	228 ± 7	853 ± 26
Dillkreis	231 ± 6	898 ± 23
Gelnhausen	339 ± 6	841 ± 24
Hanau-Land	433 ± 6	900 ± 25
Limburg	282 ± 6	871 ± 24
Main-Taunus	364 ± 6	869 ± 24
Oberlahnkreis	279 ± 7	856 ± 26
Obertaunuskreis	409 ± 7	869 ± 27
Rheingaukreis	333 ± 7	889 ± 28
Schlüchtern	263 ± 8	833 ± 31
Untertaunuskreis	322 ± 8	806 ± 31
Usingen	351 ± 10	786 ± 39
Wetzlar	263 ± 5	886 ± 20
Gruppe I	402 ± 2,4	860 ± 9,4
Gruppe II	321 ± 3,6	841 ± 13,7
Gruppe III	327 ± 1,7	856 ± 6,5
Gruppe IV	296 ± 1,9	860 ± 7,3
Gruppe V	295 ± 1,8	857 ± 6,8

Tabelle 59
Juden

Geschlecht und Alter	$1000 \frac{b}{a}$	$1000 \frac{d}{c}$	1000 e	1000 f
männlich				
2	75	63	133	564
3	113	77	181	624
4	169	103	255	663
5	263	47	298	883
6	457	49	484	944
7	451	118	516	874
8	471	85	516	913
9	489	100	540	906
10	577	221	670	861
11	621	183	690	900
12	554	387	727	762
13	565	413	745	758
14	633	532	828	764
15	766	415	863	888
16	743	444	857	807
17	829	250	872	951
18	858	474	925	928
19	880	818	978	900
20	892	667	964	925
21	871	444	928	939
22	947	600	979	967
23	896	1000	1000	896
24	880	857	983	895
25 u. mehr	930	778	984	945
weiblich				
2	116	67	175	663
3	138	17	153	902
4	152	22	171	889
5	251	61	297	845
6	368	115	441	834
7	435	24	449	969
8	430	75	473	909
9	551	86	590	934
10	488	209	595	820
11	564	202	652	865
12	560	333	707	792
13	592	411	760	779
14	538	409	727	740
15	699	259	777	900
16	793	263	847	936
17	838	304	887	945
18	833	526	921	904
19	850	762	964	882
20	923	833	987	935
21	868	625	950	914
22	924	533	965	958
23	883	679	962	918
24	895	655	964	928
25 u. mehr	900	682	968	930

Tabelle 60
Polen

Geschlecht und Alter	$1000 \frac{b}{a}$	$1000 \frac{d}{c}$	1000 e	1000 f
männlich				
2	104	27	128	812
3	109	25	131	832
4	185	24	205	902
5	232	87	299	776
6	424	71	465	912
7	418	78	463	903
8	416	125	489	851
9	577	70	607	951
10	538	154	609	883
11	653	111	703	929
12	610	171	677	901
13	568	137	627	906
14	608	318	733	829
15	732	156	774	946
16	781	227	831	940
17	750	259	815	920
18	783	59	796	984
19	877	77	886	990
20	897	300	928	967
21	922	500	961	959
22	922	476	959	961
23	943	571	976	966
24	941	632	978	962
25 u. mehr	952	613	981	970
weiblich				
2	97	26	120	808
3	131	48	173	757
4	175	20	191	916
5	278	25	296	939
6	336	45	366	918
7	418	48	446	937
8	493	133	560	880
9	547	83	585	935
10	611	263	713	857
11	669	154	720	929
12	658	123	700	940
13	685	257	766	894
14	682	275	769	887
15	719	312	807	891
16	787	100	808	974
17	800	267	853	938
18	838	118	857	978
19	889	385	932	954
20	842	444	912	923
21	872	333	915	953
22	886	358	927	956
23	917	400	950	965
24	905	420	945	958
25 u. mehr	932	486	965	966

Tabelle 61
Ukrainer

Geschlecht und Alter	$1000\,\frac{b}{a}$	$1000\,\frac{d}{c}$	1000 e	1000 f
männlich				
2	80	50	126	635
3	128	43	165	776
4	183	26	204	897
5	201	50	241	834
6	366	61	405	904
7	377	51	409	922
8	409	71	451	907
9	466	80	509	916
10	429	38	451	951
11	559	149	625	894
12	504	228	617	817
13	643	324	759	847
14	643	379	778	826
15	762	280	829	919
16	795	316	860	924
17	866	200	893	970
18	819	235	862	950
19	864	300	905	955
20	915	100	924	990
21	908	500	954	952
22	947	333	965	981
23	908	409	946	960
24	931	316	953	977
25 u. mehr	962	375	976	986
weiblich				
2	126	58	177	712
3	100	37	133	752
4	163	32	190	858
5	260	98	333	781
6	371	31	390	951
7	389	62	427	911
8	420	35	440	955
9	556	103	602	924
10	478	157	560	854
11	559	261	674	829
12	576	185	654	881
13	646	278	744	868
14	632	167	693	912
15	719	300	803	895
16	728	174	775	939
17	750	150	788	952
18	830	412	900	922
19	828	188	860	063
20	865	188	890	972
21	876	182	899	974
22	899	269	926	971
23	907	405	945	960
24	919	400	951	966
25 u. mehr	947	259	961	985

Tabelle 62
Litauer

Geschlecht und Alter	$1000 \frac{b}{a}$	$1000 \frac{d}{c}$	1000 e	1000 f
männlich				
2	67	18	84	798
3	149	—	149	1000
4	192	26	213	901
5	138	17	153	902
6	248	15	259	958
7	320	125	405	790
8	376	102	440	855
9	364	40	389	936
10	385	54	418	921
11	468	39	489	957
12	347	188	470	738
13	500	194	597	838
14	453	250	590	768
15	629	62	652	965
16	528	136	592	892
17	710	250	782	908
18	685	286	775	884
19	766	250	824	930
20	905	250	929	974
21	875	364	920	951
22	929	500	964	964
23	887	818	979	906
24	959	333	973	986
25 u. mehr	915	700	974	939
weiblich				
2	63	30	91	692
3	97	45	138	703
4	77	36	110	700
5	268	—	268	1000
6	281	44	313	898
7	232	53	273	850
8	368	80	419	878
9	350	95	412	850
10	427	103	486	879
11	442	48	469	942
12	511	83	552	926
13	566	346	716	791
14	534	136	597	894
15	535	138	599	893
16	611	—	611	1000
17	791	100	812	974
18	743	111	772	962
19	768	200	814	943
20	873	333	915	954
21	802	273	856	937
22	884	250	913	968
23	869	286	906	959
24	880	571	949	927
25 u. mehr	943	500	972	970

Tabelle 63
Letten

Geschlecht und Alter	$1000 \frac{b}{a}$	$1000 \frac{d}{c}$	1000 e	1000 f
männlich				
2	29	—	29	1000
3	48	—	48	1000
4	123	—	123	1000
5	171	32	198	864
6	221	12	230	961
7	248	72	302	821
8	328	78	380	863
9	374	100	437	856
10	393	34	414	949
11	461	179	557	828
12	429	71	470	913
13	427	77	471	907
14	480	182	575	835
15	534	300	674	792
16	590	69	618	955
17	662	158	715	926
18	743	167	786	945
19	792	222	838	945
20	837	—	837	1000
21	857	143	877	977
22	884	667	961	920
23	927	750	982	944
24	867	667	956	907
25 u. mehr	964	1000	1000	964
weiblich				
2	53	20	72	736
3	59	13	71	831
4	203	48	241	842
5	340	51	374	909
6	230	28	252	913
7	365	—	365	1000
8	367	47	397	924
9	445	85	492	904
10	469	67	505	929
11	423	109	486	870
12	418	200	534	783
13	500	56	528	947
14	405	146	492	823
15	472	140	546	864
16	588	122	638	922
17	574	152	639	898
18	739	158	780	947
19	636	136	686	927
20	722	353	820	880
21	818	—	818	1000
22	746	300	822	908
23	916	—	916	1000
24	837	333	891	939
25 u. mehr	840	333	893	941

Tabelle 64
Gemischte Balten

Geschlecht und Alter	$1000 \frac{b}{a}$	$1000 \frac{d}{c}$	1000 e	1000 f
männlich				
2	108	39	143	755
3	102	28	127	803
4	145	41	180	806
5	209	60	256	816
6	270	35	296	912
7	351	74	399	880
8	358	38	382	937
9	354	33	375	944
10	373	81	424	880
11	450	151	533	844
12	395	127	472	837
13	408	122	480	850
14	575	286	697	825
15	536	100	582	921
16	607	130	658	922
17	685	200	748	916
18	808	167	840	962
19	788	333	859	917
20	826	143	851	971
21	957	500	978	979
22	915	500	958	955
23	960	1000	1000	960
24	927	667	976	950
25 u. mehr	924	667	975	948
weiblich				
2	83	16	98	847
3	111	14	123	902
4	189	42	223	848
5	154	10	162	951
6	270	11	278	971
7	308	72	358	860
8	406	67	446	910
9	400	72	443	903
10	417	109	481	867
11	393	96	451	871
12	504	128	567	889
13	468	130	537	872
14	514	222	622	826
15	568	194	652	871
16	739	—	739	1000
17	589	30	601	980
18	707	118	742	953
19	868	—	868	1000
20	855	—	855	1000
21	825	250	869	949
22	875	429	929	942
23	859	273	897	958
24	845	200	876	965
25 u. mehr	925	222	942	982

Tabelle 65
Alle Lagerinsassen

Geschlecht und Alter	$1000\,\frac{b}{a}$	$1000\,\frac{d}{c}$	1000 e	1000 f
männlich				
2	88	39	124	710
3	118	41	154	766
4	180	38	211	853
5	221	53	262	844
6	329	53	365	901
7	372	83	424	877
8	414	77	459	902
9	449	84	495	907
10	471	108	528	892
11	550	171	627	877
12	499	222	610	818
13	537	223	640	839
14	585	343	727	805
15	685	240	761	900
16	706	244	778	907
17	763	270	827	923
18	791	294	852	928
19	852	319	899	948
20	879	242	908	968
21	902	458	947	952
22	929	469	962	966
23	920	662	973	946
24	929	551	968	960
25 u. mehr	952	625	982	969
weiblich				
2	101	47	143	706
3	114	36	146	781
4	158	31	184	859
5	256	46	290	883
6	308	46	340	906
7	373	45	401	930
8	413	71	455	908
9	488	92	535	912
10	494	144	567	871
11	535	147	603	887
12	532	188	620	858
13	581	275	696	835
14	570	258	681	837
15	638	218	719	887
16	711	127	748	951
17	757	192	804	942
18	792	246	843	940
19	825	327	882	905
20	853	373	908	939
21	862	320	906	951
22	885	377	928	954
23	904	397	942	960
24	901	466	947	951
25 u. mehr	927	519	965	961

Tabelle 66

Gruppe	A (e)	M (e)	$1000 \frac{A(e)}{M(e)}$	A (f)	M (f)
Juden	41,5	617	67	—21,6	855
Polen	37,3	614	61	— 1,6	904
Ukrainer	38,8	566	69	—10,8	892
Litauer	37,7	463	81	— 4,6	869
Letten	28,5	445	64	— 5,9	891
Gemischte Balten	29,8	456	65	— 9,3	882
Alle Lagerinsassen	39,2	545	72	—11,0	877

Tabelle 67

Alle Lagerinsassen, beide Geschlechter

Alter	$1000 \frac{b}{a}$	$1000 \frac{d}{c}$	1000 c	1000 f
2	95	43	134	709
3	116	38	150	773
4	169	35	198	854
5	239	50	277	863
6	318	49	351	906
7	373	64	413	903
8	413	74	456	906
9	469	88	516	909
10	482	125	547	881
11	542	159	615	881
12	516	205	615	839
13	559	248	668	837
14	577	297	703	821
15	661	228	738	896
16	709	181	762	930
17	759	228	814	932
18	792	271	848	934
19	837	324	890	940
20	864	323	908	952
21	878	370	923	951
22	902	405	942	958
23	910	476	953	955
24	912	490	955	955
25 u. mehr	938	556	972	965

Tabelle 68

Alter x	$1000\ e_x$	$1000\ e^L_x$	$1000\ e^P_x$
0	.	—	—
1	.	74	57
2	134	142	115
3	150	205	173
4	198	264	230
5	277	318	287
6	351	368	342
7	413	415	396
8	456	458	448
9	516	498	498
10	547	535	545
11	615	569	589
12	615	601	631
13	668	630	670
14	703	657	706
15	738	682	740
16	762	706	770
17	814	727	798
18	848	748	824
19	890	766	846
20	908	783	867
21	923	799	885
22	942	814	901
23	953	828	916
24	955	840	928
25 und mehr	972	.	.

Tabelle 57

Gruppe	A (e)	M (e)	$1000\,\frac{A(e)}{M(e)}$	A (f)	M (f)
I	43,6	402	108	—19,1	860
II	34,3	321	107	—17,0	841
III	36,0	327	110	—16,3	856
IV	28,2	296	95	—13,9	860
V	29,2	295	99	—14,3	857

Klinische Beobachtungen über die Tuberkulinpositivität sowie über den Impferfolg

Von W. Catel und M. Daelen

Während in dem voraufgehenden Kapitel die im Zusammhang mit der *Callmette*schen Vaccination in Hessen gesammelten Beobachtungen eine mathematisch-statistische Bearbeitung erfuhren, sollen sie im folgenden mehr vom klinischen Standpunkt aus besprochen werden.

1. Über die Tuberkulinpositivität

Der Umfang des natürlichen Tuberkuloseschutzes in Hessen wurde zu Beginn der Impfaktion bei den 6—14 jährigen Kindern in den 18 Kreisen des Landes durch Explorierung der Tuberkulinpositivität festgestellt. Später wurden diese Untersuchungen auch auf die 4- und 5- sowie die 15- und 16jährigen Kinder ausgedehnt.

Die Prüfung wurde so vorgenommen, daß zunächst die *Moro*-Pflasterprobe (mit dänischem Tuberkulin) angelegt wurde. Ergab deren Ablesung einen negativen Befund, so wurde die exaktere intrakutane Probe nach *Mendel-Mantoux* mit 33 Tuberkulineinheiten (1 TE = $^{1}/_{100}$ mg Alt-Tuberkulin) angelegt und deren Resultat frühestens nach 48 Stunden bestimmt.

Die erste Auswertung der Befunde erfolgte, nachdem die Pflasterprobe bei 195 515 Kindern im Alter von 6—14 Jahren ausgeführt, ihr Ergebnis bei 168 242 Kindern abgelesen war: 117 570 reagierten negativ. Bei 72 682 Kindern dieser Gruppe konnte anschließend die *Mendel-Mantoux*sche Probe angestellt werden, wobei weitere 4885 Kinder positiv reagierten.

Bei analysierender Betrachtung dieser Resultate waren hauptsächlich zwei Fragen von Interesse:

1. Ergibt das vergleichende Studium der *Moro*-Pflasterprobe mit dänischem Tuberkulin und der *Mendel-Mantoux*-Probe mit 33 TE altersbedingte Unterschiede ihrer Zuverlässigkeit?
2. Ist der Umfang der Tuberkulinpositivität in den verschiedenen Kreisen bzw. Städten Hessens ein verschiedener?

ad 1. Altersbedingte Differenzen waren bei der morphologisch-funktionellen Verschiedenheit des Integuments in den einzelnen Abschnitten der Kindheit auch bezüglich der Permeabilität von vornherein wahrscheinlich und fanden durch die vergleichenden Untersuchungen und statistischen Berechnungen innerhalb der einzelnen Altersstufen ihre Bestätigung. Sie lassen sich, wie in Kapitel 2 bereits angedeutet wurde, dahin zusammenfassen, daß die *Moro*-Pflasterprobe nur etwa bis zum Schulbeginn ausreichend ist, um Kinder, die tuberkulös infiziert sind und sich bereits jenseits der anteallergischen Phase befinden, zu erkennen.

Nach dem sechsten Lebensjahr nimmt die Zuverlässigkeit der *Moro*-Probe um so mehr ab, je älter das Kind ist: In Kapitel 4 wurde gezeigt, daß zwischen 6 und 8 Jahren ungefähr 13%, zwischen 15 und 16 Jahren aber etwa 25% der Untersuchten erst bei der *Mendel-Mantoux*schen Probe als tuberkulös infiziert festgestellt wurden.

Diese Zusammenhänge werden sowohl bei der Bestimmung des Verhältnisses zwischen positiver *Moro-* und *Mendel-Mantoux*-Reaktion in den verschiedenen Altersklassen einer

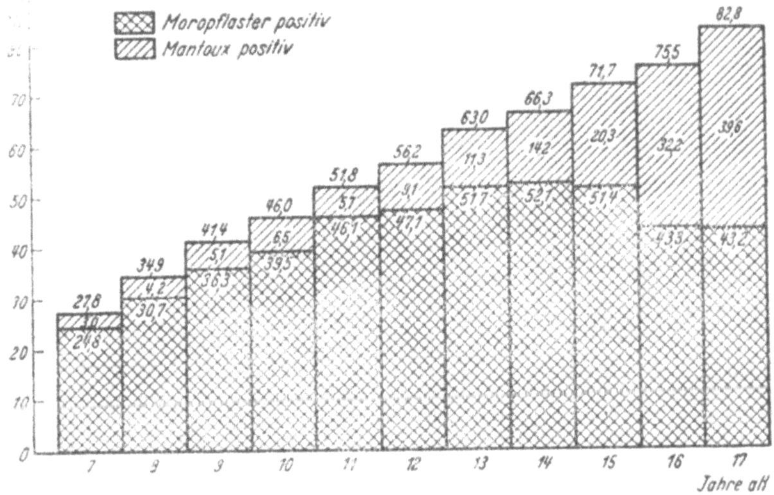

Abb. 1 Ergebnisse auf 100 Untersuchte in Wiesbaden

Stadt (Abb. 1.) als auch bei Zusammenfassung aller Untersuchungen in 18 hessischen Kreisen im ausgeglichenen Kurvenbild (Abb. 2) deutlich. Bei Verbreiterung der Kurve durch Einbeziehung auch der 4 bis 6-Jährigen sowie der 15- und 16-Jährigen in die

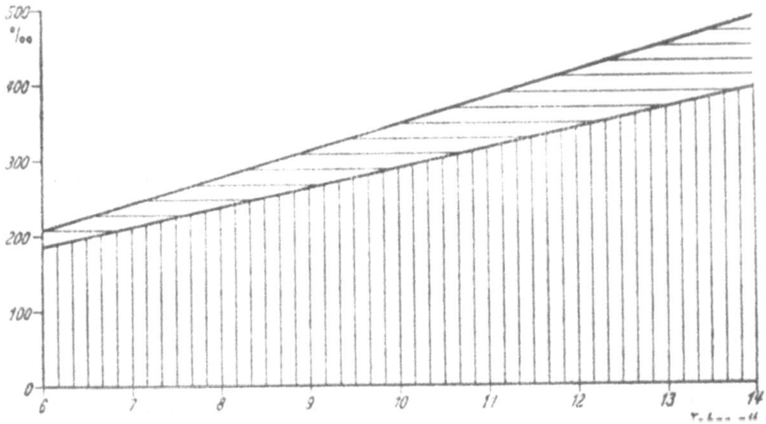

Abb. 2 Ergebnisse auf 100 Untersuchte in 18 hessischen Kreisen

vergleichenden Erhebungen wird die alterbedingte Differenz in dem Ausfall der verschiedenen Tuberkulinproben noch sichtbarer, wie das Diagramm Abb. 3 illustriert.

Interessant ist die weitere, aus den statistischen Berechnungen *Freudenbergs* hervorgehende Tatsache, daß **bei Mädchen die Pflasterprobe etwas häufiger als bei Knaben positiv ausfällt.** Diese über die Zufallsgrenze hinausgehende

Differenz dürfte ebenfalls auf morphologischen Unterschieden in der Hautbeschaffenheit beruhen: Die Struktur des Integuments ist also nicht nur in Abhängigkeit vom Lebensalter, sondern auch vom Geschlecht eine verschiedene.

Während *Hamburger* und *Monti* noch zu Beginn des 20. Jahrhunderts feststellten, daß bis zum 5. Lebensjahr 52%, bis zum 14. bereits 94% der Wiener Bevölkerung auf Grund des positiven Ausfalls der Hautprobe als tuberkuloseinfiziert anzusprechen waren, geht aus den hessischen Untersuchungen hervor, daß mit 15 bis 16 Jahren nur 53,7% Knaben und 50,5% Mädchen eine positive Hautreaktion aufwiesen. Über ein Absinken der

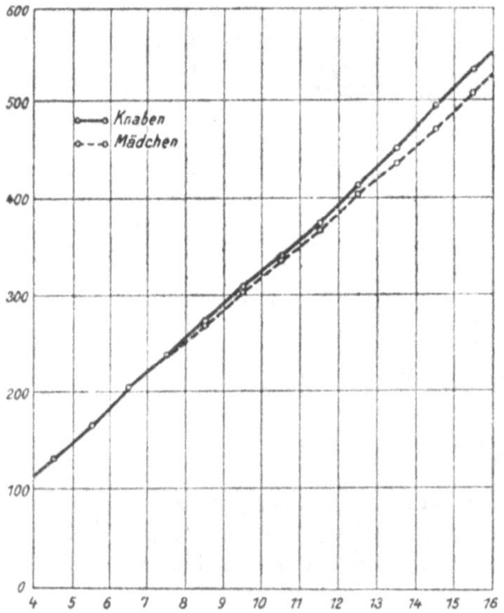

Abb. 3

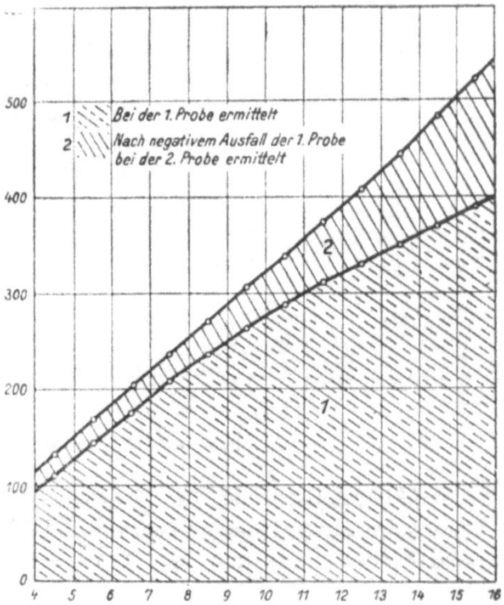

Abb. 4

Tuberkulinpositive auf 1000 Untersuchte in Hessen (nahezu 500 000 Kinder)

lokalen Tuberkulinempfindlichkeit wurde auch von anderen Autoren berichtet; so stellte z. B. *Mutschler* in 1940 bis 1943 durchgeführten Untersuchungen fest, daß in der Altersgruppe 0—4 Jahre 17%, in der Altersgruppe 5—9 Jahre 34%, in der Altersgruppe 10 bis 14 Jahre 57% Gesamtpositive vorhanden waren. Das Resultat der in Hessen 1947/48 vorgenommenen Tuberkulinprüfungen ist um so bemerkenswerter, als die Exposition der Kinder infolge der Nachkriegsverhältnisse zweifellos groß war.

Im einzelnen ergaben die Ermittlungen *Freudenbergs* ein gleichmäßiges Ansteigen der Tuberkulinpositivität bei Knaben und Mädchen bis etwa zur Pubertät; danach — bis zum 16. Lebensjahr — nimmt die Kurve bei den Knaben einen deutlich steileren Verlauf, während sie bei den Mädchen unverändert linear ansteigt (vgl. Abb. 4).

ad 2. Zur Beantwortung der zweiten Frage nach dem Umfang der Tuberkulinpositivität in den verschiedenen Kreisen Hessens teilten wir diese in fünf Gruppen auf:

I. Stadtkreise mit mehr als 100 000 Einwohnern
II. Stadtkreise mit weniger als 100 000 Einwohnern
III. Landkreise mit weniger als 25% landwirtschaftlich tätiger Bevölkerung
IV. Landkreise mit 25—40% landwirtschaftlich tätiger Bevölkerung
V. Landkreise mit mehr als 40% landwirtschaftlich tätiger Bevölkerung.

Die Differenzen zwischen den Werten der Gruppe IV und V erwiesen sich als so klein, daß wir beide Gruppen der klareren Darstellung wegen rechnerisch in einer Gruppe zusammenfaßten.

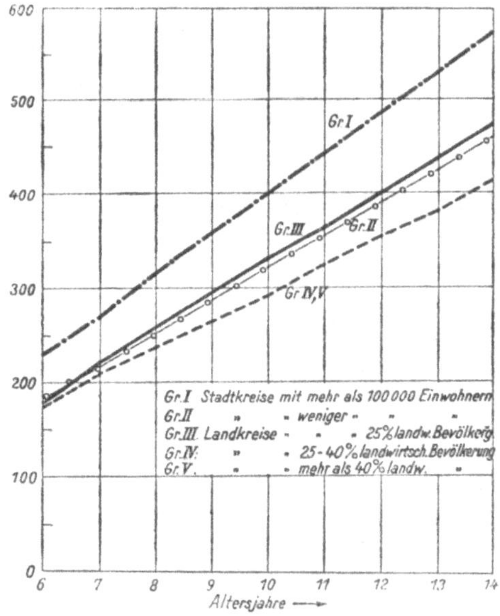

Abb. 5 Tuberkulinpositive auf 1000 Untersuchte in Hessen (nahezu 500 000 Kinder)

Aus Abb. 5 erkennt man ein gleichmäßiges Absinken der Tuberkulinpositivität von Gruppe I nach Gruppe IV/V, was unseres Erachtens mehr mit der Abnahme der Exposi-

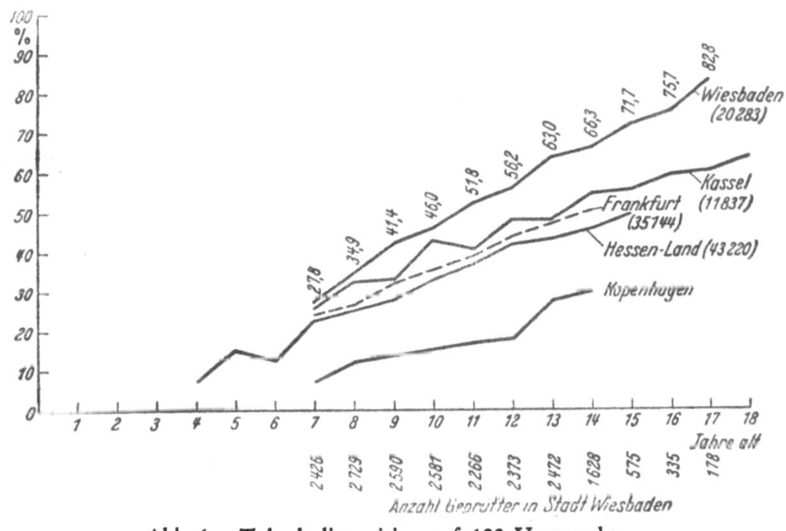

Abb. 6 Tuberkulinpositive auf 100 Untersuchte

tion als mit der Zunahme der Kalorien in den ländlichen Bezirken stehen dürfte. Die Durchseuchung steigt also im Schulalter mit der Industrialisierung und der Ortsgröße an.

Betrachtet man nunmehr noch die drei Großstädte der I. Gruppe (Frankfurt, Kassel und Wiesbaden) gesondert, so bemerkt man (vgl. Abb. 6), daß Wiesbaden auch bei Berücksichtigung des signifikanten Wertes merkwürdig aus dem Rahmen fällt. Bei der Größenordnung der Differenzen kann dies weder auf einem Zufall beruhen, noch kann es durch verschiedene Auslese oder als Folge einer verschiedenen Methodik erklärt werden. Die Ursache des Unterschiedes des Durchseuchungsgrades zwischen Wiesbaden einerseits, Frankfurt und Kassel andererseits ist vorläufig unklar. Vielleicht spielen klimatische Besonderheiten eine Rolle, da Wiesbaden nach den Untersuchungen von *Curry* ein ausgesprochenes Warmluftklima mit Verschiebung der vegetativen Regulationen nach der sympathischen Seite und Steigerung exsudativ-entzündlicher Symptome aufweist.

2. Über den Impferfolg

In anderem Zusammenhang wurde bereits erwähnt (vgl. Kapitel 2) daß die erste Voraussetzung eines wirksamen Tuberkuloseschutzes, nämlich die Erzeugung einer spezifischen Allergie, durch die *Calmette*sche Vaccination tatsächlich erfüllt wird: In Hessen zeigten 95—99,5% der Geimpften nach wenigen Wochen eine deutliche, mitunter sogar auffallend starke lokale Tuberkulinempfindlichkeit. Freilich ist die bedeutsame Frage nach der Duration des Impfschutzes beim Menschen vorläufig noch nicht eindeutig zu beantworten. Aus Untersuchungen von *Anderson* und *Belfrage*, die BCG-Geimpfte, in ansteckungsfreiem Milieu lebende Personen auf die Dauer der lokalen Tuberkulinempfindlichkeit kontrollierten, darf mit gewisser Wahrscheinlichkeit gefolgert werden, daß sie bis zu 10 Jahren fortbestehen kann. *Wallgren* beobachtete freilich, daß sie in Ausnahmefällen schon nach einem Jahr, viele Male schon nach zwei Jahren erloschen war. Deshalb empfiehlt der Autor mehrfache Kontrolle der Tuberkulinempfindlichkeit im Alter von 3, 7, 10, 15 und 20 Jahren und bei eintretender Negativität der Tuberkulinproben erneute BCG-Impfung. *Lütgerath* überprüfte die lokale Tuberkulinempfindlichkeit der in Hessen vaccinierten Kinder ein Jahr nach der Impfung. Er stellte einen Rückgang der Tuberkulinpositivität um 2,2% fest.

Weitere Untersuchungen über das Absinken der lokalen Tuberkulinemfindlichkeit nach der Impfung in etwa ½- bis 1 jährigem Intervall sind unbedingt erforderlich, nicht nur, um ein Urteil über die Dauer des Impfschutzes zu erhalten, sondern auch zur Vermeidung des Fehlschlusses, eine bei einem zwar vaccinierten, jedoch nicht mehr spezifisch allergisch reagierenden Kind auftretende Tuberkulose als Versager der *Calmette*schen Methode zu deuten.

Größeres Interesse beansprucht gegenwärtig die andere Frage, ob die durch die Impfung erworbene Immunität, die als Infektionsimmunität im Sinne *Uhlenhuths* anzusprechen ist, so lange währt, bis die Geimpften auf natürliche Weise mit virulenten Bazillen infiziert werden.

Zweifellos dürfte diese Frage bei uns zur Zeit zu bejahen sein, in dem Sinne, daß die schwächere künstliche Immunität unbemerkt in die stärkere als Folge einer virulenten humanen oder bovinen Infektion übergeht. Ein Urteil über den wirklichen prophylaktischen Nutzen der *Calmette*schen Impfung kann in Hessen endgültig erst gewonnen werden, wenn die geimpften Kinder und die Kontrollen in etwa 3—4 Jahren klinisch und röntgenologisch nachuntersucht worden sind.

Um aber einen vorläufigen Überblick zu erhalten, wurden diese Nachuntersuchungen in 11 (von insgesamt 48) Kreisen, in denen die Impfaktion bis Mitte 1948 abgeschlossen war, bereits vorgenommen; das Resultat ist außerordentlich bemerkenswert. Die bis Frühjahr 1950 gemeldeten Neuerkrankungen an Tuberkulose in beiden Gruppen (Vaccinierte und Nichtvaccinierte) wurden von uns an Hand der Berichte der Gesundheitsämter bzw. der von Krankenhäusern angeforderten Krankengeschichten und Röntgenbilder kritisch beurteilt, wobei sich folgendes herausstellte:

1. Von den 30631 BCG-Geimpften waren 10 Kinder als tuberkulös neu Erkrankte gemeldet worden[1]. Die Überprüfung jedes einzelnen Falles ergab jedoch, daß nur bei einem einzigen dieser Kinder das Auftreten einer Tuberkulose trotz bzw. nach der Vaccination in Erwägung gezogen werden konnte (Miliartuberkulose der Lungen und Meningitis tuberculosa; vielleicht jedoch fiel die Impfung noch in die anteallergische Phase einer bereits bestehenden Infektion). Bei den übrigen neun Patienten handelte es sich um Fehldiagnosen, und zwar:

Unspezifische Pneumonie	3 Fälle
Katarrhlunge	3 Fälle
Unspezifische Osteomyelitis des Mittelfusses . .	1 Fall
Staphylokokken-Empyem des Kniegelenkes . . .	1 Fall
Gesundes Kind (mit positiver Tuberkulinreaktion)	1 Fall

2. Bei den **nicht geimpften Kontrollen** (34203) betrug die Gesamtzahl der im gleichen Zeitabschnitt gemeldeten tuberkulös erkrankten Kinder 39[1]. Die Nachprüfung ergab, daß bei 8 Kindern Fehldiagnosen gestellt waren, bei 26 lag eine sichere, bei 5 eine fragliche tuberkulöse Erkrankung vor:

	sicher	fraglich
Bronchiallymphknotentuberkulose . . .	5	3
Primärinfiltrierung	11	1
Primärinfiltrierung und Pleuritis . . .	3	1
Voll entwickelter Primärkomplex . . .	4	—
Miliare Streuung	1	—
Meningitis tuberculosa	1	—
Halslymphknotentuberkulose	1	—

Auch wenn wir vorläufig von einer statistischen Berechnung der Impferfolge absehen, so dürfte doch aus dieser Gegenüberstellung deutlich hervorgehen, **welche Bedeutung der *Calmette*schen Impfung im Kampf gegen die Tuberkulose zukommt.**

Bemerkenswert scheint uns auch der Hinweis zu sein, daß in die hessische Landeskinderheilstätte Mammolshöhe nach Beendigung der hessischen Impfaktion bisher 120 **nicht geimpfte** hessische Kinder mit tuberkulöser Erkrankung (Primärinfiltrierung, tumoröse Bronchiallymphknotentuberkulose) und 28 **vaccinierte** Kinder eingewiesen wurden, deren Untersuchung folgendes ergab:

Bei 18 Kindern Fehldiagnosen, z. B. Katarrhlunge, Lungenabszess,
„ 4 „ örtliche Komplikationen (Abszess in den axillären oder supraklavikulären Lymphknoten),
„ 3 „ Vornahme der Impfung in der anteallergischen Phase,
„ 2 „ Schutzimpfung erfolglos,
„ 1 Kind Primärinfiltrierung ¾ bis 1 Jahr nach der Vaccination (Vater des Kindes leidet an offener Tuberkulose).

Es steht also nur 1 vacciniertes und erkranktes Kind den 120 nicht geimpften und tuberkulös erkrankten Kindern gegenüber.

Außerdem behandelten wir in derselben Zeit 20 **nicht geimpfte** hessische Kinder

[1] Die Abweichung von der in der Arbeit *M. Daelen* (M. Med. Welt) angegebenen Morbiditätsfälle erklärt sich daraus, daß in die Meldung der Amtsärzte Fälle von Komplikationen einbezogen wurden, die später in Kapitel 6 aufgeführt wurden

im Alter von ¾—16 Jahen mit Meningitis tuberculosa, während von den Vaccinierten bisher kein einziges an tuberkulöser Hirnhautentzündung erkrankte.

Zu der viel diskutierten Frage einer Auslese bei der freiwilligen Impfung möchten wir dahingehend Stellung nehmen, daß die Annahme einer positiven Auslese, etwa in dem Sinne, daß in erster Linie Eltern mit besonderem Verständnis für die Aufgaben einer hygienischen Lebensführung geneigt waren, ihre Kinder der Impfung zuzuführen, deshalb irrelevant sein dürfte, weil bei den damaligen Wohn-, Ernährungs- und Lebensverhältnissen in Hessen dem einzelnen eine wirksame Verbesserung seiner hygienischen Verhältnisse kaum möglich war. Wenn man aber unterstellt, daß offentuberkulöse Eltern bereitwilliger als gesunde ihre Kinder der Impfung zuführten, so würde dieser Umstand zweifellos als ein die Erfolgsstatistik des Verfahrens eher ungünstig gestaltender Faktor, d. h. als negative Auslese zu bewerten sein.

Die Möglichkeit einer Beeinflussung der Impfstatistik schließlich durch Isolation der Kinder vor und nach der Impfung ist deshalb nicht gegeben, da in Hessen auf eine Isolierung bewußt verzichtet wurde. Es liegt in dem Wesen und der Begrenzung der Impfung (vgl. Kapitel 2), daß ihre Schutzwirkung (vom Säuglingsalter abgesehen) weniger an der Senkung der Letalität als vielmehr an der Herabsetzung der Erkrankungshäufigkeit erkannt werden muß; denn diejenigen Formen der Tuberkulose, deren Manifestation sie verhütet, sind überwiegend solche, die nicht zum Tode führen, sondern einen mehr oder weniger chronischen Krankheitszustand bedingen.

Daß die *Calmette*sche Impfung in solchem Sinne viel zu leisten vermag, lehren zahlreiche ausländische Statistiken, von denen wir nur die folgenden anführen wollen:

Bekanntlich ist es ein besonderes Kriterium der Wirksamkeit einer prophylaktischen oder therapeutischen Maßnahme, wenn sie auch im jüngsten Lebensabschnitt, d. h. bei Säuglingen und Kleinkindern erfolgreich ist. In Göteborg wurden 1927 die in nachweisbar tuberkulösem Milieu aufwachsenden Säuglinge schutzgeimpft. Vor Einführung der Vaccination betrug die Tuberkulosesterblichkeit in den 3 letzten Fünf-Jahresperioden 4,3, 4,2 und 3,4‰, nach der Impfung 1,4 bis 0,5‰ und betraf ausschließlich Säuglinge, die nicht geimpft worden waren. Eine 1934 vorgenommene Nachuntersuchung mit Röntgenkontrolle ergab, daß von 230 Säuglingen, die nach der Impfung in den Jahren 1927 bis 1937 in ansteckungsgefährlichem Milieu lebten, nur ein Kind an sicherer Primärtuberkulose erkrankt, kein geimpftes an Tuberkulose gestorben war.

In Moskau starben von 56051 in den ersten zehn Lebenstagen geimpften Kindern während des ersten Lebensjahres 12,3 auf 10000, während des zweiten Lebensjahres 10,4; von 17469 nicht geimpften Kindern dagegen während des ersten Lebensjahres 21,8, während des zweiten 20,8 (*Abolnik*).

Die dritte Statistik stammt von dem dänischen Arzt *Hyge*: In einer Schule waren die 12- bis 18-jährigen Insassen der tuberkulösen Infektion durch eine erkrankte Lehrerin ausgesetzt. Von 106 BCG-Geimpften erkrankten nur zwei im Laufe von drei Jahren an progredienter Tuberkulose; von 94 tuberkulinnegativen, nicht vaccinierten Schülern aber erkrankten 41 an Tuberkulose, davon sechs an progredienter Phthise.

Überblickt man die gesamten ausländischen statistischen Arbeiten, so ergibt sich, daß die BCG-Impfung die Morbidität an Tuberkulose auf den fünften bis zwanzigsten Teil gegenüber Nichtgeimpften herabsetzt.

Literatur

Catel: Vorlesungen über die Tuberkulose des Kindes und des Jugendlichen. Verlag Thieme 1950 (hier ausführlicheres Schrifttum).

Catel und *Daelen:* Beitr. z. Kl. Tub. *102*. 531. 1950.

Mutschler: Mo. f. Kinderheilk. *96*. 180.

Kritische Beurteilung der als Komplikationen gemeldeten Fälle

Von M. Daelen und H. Saame

Es wurden uns insgesamt 57 Fälle als Komplikationen nach BCG-Impfung gemeldet, von denen ein großer Teil klinisch untersucht bzw. beobachtet werden konnte (Landeskinderheilstätte Mammolshöhe/Taunus, Chefarzt Professor Dr. med. Werner *Catel*). Die übrigen Fälle können von uns lediglich an Hand von Berichten und Befunden auswärtiger Kliniken, der behandelnden Ärzte bzw. der Gesundheitsämter beurteilt werden.

I. Komplikationen des BCG-Primärkomplexes

Die bei der Schutzimpfung nach *Calmette* in die Haut des linken Oberarmes injizierten abgeschwächten bovinen Tuberkelbazillen bewirken an dieser Stelle eine zirkumskripte „Hauttuberkulose", den Primärherd. Sie können von dort mit dem Lymphstrom zu den regionären Lymphknoten gelangen, nach deren Infektion ein Primärkomplex vorliegt. Ist die Mitbeteiligung der regionären Lymphknoten stark (Schwellung, Rötung, Abszedierung), so sprechen wir von einer Komplikation des Primärkomplexes, die wir bei **22 Kindern beobachteten.**

Fall 1: Gerhardt L., geb. 21. 7. 1942.

BCG-Impfung am 2. 10. 1947. Im November 1947 „Drüsenschwellung an der vorderen Axillarfalte li." Anfang April 1948 Abszedierung. Bei der Aufnahme am 12. 4. 1948: Lunge klinisch und röntgenologisch o. B., übrige Organe o. B., Lymphknotentuberkulose in der linken vorderen Axillarfalte nach BCG-Impfung am li. Oberarm. In dem Fisteleiter ließen sich bakterioskopisch und kulturell keine Erreger nachweisen. Intrakutane Tuberkulinreaktion mit $^1/_{100}$ mg Alttuberkulin nach 48 Stunden positiv.

Verlauf: Borsalbenverband, langsamer Schluß der Fistel, 10. 5. 1948 Wunde völlig geheilt.

Fall 2: Erika St., geb. 24. 6. 1941.

BCG-Impfung 20. 11. 1948. Ende Dezember 1948 starke Ulkusbildung der Impfstelle. Januar 1949 „Drüsenschwellung in der linken vorderen Axillarfalte". Bildung eines Abszesses. Am 12. 2. 1949 Punktion: Unspezifische Kultur steril, Tb-Bazillen kulturell positiv, als avirulente bovine Tuberkelbazillen (BCG-Stamm) dargestellt.

Aufnahme 18. 3. 1949. Lunge klinisch und röntgenologisch o. B., übrige Organe o. B. Regionäre Lymphknotentuberkulose in der li. vorderen Axillarfalte nach BCG-Impfung am li. Oberarm. Intrakutane Tuberkulinreaktion mit $^1/_{100}$ mg Alttuberkulin nach 48 Stunden positiv.

Verlauf: Häufige Punktion des etwa pflaumengroßen fluktuierenden Tumors in der li. vorderen Axillarfalte, Fistelbildung. Perorale und lokale Medikation von Conteben, darunter Abheilung und Rückgang der Entzündung, jedoch kein Fistelschluß. 30. 9. 1949 Elektroverschorfung. Mitte Oktober 1949 Wunde zugranuliert und reizlos.

Fall 3: Günther N., geb. 23. 6. 1937.

BCG-Impfung August 1948. Ende September 1948 starke Eiterung der Impfpustel und Drüsenschwellung in der li. Supraklavikulargrube. Dezember 1948 Abszedierung. 18. 2. 1949 Elektroverschorfung. Die histologische Untersuchung des hierbei gewonnenen Eiters ergab eine tuberkulöse Entzündung.

Aufnahme 3. 5. 1949. Lunge klinisch und röntgenologisch o. B. — Abgeheilte regionäre Lymphknotentuberkulose in der li. Supraklavikulargrube nach BCG-Impfung am li. Oberarm. Operationswunde verheilt und reizlos. Intrakutane Tuberkulinreaktion mit $^1/_{100}$ mg Alttuberkulin nach 48 Stunden positiv. Nach kurzer Beobachtung wieder entlassen.

Fall 4: Jörg W., geb. 1. 5. 1942.

BCG-Impfung November 1948. Im Februar 1949 Drüsenschwellung in der li. Supraklavikulargrube. Mai 1949 Abszedierung. Fistelbildung. Ambulante Untersuchung 14. 10. 1949: Lunge klinisch und röntgenologisch o. B., übrige Organe o. B. In der linken Supraklavikulargrube bohnengroße Lymphknotenschwellung mit Fisteleiterung. BCG-Impfnarbe am li. Oberarm.

Fall 5: Günther M., geb. 27. 6. 1941.

Im Juni 1947 in ärztlicher Behandlung wegen vergrößerter Gaumenmandeln und adenoider Vegetationen, sowie Polymikroadenie. Moro negativ. Mai 1948. Adenotomie.

Am 2. 11. 1948 BCG-Impfung. Im Anschluß hieran starke Ulkusbildung an der Impfstelle. Anfang Januar 1949 bohnengroße harte Schwellung der li. Supraklavikulargrube. Vom Hausarzt Injektionen in den Drüsentumor (Jodoformglycerin?), anschließend Abszedierung und Fistelbildung. Am 13. 1. 1949 Untersuchung beim Gesundheitsamt: Etwa pflaumengroße Lymphknotenschwellung in der li. Supraklavikulargrube mit zwei Fisteln. Lateral davon etwa bohnengroßer weicher Lymphknotentumor. Mikroskopische Untersuchung: Unspezifisches gefäßreiches Granulationsgewebe, zum Teil auch etwas unregelmäßig gelagerte Epitheloidzellen, dazu reichlich Riesenzellen, die zum Teil typische Randstellung wie die *Langhans*'schen Riesenzellen aufwiesen, z. T. aber auch mehr den Charakter von Fremdkörperriesenzellen bieten. Anfang März 1949 Fistelschluß und Abheilung der beiden Lymphknotenschwellungen.

Fall 6: Edeltraut Sch., geb. 17. 8. 1940.

BCG-Impfung am 15. 10. 1948. Anfang März 1949 kleinwalnußgroße Achseldrüsenschwellung li. festgestellt. Punktion: Unspezifische Kultur steril, Tuberkelbazillenkultur negativ.

Fall 7: Günther R., geb. 23. 6. 1940.

BCG-Impfung am 11. 5. 1948. Am 30. 7. 1948 haselnußgroße Lymphknotenschwellung in der li. Supraklavikulargrube festgestellt. Exstirpation am 5. 8. 1948. Histologischer Befund: Produktiv käsige Lymphknotentuberkulose mit Ausbildung größerer Käseherde ohne Zeichen von Erweichung.

Aufnahme im Krankenhaus. *Pirquet*probe +, Wundheilung normal, Lunge klinisch und röntgenologisch o. B.

Fall 8: Wolfgang A., geb. 20. 6. 1943.

BCG-Impfung am 13. 11. 1948. Im Anschluß hieran Lymphknotenschwellung in der li. Achselhöhle. 11. 4. 1949 Exstirpation. Histologische Untersuchung ergab Tuberkulose. Im Anschluß hieran glatte Wundheilung. Am 5. 7. 1949 Operationsnarbe glatt und reizlos.

Fall 9: Hans Sch., geb. 12. 3. 1934.

BCG-Impfung im November 1948. Am 25. 4. 1949 Aufnahme in Kinderheilstätte wegen Lymphknotenschwellung in li. Achselhöhle, die bereits in Rückbildung war. Während des Heilverfahrens Verbände mit Ichthyolsalbe und Sonnenbestrahlung. Abheilung der Lymphknotenentzündung im Mai 1949. Ein kultureller bzw. histologischer Befund liegt nicht vor.

Fall 10: Eckhardt B., geb. 18. 4. 1938.

Ende Januar 1949 BCG-Impfung. Im Anschluß hieran „Achseldrüsenabszeß li.“. Am 20. 5. 1949 Aufnahme der Behandlung: Punktion. Am 14. 6. 1949 Auskratzung und mikroskopische Untersuchung, die eine Tuberkulose ergab. Am 26. 7. 1949 Wunde abgeheilt.

Fall 11: Gerda H., geb. 9. 2. 1939.

BCG-Impfung im April 1948. Mehrere Wochen nach der Impfung Lymphknotenschwellung in der li. Achselhöhle, die abszedierte. Die bakteriologische Untersuchung des Eiters ergab anhämolytische Staphylokokken und hämolytische Streptokokken. Tuberkelbazillen kulturell nicht nachweisbar. Histologischer Befund: Mehrere zentral verkäste, in den Randschichten bereits weitgehend fibrös veränderte Tuberkel.

Fall 12: Manfred A., geb. 25. 2. 1945.

BCG-Impfung 27. 2. 1948. Vier Wochen nach der Impfung in der li. Supraklavikulargrube starke Schwellung. Verbände mit Ichtyolsalbe. Zunahme der Schwellung; am 10. 5. 1948 Exstirpation des eingeschmolzenen Supraklavikularlymphknotens und der Impfpustel am li. Oberarm. Histologischer Befund: Es handelt sich in dem Lymphknoten um eine vorwiegend produktive epitheloidzellige Tuberkulose. Unspezifische Kultur steril, Tuberkelbazillenkultur negativ. Operationswunde primär verheilt.

Fall 13: Rosemarie V., geb. 28. 1. 1937.

BCG-Impfung 10. 11. 1948. 8—10 Tage nach der Impfung Lymphknotenschwellung in der li. Supraklavikulargrube. Im Juni 1949 noch kirschgroßer Tumor, Haut darüber gerötet. Fistelbildung. Exstirpation des Lymphknotens. Histologischer Befund: tuberkulöses Gewebe.

Fall 14: Inge Z., geb. 20. 1. 1943.

BCG-Impfung Juli 1948. Anfang November 1948 Lymphknotenschwellung in li. Achselhöhle, die nach Röntgenbestrahlung einschmolz und spontan perforierte. Bei der Klinikaufnahme pflaumengroßer Tumor in der li. Achselhöhle, der Fluktuation zeigt. Lunge klinisch und röntgenologisch o. B. Punktion des Lymphknotentumors ergab rahmigen Eiter, in dem klinisch Bakterien nachgewiesen werden konnten. Operative Aussäuberung der Lymphknoten in li. Axilla. Histologischer Befund: Zentral verkästes Lymphknoten-Konglomerat mit zahlreichen Epitheloidzellknötchen mit *Langhans*'schen Riesenzellen am Rande. Entlassung Ende Januar 1949. Operationswunde reizlos, keine Lymphknotenschwellungen.

Fall 15: Inge N., geb. 16. 11. 1938.

BCG-Impfung am 23. 2. 1948. 6 Wochen später Abszeß in der li. Infraklavikulargrube, der spontan perforierte. Heilung nach 12 Wochen, keine ärztliche Behandlung.

Fall 16: Helga I., geb. 26. 6. 1941.

BCG-Impfung am 23. 2. 1948. Im November 1948 wurde vom Hausarzt ein Abszeß in der li. Infraklavikulargrube festgestellt. Punktion im Krankenhaus. Heilung im Januar 1949.

Fall 17: Walter G., geb. 10. 2. 1937.

BCG-Impfung im November 1947. Im Anschluß hieran Schwellung in der li. Supraklavikulargrube, Perforation. Krankenhausaufnahme am 31. 3. 1948. Im Juli 1948 Exstirpation des entzündeten Gewebes. Die histologische Untersuchung ergab: Chronisch tuberkulöser Abszeß. Entlassung am 17. 9. 1948 mit verheilter Operationswunde.

Fall 18: Ingrid F., geb. 30. 4. 1941.

BCG-Impfung November 1948. Im Dezember 1948 trat eine Drüsenschwellung li. supraklavikulär auf. Im April 1949 Abszeßbildung und Inzision. Histologische Untersuchung wurde nicht vorgenommen. Im Anschluß hieran langsame Abheilung. Nachuntersuchung im März 1949. Reizlose Operationsnarbe li. oberhalb Klavikula.

Fall 19: Anita R., geb. 20. 4. 1941.

BCG-Impfung Anfang April 1949. 14 Tage später Abszeßbildung in der li. Supraklavikulargrube. Inzision. Langsame Abheilung der Wunde nach drei Monaten. Keine histologische Untersuchung.

Fall 20: Margot K., geb. 23. 9. 1941.

BCG-Impfung Dezember 1947. Anfang 1948 regionäre Lymphknoteneiterung, die nach operativer Behandlung abheilte.

Fall 21: Berthold K., geb. 18. 1. 1935.

BCG-Impfung September 1948. Im August 1949 Drüsenschwellung am Hals links. Untersuchung am 23. 9. 1949: In der linken Supraklavikulargrube zwei johannisbeergroße Rötungen mit zentralem Schorf. Keine sicheren Infiltrate faßbar.

Diagnose: Regionäre Lymphknotentuberkulose nach BCG-Impfung.

Fall 22: Wilma Sch., geb. 23. 4. 1943.

BCG-Impfung 10. 11. 1948. Nach Angabe des Impfarztes sei die Impfung wahrscheinlich nicht intrakutan, sondern subkutan ausgeführt worden. Im Anschluß an die Impfung Schwellung und Abszedierung der Impfstelle am li. Oberarm. Die Eiterung hielt etwa ein halbes Jahr an. Eine ärztliche Untersuchung in dieser Zeit wurde von der Mutter nicht veranlaßt. Bei einer später vorgenommenen Nachschau durch das Gesundheitsamt zeigte sich eine gerötete, etwas erhobene, aber reizlose Narbe am li. Oberarm von 1 cm Durchmesser.

Zusammenfassung: In 22 Fällen war es bis zu einem Jahr nach der Impfung zu einer Entzündung bzw. Abszedierung der regionären Lymphknoten gekommen. Histologische oder kulturelle Untersuchungen ergaben in vielen Fällen eine tuberkulöse Ätiologie dieser Entzündungen. Nach medikamentöser oder chirurgischer Behandlung trat in allen Fällen Heilung auf. Generalisationen wurden nicht beobachtet. Eine im Fall 12 vorgenommene Exstirpation der Impfpustel halten wir nicht für richtig, da diese eine schnellere Heilung des regionären Lymphknotens kaum bewirken wird, andererseits die Impfung durch Entfernung des Primärherdes nutzlos wurde, da von diesem die Allergisierung des Organismus ausgeht.

Im Falle 22 war die Impfung subkutan statt intrakutan durchgeführt worden, was nicht der Vorschrift entspricht und zu einem ausgedehnten Abszeß geführt hat.

Bei diesen 22 Komplikationen handelt es sich somit um örtliche Schädigungen durch die BCG-Impfung. Diese blieben jedoch auf den Primärkomplex beschränkt und ließen sich in relativ kurzer Zeit völlig beheben, so daß sie bei dem Nutzen der Impfung nicht ins Gewicht fallen.

II. Pseudokomplikationen

Bei den folgenden 10 beobachteten Kindern lag eine tuberkulöse Erkrankung vor; ein Zusammenhang mit der BCG-Schutzimpfung wird jedoch abgelehnt.

a) BCG-Impfung in anteallergischer Phase der Erkrankung, bzw. Superinfektion mit virulenten Tuberkelbazillen im Inkubationsstadium der Impfung.

Die anteallergische Phase, das heißt der Zeitraum von der Invasion der Tuberkelbazillen in den Organismus bis zu dessen allergischer Umstellung beträgt durchschnittlich 4 bis 6 Wochen (bis zu 4 Monaten — *Catel*). Für die BCG-Impfung gibt *Wallgren* hierfür einen Zeitraum von 6—8 Wochen an. Liegt also eine tuberkulöse Ansteckung 4—6 Wochen vor der Impfung, so befindet sich der Körper zur Zeit der vor jeder Impfung ausgeführten Untersuchung auf lokale Tuberkulinempfindlichkeit noch in der anteallergischen Phase und die Infektion kann — wenn nicht bereits röntgenologisch nachweisbare Veränderungen bestehen — auf diesem Wege nicht diagnostiziert werden: solche Kinder werden dann, als noch tuberkulinnegative, zusätzlich der Schutzimpfung zugeführt. Um hierdurch eine zweite Infektion zu vermeiden, wurde von mehreren Seiten die Forderung aufgestellt, die Impflinge 6 Wochen vor der Impfung zu isolieren. Bei Impfungen in größerem Umfang läßt sich diese Maßnahme praktisch jedoch nicht durchführen, erscheint auch nicht erforderlich, da nicht zu erwarten steht, daß die aufgepfropfte Infektion mit abgeschwächten Bazillen die voraufgegangene spontane Infektion mit virulenten Bazillen nachteilig beeinflußt (*Svendsen* und *Daelen*). Wenn sich aber die Infektion nur wenige Wochen nach der Impfung ereignet, so kann diese aus dem dargelegten Grund noch keinen bzw. nur unzureichenden Schutz gewähren, so daß in dieser Zeit eine tuberkulöse Erkrankung auftreten kann. Es wird sich aus diesem Grunde empfehlen, sehr junge, in offentuberkulösem Milieu aufwachsende Säuglinge nach der Vaccination einige Wochen aus diesem zu entfernen, bis der Impfschutz wirksam ist. Der Auffassung aber, eine solche Isolation (wegen der Möglichkeit eines schwereren Verlaufs einer inzwischen erfolgten natürlichen Infektion grundsätzlich durchzuführen, hält *Catel* entgegen, daß bisher keinerlei exakte Anhaltspunkte für das Vorkommen einer negativen Phase beigebracht werden konnten.

Fall 23: Erika M., geb. 11. 5. 1939.

Keine tuberkulöse Disposition. Oktober 1948 fieberhafte Grippe. BCG-Impfung November 1948. Einige Tage nach der Impfung Mattigkeit, blasse Hautfarbe, Appetitlosigkeit. Röntgenuntersuchung am 15. 12. 1948: „Aktive Hiluslymphknotentuberkulose rechts im Anschluß an BCG-Impfung."

Aufnahme 24. 2. 1949: $9^{9}/_{12}$jähriges Mädchen in gutem Allgemeinzustand. Lunge klinisch o. B., röntgenologisch: rechter Hilus etwa pflaumengroß, wolkig verdichtet, gut begrenzt, geht am unteren Pol über in eine vermehrte Streifenzeichnung des medialen Unterfeldes; linker Hilus verstärkt, Lungenfelder frei. — Übrige Organe o. B., BCG-Impfnarbe am linken Oberarm. Blutbild o. B., BSG $^{9}/_{21}$ mm, intrakutane Tuberkulinreaktion mit $^{1}/_{100}$ mg Alttuberkulin nach 48 Stunden positiv.

Beurteilung: Bronchiallymphknotentuberkulose rechts, BCG-Impfung in anteallergischer Phase. Verlauf: Normale Rückbildung.

Fall 24: Marianne B., geb. 9. 5. 1937.

Am 26. 8. 1948 wurde bei dem Bruder der Patientin eine offene Lungentuberkulose festgestellt. 17. 9. 1948 BCG-Impfung. Anfang Oktober 1948 Beginn der Erkrankung mit Fieber und Husten. Röntgenuntersuchung: „Frische Primärfiltrierung links perihilär, BCG-Impfung in anteallergischer Phase."

Aufnahme 9. 12. 1948: $11^{7}/_{12}$jähriges Mädchen in gutem Allgemeinzustand. Lunge klinisch o. B., röntgenologisch: rechter Hilus verbreitert, aufgelockert, Lungenfelder frei; linker Hilus tumorig verbreitert, gut begrenzt, im li. Unterfeld in Höhe des 5. ICR etwa markstückgroße, weiche, schleierartige Verdichtung mit unscharfen Rändern. — Übrige Organe o. B., BCG-Impfnarbe am li. Oberarm. — Blutbild o. B., BSG $^{40}/_{61}$ mm, intrakutane Tuberkulinreaktion mit $^{1}/_{100}$ mg Alttuberkulin nach 48 Stunden positiv.

Beurteilung: Primärinfiltrierung linkes Unterfeld, Bronchiallymphknotentuberkulose links. BCG-Impfung in anteallergischer Phase. — Verlauf: Normale Rückbildung.

Epikrise: Beide Kinder waren also in der anteallergischen Phase einer tuberkulösen Primärinfektion geimpft worden. Bei dem ersten dürfte die fieberhafte Grippe vier Wochen vor der Impfung das tuberkulöse Initialfieber gewesen sein, beim zweiten sind die Verhältnisse eindeutig. Bei beiden Patienten wurde der Ablauf der tuberkulösen Erstinfektion durch den zweiten Primärherd der Schutzimpfung nicht beeinflußt. Diese Beobachtung steht in Übereinstimmung mit anderen, daß mitunter multiple Primärherde zur Entwicklung kommen, ohne daß die Tuberkulose dadurch schwerer verliefe.

Fall 25: Herbert M., geb. 26. 5. 1938.

Vater und ein Geschwister lungenkrank. BCG-Impfung Oktober 1948 Außenseite linker Oberarm. Am 20. 1. 1949 Oberarmbruch li., Einrichtung und Gipsverband im Krankenhaus. 18. 2. 1949 operative Freilegung der Bruchstelle in Äthernarkose, Schnitt auf der medialen Seite des proximalen Oberarmdrittels links (nach *Ollier*). Da Funktion unbehindert und Frakturenden besser zueinander stehen als es röntgenologisch erschien, wird Wunde ohne Osteotomie wieder verschlossen. Am 28. 2. 1949 erkrankte das Kind mit Zeichen einer Pneumonie. Röntgenuntersuchung 8. 3.: „Pleuritis exsudativa rechts". Probepunktion: 5 ccm klares Exsudat, Rivalta positiv, Sediment: Erythrozyten, vorwiegend lymphozytäre Leukozyten, keine Bakterien; Tuberkelbazillen im Sediment und kulturell negativ, aerobe und anaerobe Kultur steril. Röntgenaufnahme 30. 3. 1949: „Bronchiallymphknotentumor rechts, Pleuritis exsudativa costalis et interlobaris rechts". Heilverfahren beantragt.

Aufnahme 23. 6. 1949: $11^{1}/_{12}$jähriger Junge in etwas reduziertem Allgemeinzustand. Lunge klinisch: rechts hinten unten geringe Schallverkürzung und etwas abgeschwächtes Atemgeräusch, keine Rasselgeräusche. Röntgenologisch: beide Hili verbreitert und verdichtet, übergehend in vermehrte perihiläre Streifenzeichnung, rechts Zwerchfell hochgezogen, Sinus verschattet, Mantelschatten bis zur Spitze, interlobäre Haarlinie. — Übrige Organe o. B., BCG-Impfnarbe am linken Oberarm lateral, an der medialen Seite, entlang dem Musculus deltoideus 10 cm lange reizlose Operationsnarbe. — Blutbild o. B., BSG $^{5}/_{10}$ mm, Intrakutane Tuberkulinreaktion mit $^{1}/_{100}$ mg Alttuberkulin nach 48 Stunden positiv.

Beurteilung: Bronchiallymphknotentuberkulose beiderseits in Rückbildung. Pleuritis exsudativa tuberculosa costalis et interlobaris rechts in Rückbildung. BCG-Impfung möglicherweise noch in anteallergischer Phase, oder Superinfektion mit humanen Bazillen während der Inkubationszeit der bovinen Infektion. Aber auch ein Versagen der Schutzimpfung ist nicht ganz von der Hand zu weisen, wobei vielleicht der operative Eingriff insofern von Bedeutung ist, als wir festgestellt haben, daß nach anderen operativen Eingriffen (Tonsillektomie) die Fähigkeit des Körpers, spezifisches Granulationsgewebe zu bilden, vorübergehend vermindert ist (*Saame*).

Epikrise: Bei einem 10jährigen Jungen, dessen Vater und ein Geschwister lungenkrank sind, wurde im Oktober 1948 die BCG-Impfung am linken Oberarm vorgenommen. Im Februar 1949 wurde an der medialen Seite desselben in Äthernarkose wegen einer offenbar schlecht verheilten Fraktur eine Operation durchgeführt. Zehn Tage später trat unter Fieberanstieg eine Pleuritis exsudativa rechts auf, mit klarem, sterilem, lymphozytären Punktat, in dem sich auch kulturell keine Tuberkelbazillen nachweisen ließen. Der klinische Befund spricht im Zusammenhang mit der familiären Belastung für eine tuberkulöse Ätiologie. Möglicherweise wurde durch die Operation (siehe oben) der latente Primärherd aktiviert, es kam zu einer sympathischen Begleitpleuritis. Daß der operative Eingriff in Nähe der Impfstelle eine hämatogene Infektion mit dem BCG hervorrief, die Pleuritis also sekundär (hämatogen) entstand, scheint wenig wahrscheinlich, auch deshalb, weil im Pleurapunktat keine Tuberkelbazillen nachgewiesen wurden, und weitere tuberkulöse Herde nicht auftraten. Wir halten aus diesem Grunde entweder eine Impfung in der anteallergischen Phase einer tuberkulösen Erkrankung oder eine humane Superinfektion im Inkubationsstadium der Impfung für am nächstliegendsten, allerdings ohne die Möglichkeit eines ausgebliebenen Impfschutzes ganz ausschließen zu wollen.

Fall 26: Konrad K., geb. 12. 4. 1940.

Im September 1948 Kontakt mit einem offentuberkulösen Kind. Weihnachten 1948 BCG-Impfung. Im März 1949 fühlte sich der Junge häufig müde und hatte Nachtschweiße. Röntgenkontrolle ergab angeblich keinen krankhaften Befund. Im April 1949 Masern, 17 Tage nach Krankheitsbeginn Auftreten von Phlyktänen, was zur Einweisung in eine Augenklinik führte. Von dort Überweisung zur Kinderklinik wegen eines Lungenbefundes. Aufnahme 29. 6. 1949: Lunge klinisch: im Bereich des re. Hilus vereinzelt feuchte Rasselgeräusche; röntgenologisch: rechter Hilus etwa pflaumengroß verdichtet, nach unten nicht abzugrenzen gegen eine hühnereigroße, etwas aufgelockerte, schlecht begrenzte Verschattung im medialen Unterfeld, linker Hilus verbreitert, verstärkt, übergehend in vermehrte perihiläre Streifenzeichnung. — Übrige Organe o. B., hyperplastische Tonsillen, Polymikroadenie. Skrofulose: Keratokonjunktivitis, Rhinitis mit Ekzem am Naseneingang, verdickte Oberlippe. — Blutbild o. B., BSG 27 mm, intrakutane Tuberkulinreaktion mit 1/100 mg Alttuberkulin positiv.

Verlauf: Rückgang der skrofulösen Erscheinungen, röntgenologischer Befund wenig beeinflußt. 12. 10. 1949 Röntgenaufnahme: der rechte Hilus und die Verschattung im medialen Unterfeld sind etwas dichter und besser begrenzt.

Beurteilung: Primärinfiltrierung rechtes mediales Unterfeld, Bronchiallymphknotentuberkulose rechts. BCG-Impfung in anteallergischer Phase. Exazerbation nach Masern.

Epikrise: Ein 8½jähriger Junge hatte kurz vor der BCG-Impfung (Weihnachten 1948) längere Zeit Kontakt mit einem offentuberkulösen Kind. Zwei Monate später unklare Krankheitserscheinungen bei negativem röntgenologischen Befund. Im April 1949, 17 Tage nach Masern, Auftreten von Phlyktänen, die Veranlassung zur Klinikeinweisung waren. Bei der Aufnahme im Juni 1949 bestand eine hühnereigroße Primärinfiltrierung im rechten medialen Unterfeld mit Bronchiallymphknotentuberkulose bei ausgeprägter Skrofulose. Wir nehmen an, daß der Junge im anteallergischen Stadium nach der spontanen Infektion BCG-geimpft wurde. Die zunächst latente Erkrankung exazerbierte zur Zeit der Maserngiftantianaphylaxie, die sowohl den durch die Spontaninfektion, als auch den durch die zusätzliche BCG-Impfung entstandenen allergischen Schutz durchbrach.

Fall 27: Evi S., geb. 3. 4. 1943.

Infektionsquelle nicht bekannt. BCG-Impfung im Dezember 1947. Wenige Tage nach der BCG-Impfung erkrankte das Kind mit Appetitlosigkeit, Gewichtsabnahme, Müdigkeit und Husten. Röntgenuntersuchung Gesundheitsamt am 8. 2. 1948: Linker Hilus zeigt eine kompakte überpflaumengroße, relativ scharf begrenzte weiche Verschattung, die sich hinter dem Herzen nach schrägrückwärts erstreckt, re. Hilus verbreitert, streifig aufgelockert.

Beurteilung: Frische aktive Bronchiallympknotentuberkulose links mit perihilärer Infiltrierung. BCG-Impfung in anteallergischer Phase. — Die vorgeschlagene Heilstättenkur wurde abgelehnt. Zu einer Nachkontrolle ist das Kind nicht erschienen.

Epikrise: Ein fünfjähriges Mädchen erkrankte unmittelbar im Anschluß an die BCG-Impfung mit Appetitlosigkeit, Müdigkeit und Husten. Zwei Monate nach der Impfung wurde röntgenologisch eine aktive Bronchiallymphknotentuberkulose links mit perihilärem Infiltrat festgestellt. Offenbar ist das Kind in der anteallergischen Phase geimpft worden. Eine Infektionsquelle ist nicht bekannt.

Fall 28: Herbert R., geb. 18. 4. 1933.

Familienanamnese ohne Besonderheiten. Kinderkrankheiten: Keuchhusten, Masern, Windpocken. BCG-Impfung am 2. 3. 1948. Wenige Tage nach der Impfung Müdigkeit, Fieber, Schmerzen über der ganzen Brust. Einweisung in Kinderkrankenhaus. Aufnahme dort am 15. 3. 1948: 14-jähriger Junge in reduziertem Allgemeinzustand. Lunge klinisch o. B., röntgenologisch: linker Hilus stark verbreitert, schlecht abzugrenzen gegen eine perihiläre Verdichtung. Herz: über der Spitze leises systolisches Geräusch. Extremitäten: Ellenbogengelenke bewegungsschmerzhaft. Am linken Oberarm Ulkus nach BCG-Impfung. Temperatur fieberhaft. Verlauf: 16. 3. Erythema nodosum an beiden Unterschenkeln. 19. 3. Temperatur weiterhin fieberhaft, Gelenkschmerzen lassen nach, Erythema nodosum blaßt ab. 23. 3. Temperatur subfebril, deutlich gebessertes Allgemeinbefinden. BSG $^{9}/_{18}$ mm. Röntgenuntersuchungsbefund unverändert. Nachuntersuchung September 1948: Röntgenologisch kein Anhalt mehr für aktiven Lungenprozeß. Beurteilung: Bronchiallymphknotentuberkulose links mit perihilärer Infiltrierung, Erythema nodosum. BCG-Impfung in anteallergischer Phase.

Epikrise: Der 14jährige Junge war im März 1948 BCG-geimpft, wenige Tage später Auftreten einer Bronchial-Lymphknotentuberkulose links mit perihilärer Infiltrierung und typ. Erythema nodosum. Normaler Verlauf. Die BCG-Impfung war während der anteallergischen Phase der tuberkulösen Erkrankung durchgeführt worden.

Fall 29: Helmut St., geb. 28. 10. 1930.

Familienanamnese: Vater Lungentuberkulose.

BCG-Impfung Juni 1948. Am 12. 7. 1948 Fieber, schlechtes Allgemeinbefinden. 19. 7. 1948 Einweisung in Klinik. Dort wurde eine akute Bronchiallymphknotentuberkulose festgestellt. Nachuntersuchung am 22. 6. 1949: Kleiner abgeheilter Primärherd li. Lunge.

Beurteilung: Bronchiallymphknotentuberkulose li., Superinfektion mit virulenten humanen Tuberkelbazillen im Inkubationsstadium der BCG-Impfung.

Epikrise: Der 18jährige Patient war im Juni 1948 BCG-geimpft worden. Anfang Juli 1948 erkrankte er mit Fieber und unklaren Beschwerden. Bei Klinikaufnahme Mitte Juli 1948 wurde eine akute Bronchiallymphknotentuberkulose festgestellt. Normaler Heilverlauf. Es ist anzunehmen, daß der Patient von seinem an Lungentuberkulose erkrankten Vater im Inkubationsstadium der BCG-Impfung infiziert wurde, so daß diese noch nicht wirksam sein konnte.

Fall 30: Martin A., 10 Jahre alt.

BCG-Impfung am 6. 11. 1947, am 2. 12. akut erkrankt mit hohem Fieber. Am 10. 12. wegen Verdacht auf Blinddarmentzündung operiert. Blinddarm o. B., große geschwollene Mesenteriallymphknoten. Histologisch zahlreiche wechselnd große epitheloidzellige Granulome mit einzelnen Riesenzellen vom *Langhans*'schen Typ, ausgedehnte frische Nekrosen mit zahlreichen in Zerfall begriffenen Kernen und wechselnd reichlichen polymorphkernigen Leukozyten, erhebliches Ödem der Kapsel der Lymphknoten. Im Gegensatz zu ähnlichen Fällen bei sehr schnell verlaufender Tuberkulose (Sepsis tuberculosa acutissima) lassen sich nur wenige Tuberkelbazillen auf den Schnitten darstellen. — Noch längere Zeit nach der Operation subfebrile Temperaturen. Beurteilung: Mesenteriallymphknotentuberkulose. BCG-Impfung in anteallergischer Phase.

Epikrise: Der 10jährige Junge war am 6. November 1947 BCG-geimpft worden, am 2. Dezember 1947 akut erkrankt mit Fieber und Bauchschmerzen. Am 10. Dezember 1947 wegen Verdacht auf Appendizitis Appendektomie. Der Wurmfortsatz war o. B., es bestanden große geschwollene Mesenteriallymphknoten. Die histologische Untersuchung derselben ergab tuberkulöses Gewebe mit ausgedehnten frischen Nekrosen. Es handelt sich somit um eine Mesenteriallymphknotentuberkulose. Die BCG-Impfung war in der anteallergischen Phase der Erkrankung vorgenommen worden. *Flesch-Thebesius* und *Lauche* nehmen an, daß das ungewöhnliche histologische Bild (siehe oben) auf eine hyperallergische Fernreaktion, die durch die Impfung in einem bereits tuberkulös erkrankten Lymphknoten ausgelöst wurde, zurückzuführen ist.

Prigge hält es für wahrscheinlich, daß eine bereits bestehende Tuberkulose durch die Impfung mobilisiert worden ist, jedoch auch nicht für restlos unmöglich, daß die BCG-Keime von der Impfstelle haematogen ausgesät wurden.

Catel nimmt an, daß es sich um zwei nebeneinander und völlig unabhängig von einander verlaufende tuberkulöse Prozesse, nämlich eine spontane Infektion im Magen-Darm-Kanal (höchstwahrscheinlich Fütterungstuberkulose) und die *Calmette*-Infektion gehandelt hat. Die Annahme einer allergischen Fernreaktion der Impfung auf den gerade in Bildung begriffenen abdominellen Primärkomplex ist s. E. überflüssig, da die Abwehr gegen den Tuberkelbazillus immer in der Bildung von spezifischem tuberkulösem Granulationsgewebe besteht. Die besonderen histologischen Befunde dieses Falles erklärt *Catel* mit einer beginnenden zellulären Abwehr des Makroorganismus. Eine hämatogene Verschleppung von BCG-Keimen und eine Ansiedlung derselben im Bauchraum liegt s. E. schon deshalb außerhalb jeder klinischen Wahrscheinlichkeit, weil eine Mitbeteiligung der regionären Lymphknoten in der Achselhöhle nicht festgestellt werden konnte. Es sei nicht einmal zur Ausbildung eines nachweisbaren Primärkomplexes gekommen.

Nach *Wurm* bedeutet der spärliche Tuberkelbazillenbefund im Schnitt auch bei verkäst produktiven tuberkulösen Herden nichts Außergewöhnliches. Auch er hält es für am wahrscheinlichsten, daß beide tuberkulöse Prozesse unabhängig voneinander verlaufen sind. Die Annahme einer durch die Impfung erzeugten Herdreaktion an den spontan entstandenen tuberkulösen Herden kann aus dem histologischen Befund nicht herausgelesen werden und sei zudem theoretisch unwahrscheinlich, da sie mit dem negativen Ausfall der Tuberkulinreaktion nicht vereinbar sei.

Auch *van Deinse* ist der Ansicht, daß das Kind sich vor der Impfung per os mit virulenten Tuberkelbazillen infiziert hat und somit zwei nebeneinander und unabhängig voneinander verlaufende tuberkulöse Entzündungen vorlagen.

Fall 31: Helmut B., geb. 3. 1. 1940.

Familienanamnese o. B. Früher wegen habituellem Erbrechen und vegetativer Dystonie in klinischer Behandlung. 15. 3. 1948 Mantoux 1 : 100 negativ. BCG-Impfung am 27. 4. 1948. Am 5. 6. 1948 fieberhaft erkrankt: Behandlung in auswärtigem Krankenhaus, dort wurde ein „Hilusprozeß" und eine Staphylokokkensepsis festgestellt. Rekonvaleszenz langsam, Pirquet positiv. Am 14. 10. 1948 erneut erkrankt mit Brechreiz, Mattigkeit, Kopfschmerzen, Fieber. Aufnahme in Kinderklinik G. am 26. 10. 1948: Elender Junge in schlechtem Allgemeinzustand, Lunge klinisch o. B.; röntgenologisch: Linker Hilus etwa pflaumengroß, verdichtet, mit etwa erbsengroßem Kalkschatten, schlecht begrenzt gegen eine vermehrte perihiläre Streifenzeichnung, rechter Hilus verstärkt, ebenfalls schlecht begrenzt. Abdomen: Deutlich tastbarer Milztumor, ZNS: Nackensteifigkeit (+), Brudzinski +. Haut: Narbe nach BCG-Impfung. Lumbalpunktion: Pandy +, 1080/3 Zellen, Tuberkelbazillen kulturell +. Diagnose: Meningitis tuberculosa. Mantoux 1:1000 positiv.

Verlauf: Unter Behandlung mit Streptomycin zunächst Besserung, am 23. 6. 1949 erstes Rezidiv, am 4. 1. 1950 zweites Rezidiv, Exitus letalis am 30. 3. 1950.

Autopsie: Alte fibröse Veränderungen der Meningen, daneben frischere exsudative Prozesse. Hochgradiger Hydrozephalus. Pulmo: Kleiner subpleuraler Primärherd, verkalkte Bronchiallymphknotentuberkulose.

Epikrise: Ein achtjähriger Junge war am 27. 4. 1948 BCG-geimpft worden und erkrankte am 5. 6. 1948 mit einer unklaren fieberhaften Erkrankung. In einem auswärtigen Krankenhaus wurde ein Hilusprozeß festgestellt. Am 14. 10. 1948 erneut Fieber, Kopfschmerzen und Erbrechen. Bei der Klinikaufnahme 12 Tage später bestand eine tuberkulöse Meningitis; im Liquor ließen sich kulturell Tuberkelbazillen nachweisen. Die Röntgenaufnahme der Lunge zeigte einen verbreiterten und z. T. verkalkten Hilus links. Auf Behandlung mit Streptomycin zunächst Besserung, im Juni 1949 und Januar 1950 Rezidive, denen der Junge am 30. 3. 1950 erlag. Die Autopsie ergab neben dem meningitischen Befund (siehe oben) einen kleinen subpleuralen Primärherd bei verkalkter Bronchiallymphknotentuberkulose. — Da eine Verkalkung der Bronchiallymphknotenentzündung bereits bei der Aufnahme am 26. 10. 1948 — d. h. 6 Monate nach der BCG-Impfung — röntgenologisch nachweisbar war, muß angenommen werden, daß die Infektion mit virulenten Tuberkelbazillen kurz vor oder nach der Impfung erfolgt war. Möglicherweise hat es sich bei der unklaren fieberhaften Erkrankung im Juni 1948 um das tuberkulöse Initialfieber gehandelt, ein Impfschutz konnte jedoch zu dieser Zeit noch nicht erwartet werden. Wir sind mit *Kleinschmidt* der Ansicht, daß es sich um eine spontane Superinfektion im Inkubationsstadium der BCG-Impfung gehandelt hat, bzw. daß die BCG-Impfung im anteallergischen Stadium der Spontaninfektion erfolgt ist.

b) Erfolglose BCG-Impfung

Fall 32: Wolfgang K., geb. 21. 3. 1937.

Familienanamnese o. B., Kinderkrankheiten: Masern, Scharlach, Schutzimpfungen: Pocken, Diphtherie, Typhus.

BCG-Impfung am 7. 4. 1948. Seite Ende Juli 1948 Kopfschmerzen, Fieber. Am 1. 8. 1948 Nackensteifigkeit, hohes Fieber. Einweisung in Kinderklinik; Auszug aus Krankengeschichte: Aufnahme 3. 8. 1948. 11$^{6}/_{12}$jähriger Junge in ausreichendem Ernährungszustand, deutliche Nackensteifigkeit, 1. und 2. Brustwirbel klopfemfindlich. Pupillen gleichweit und rund, reagieren prompt auf Licht und Konvergenz. Nase und Ohren äußerlich o. B., hintere Rachenwand hochrot, mit Eiter belegt. Keine tastbaren Impfanzeichen nach BCG. Temperatur 39,4°, Puls 110, BSG 6/17 mm —. Lumbalpunktion: 496/3 Zellen, Pandy ++, Spinnweb +, Tuberkelbazillen negativ, Liquorzucker: 75 mg%, Eiweiß 0,29 ‰. Kultur steril. Blutbild: Hb. 95%, Ery 4,98 Millionen, Leuko. 14 200, Stab 1%, Segm. 67%, Basoph. 1%, Mon. 6%, Lymph. 25%, Urin o. B., Gruber-Widal neg., Tuberkulinreaktion positiv.

Diagnose: Verdacht auf Meningitis, wahrscheinlich tuberkulöser Ätiologie. Behandlung mit Streptomycin intramuskulär und intralumbal. Zellzahlen im Liquor zunächst ansteigend bis 6256/3 am 9. 8., im Spinnwebgerinnsel 2 säurefeste Stäbchen, Tuberkelbazillenkultur negativ, dann langsame Abnahme der Zellzahlen. Streptomycinbehandlung bis 15. 11. 1948. 3. 12. 1948 Liquor: Pandy Hauch, 6/3 Zellen, Zucker 88 mg%. 7. 12. 1948 Entlassung. 2. 2. 1949 Nachuntersuchung. Lunge röntgenologisch o. B., keine Beschwerden, Schulbesuch.

Epikrise: Der 11½jährige Junge wurde im April 1948 BCG-geimpft. Ende Juli 1948 trat bei ihm eine Meningitis auf, die zur Klinikaufnahme führte. Nach Ansicht des behandelnden Arztes hat es sich um eine tuberkulöse Meningitis gehandelt. Im Spinnwebgerinnsel ließen sich einmal säurefeste Stäbchen nachweisen, die Tuberkelbazillenkultur blieb negativ. Auf Behandlung mit Streptomycin trat langsam Heilung ein, die bis zu einer Nachuntersuchung im Dezember 1949 anhielt. Da nach Angabe der Klinik tastbare Impfanzeichen nach BCG nicht festzustellen waren, muß angenommen werden, daß die BCG-Impfung nicht angegangen ist, somit keine echte Impfung, sondern nur eine Inokulation von BCG stattgefunden hat. Wie andere Beobachtungen zeigen, bleiben solche Kinder tuberkulinnegativ, sofern sie nicht — wie im vorliegenden Fall — durch eine spontane Infektion allergisiert werden.

Kleinschmidt ist der Ansicht, daß es sich in diesem Fall um eine Infektion mit Tuberkelbazillen in der anteallergischen Phase der Impfung gehandelt hat, die mitunter acht Wochen und länger andauern kann, die Meningitis aber im allgemeinen erst 3—5 Monate nach Infektion aufzutreten pflegt.

Zusammenfassung: Bei 9 Patienten fiel die Impfung mit Sicherheit — zumindest mit großer Wahrscheinlichkeit — in die anteallergische Phase einer bereits bestehenden Infektion, bzw. hat eine Superinfektion mit virulenten Tuberkelbazillen vor Wirksamwerden der BCG-Impfung stattgefunden. Bei dem 10. Patienten, der 4 Monate nach der Impfung mit einer Meningitis tuberculosa erkranke, war kein vaccinaler Primärherd entstanden, so daß keine echte Impfung sondern nur eine Inokulation von BCG stattgefunden hat, die keine Allergisierung bewirkt.

III. Irrtümlich mit der BCG-Impfung in Zusammenhang gebrachte und als Komplikationen gemeldete, nicht tuberkulöse Erkrankungen

Durch die intrakutane BCG-Vaccination wird der Organismus spezifisch sensibilisiert, was sich in dem Auftreten einer positiven lokalen Tuberkulinempfindlichkeit etwa drei Wochen nach der Impfung äußert. Hierdurch verliert also ein für die Differentialdiagnose tuberkulöser Erkrankungen äußerst wichtiges Verfahren seine beweisende oder ausschließende Bedeutung, ein Nachteil, der aber durch die offenbar großen Vorzüge der BCG-Impfung aufgewogen wird.

Wir machten die Beobachtung, daß von Angehörigen oder Impfgegnern zwischen einer postvaccinal auftretenden Erkrankung und der Impfung leicht ein Kausalzusammenhang geknüpft und derselbe als „Impfschädigung" betrachtet wird. Bei der klinischen Untersuchung nachfolgender 24 Fälle konnte eine tuberkulöse Erkrankung mit größter Wahrscheinlichkeit ausgeschlossen werden.

a) Kein krankhafter Befund bei Klinikaufnahme

Fall 33: Karlheinz Sch., geb. 21. 7. 1941.

Mutter offentuberkulös. BCG-Impfung September 1948. Ende Januar 1949 Fieber, Lungenentzündung. Eingewiesen wegen „linksseitigem pleuropulmonalen Mittel- und Unterlappenprozeß".

Aufnahme 11. 4. 1949: Lunge klinisch und röntgenologisch o. B., kein krankhafter Befund. BCG-Impfnarbe im linken Oberarm. — Blutbild o. B., BSG 10/20 mm, intrakutane Tuberkulinreaktion mit 1/100 mg Alttuberkulin nach 48 Stunden positiv.

Beurteilung: Zur Zeit kein pathologischer Befund zu erheben, bei der Erkrankung im Januar dürfte es sich um einen unspezifischen Infekt (Pneumonie) gehandelt haben.

Fall 34: Erna W., geb. 15. 6. 1941.

Keine tuberkulöse Disposition. BCG-Impfung November 1948. Anfang 1949 Untersuchung wegen blasser Hautfarbe, schlechtem Appetit. Einweisungsdiagnose: „Aktiver Hilusprozeß mit Interlobärpleuritis rechts, miliare und sekundäre Streuung im li. Oberfeld."

Aufnahme 30. 5. 1949: Lunge klinisch und röntgenologisch o. B., kein krankhafter Befund. BCG-Impfnarbe am linken Oberarm. — Blutbild o. B., BSG 10/21 mm. Intrakutane Tuberkulinreaktion mit 1/100 mg Alttuberkulin nach 48 Stunden positiv.

Beurteilung: Zur Zeit kein krankhafter Befund zu erheben.

Fall 35: Bernd M., geb. 9. 8. 1938.

Keine tuberkulöse Disposition. Häufig rezidivierende Bronchitis, 1947 Tonsillektomie. BCG-Impfung Oktober 1948, Juni 1949 starke Bronchitis, Fieber, blasse Hautfarbe, starkes Schwitzen beim Einschlafen. Röntgenbefund 5. 7. 1949 (Gesundheitsamt): rechts infraklavikulär bis in den 3. ICR vorwiegend fleckige Verschattung, unterhalb des Vorderrandes der 1. Rippe Verdacht auf

Aufhellung; Hilus nach oben gezogen, mäßig scharf; linker Hilus verbreitert. Einweisungsdiagnose: „Produktive Tuberkulose des rechten Oberfeldes".

Aufnahme 12. 9. 1949: Lunge klinisch und röntgenologisch völlig o. B., übrige Organe o. B., BCG-Impfnarbe am linken Oberarm. — Blutbild o. B., BSG 6/13 mm, intrakutane Tuberkulinreaktion mit $^1/_{100}$ mg Alttuberkulin nach 48 Stunden positiv.

Beurteilung: Zur Zeit kein pathologischer Befund zu erheben, bei der Erkrankung im Juni hat es sich wahrscheinlich um eine unspezifische bronchopneumonische Erkrankung gehandelt.

Zusammenfassung: Bei drei BCG-geimpften Kindern war offenbar zu Hause ein unspezifischer bronchopneumonischer Prozeß aufgetreten, der irrtümlich als tuberkulöse Erkrankung gedeutet wurde und Grund zur Einweisung gab. Die klinische und röntgenologische Untersuchung bei der Aufnahme ergab keinen pathologischen Befund mehr.

b) Patienten, die bei der Aufnahme den Befund der „Katarrhlunge" boten.

Fall 36: Heidi Sch., geb. 3. 11. 1941.

Keine tuberkulöse Disposition. Kinderkrankheiten: Windpocken, Masern. Öfters Anginen. BCG-Impfung September 1948. Dezember 1948 Mattigkeit, Appetitlosigkeit, blasse Hautfarbe, Husten, Schweiße vor Mitternacht. Bettruhe von Anfang Januar bis März 1949. Einweisungsdiagnose: „Oberlappentuberkulose re. mit Interlobärpleuritis".

Aufnahme 18. 3. 1949: $7^4/_{10}$jähriges Mädchen in sehr gutem Allgemein- und Ernährungszustand, pastös. Gewicht 29,6 kg (+ 4,6 kg). Kein Husten, keine erhöhten Temperaturen. Lunge klinisch: normaler Klopfschall, Atemgeräusch vesikobronchial, links hinten unten etwas unrein, keine Rasselgeräusche; röntgenologisch: beide Hili verstärkt, verbreitert, aufgefasert, periphärwärts deutlich vermehrte Ringschatten — Streifenzeichnung besonders in beiden medialen Unterfeldern, bei der Durchleuchtung Zwerchfell beiderseits frei beweglich, bei Kreuzhohlstellung kein Fahnenflattern (Abb. 1) — Rachen: Tonsillen mittelgroß, zerklüftet, adenoide Vegetation. In beiden Kieferwinkeln bohnengroße, harte indolente Lymphknoten. BCG-Impfnarbe am linken Oberarm. Übrige Organe o. B. — Blutbild o. B., BSG 4/11 mm, intrakutante Tuberkulinreaktion mit $^1/_{100}$ mg Alttuberkulin nach 48 Stunden positiv.

Beurteilung: Kein Anhalt für tuberkulöse Erkrankung, Vorliegen einer Katarrhlunge. Den Eltern wurde Tonsillektomie und Adenotomie angeraten.

Epikrise: Das 7jährige Mädchen wurde wegen „Oberlappentuberkulose re. mit Interlobärpleuritis" nach BCG-Impfung eingewiesen. Das Röntgenbild der Lunge bot den typischen Befund der Katarrhlunge, für eine tuberkulöse Erkrankung bestand kein Anhalt. Die Gaumenmandeln waren vergrößert, zerklüftet, außerdem adenoide Vegetationen .

Die Katarrhlunge (*Catel*) spielt im Kindesalter differentialdiagnostisch eine so wichtige Rolle, daß hierüber noch einige Bemerkungen angefügt werden sollen: Kinder mit großen und chronisch entzündeten, zerklüfteten Gaumenmandeln bzw. Wucherung der Rachenmandeln leiden häufig an Schnupfen, Hals- und Ohrenschmerzen, nicht selten kommt es auch zu deszendierenden Katarrhen (Tracheitis, Bronchitis). Schlafen mit offenem Mund und Schnarchen bieten weitere Hinweise auf die Hypertrophie des lymphatischen Rachengewebes. Oft handelt es sich um dicke, pastöse Kinder mit exsudativ-lymphatischer Diathese; aber auch schmalbrüstige asthenische Kinder können erkranken. Bei der Untersuchung fällt sogleich die erschwerte Nasenatmung und die nasale „kloßige" Sprache auf, häufig auch ein etwas stumpfer Gesichtsausdruck (Aprosexia nasalis). Als Folge der chronisch kranken Tonsillen finden wir zahlreiche vergrößerte, indolente, harte Lymphknoten in den Kieferwinkeln und hinter dem Musculus sternocleidomastoideus (früher als „Skrophulose" angesprochen). Eine vergrößerte Rachenmandel läßt sich am leichtesten durch digitale Untersuchung des Nasenrachenraumes von der Mundhöhle aus feststellen. Über der Lunge hört man oft feuchte Rasselgeräusche. Das Röntgenbild ist recht typisch: beide Hili sind verbreitert, verstärkt, aufgefasert, rechts schmetterlingsförmig, links halbkreisförmig, ihre Zeichnung geht peripherwärts in eine deutlich vermehrte „besenreiserförmige" Streifenzeichnung des umgebenden Lungengewebes, besonders im Bereich der medialen Unterfelder, über, bedingt durch rezidivierende Bronchitis und Peribronchitis sowie Blutanschoppung im Gefäßsystem. Die tuberkulöse Hiluszeichnung dagegen ist meist kompakter, weicher, bogenförmig begrenzt, oft wolkig verdichtet, die Streifenzeichnung zarter, vom Hilus aus strahlig in die Umgebung ziehend. Orthograd getroffene arterielle Gefäßschatten geben runde, stecknadelkopf- bis erbsengroße Fleckschatten, die öfters irrtümlicherweise als Kalkflecken oder Streuherde angesprochen werden. Die stets in unmittelbarer Nachbarschaft zu findende kleine Ringbildung gleicher Größenordnung durch den ebenfalls orthograd getroffenen begleitenden Bronchus schützt vor Täuschungen. Kalkschatten sind selten kreisrund, meist gezackt, weniger homogen und oft in der Mitte weniger dicht, da die Verkalkung in der Peripherie des Herdes beginnt. — Häufige Fieberattacken, Husten, „Nachtschweiße" (bei tuberkulösen Kindern erfolgt der Schweißausbruch meistens in den frühen Morgenstunden, das Schwitzen nach dem Einschlafen ist ein Symptom der Neuropathie) sowie Gewichtsstillstand oder -abnahme und blasse Hautfarbe gestalten das Bild einer tuberkulösen Erkrankung recht ähnlich. Besteht zugleich eine lokale Tuberkulinempfindlichkeit (z. B. als Folge einer latenten spezifischen Infektion durch die BCG-Impfung), so kann die Diagnose erhebliche Schwierigkeiten bereiten und oft erst durch die klinische Beobachtung geklärt werden. Außer den beschriebenen Patienten wurden noch weitere Kinder wegen einer tuberkulösen Lungenerkrankung eingewiesen, bei denen auf Grund des klinischen und röntgenologischen Befundes ebenfalls eine Katarrhlunge bestand.

Fall 37: Elfriede L., geb. 16. 6. 1940.

BCG-Impfung 24. 8. 1948. Anamnese: Blasses Aussehen, Untergewichtigkeit. — Am 21. 3. 1949 Einweisung wegen „aktiver" Hilustuberkulose mit Primärinfiltrierung (14. 2. 1949)". — Intrakutane Tuberkulinreaktion mit $^1/_{100}$ mg Alttuberkulin nach 48 Stunden positiv.

Beurteilung: Katarrhlunge, Tonsillen hypertrophisch. BSG 12/25 mm.

Fall 38: Karin W., geb. 26. 2. 1940.

BCG-Impfung 28. 10. 1947. Anamnese: Februar 1948 drei Wochen Fieber. Am 1. 4. 1948 Aufnahme. Einweisungsdiagnose: „Hilusdrüsentuberkulose". Intrakutane Tuberkulinreaktion mit $^1/_{100}$ mg Alttuberkulin nach 48 Stunden positiv.

Beurteilung: Katarrhlunge, Tonsillen vergrößert, zerklüftet, adenoide Vegetationen, BSG 10/24 mm.

Fall 39: Renate H., geb. 29. 10. 1944.

BCG-Impfung 28. 10. 1947. Anamnese: November 1948 Husten. Aufnahme am 2. 2. 1949. Einweisungsdiagnose: Aktive rechtsseitige Hilusdrüsentuberkulose. Intrakutane Tuberkulinreaktion mit $^1/_{100}$ mg Alttuberkulin nach 48 Stunden positiv.

Beurteilung: Katarrhlunge, Tonsillen vergrößert, adenoide Vegetationen, während der Beobachtung Angina. BSG 5/13 mm.

Fall 40: Lothar Sch., geb. 12. 6. 1941.

BCG-Impfung November 1948. Anamnese: Husten, Auswurf, Fieber, röntgenologisch Hilusschwellung. Am 21. 4. 1949 Aufnahme. Einweisungsdiagnose: Lungenwurzelinfiltrierung bds. mit Verkalkung, Primärkomplex re. Intrakutane Tuberkulinreaktion mit $^1/_{100}$ mg Alttuberkulin nach 48 Stunden positiv.

Beurteilung: Katarrhlunge, Tonsillen vergrößert, zerklüftet. BSG 3/5 mm.

Fall 41: Hermann B., geb. 20. 10. 1939.

BCG-Impfung Oktober 1948. Anamnese: Juni 1949 Husten, Auswurf, Müdigkeit. Aufnahme am 16. 9. 1949. Einweisungsdiagnose: „Infiltrative Oberlappentbc. re. mit abheilender Interlobärpleuritis und Hilusdrüsen-Tbc." Intrakutane Tuberkulinreaktion mit $^1/_{100}$ mg Alttuberkulin nach 48 Stunden positiv.

Beurteilung: Katarrhlunge, Interlobärschwarte re., BSG 1/3 mm. Kein Anhalt für tuberkulöse Erkrankung.

Fall 42: Ingeborg H., geb. 12. 5. 1939.

BCG-Impfung am 25. 9. 1947. 10 Tage nach Impfung Fieber, Schwellung der Hals- und Bauchdrüsen. Stets Leibschmerzen, etwas Temperatur. Aufnahme am 24. 10. 1949. Einweisungsdiagnose: „Bauchdrüsentuberkulose, Hiluslymphknotenschwellung".

Beurteilung: Lunge röntgenologisch Katarrhlunge. Hals- und Bauchlymphknoten nicht vergrößert, keine Klagen. Abdomen röntgenologisch keine Kalkschatten. Tonsillen vergrößert. BSG 12/30 mm. Kein Anhalt für tuberkulöse Erkrankung.

Fall 43: Ingrid L., geb. 20. 11. 1941.

Familienanamnese o. B., häufig katarrhalische Infekte, Mandelentzündungen. BCG-Impfung März 1948. Ende Juni 1949 Fieber: pflaumengroße Verschattung im linken Unterfeld. Einweisung in Heilstätte.

27. 9. 1949 Aufnahme: $7^{10}/_{12}$ jähriges Mädchen in gutem Allgemeinzustand. Lunge klinisch o. B., röntgenologisch linker Hilus etwas verbreitert, ungleichmäßig, fleckig gezeichnet, streifig aufgefasert, rechter Hilus dichtfleckig gezeichnet, gut abgesetzt, in der Umgebung des oberen Poles vermehrte feine Fleckzeichnung. Übrige Organe o. B. Blutbild o. B., BSG 5/10 mm. Moro positiv.

Beurteilung: Abgeklungene unspezifische Bronchopneumonie, Katarrhlunge.

Fall 44: Maria Regina N., geb. 25. 5. 1942.

BCG-Impfung Dezember 1947. Im Februar 1948 Müdigkeit, blasses Aussehen. Röntgenaufnahme Lunge: re. Hilus verstärkt, streifig verdichtet, schmetterlingsförmig, schlecht begrenzt gegen eine deutlich vermehrte perihiläre Streifenzeichnung mit mehreren orthograd getroffenen Gefäßschatten. Das gesamte mediale Unterfeld rechts zeigt eine deutlich verstärkte Fleck-Streifenzeichnung, die am vorderen Ende der 5. Rippe in einem kirschgroßen schlecht begrenzten Bezirk schleierartig verdichtet ist. Der Mittelschatten ist rechts zwischen 5. und 6. linker Rippe etwa einen Querfinger verbreitert, med. lateral scharflinig konvex begrenzt. Linker Hilus ebenfalls verstärkt, streifig verdichtet, Lungenfelder frei. BSG 13/20 mm.

Nachuntersuchung 29. 7. 1948: Lunge röntgenologisch: beide Hili verstärkt, streifig aufgelockert, mit deutlicher vermehrter Gefäß- und Bronchialzeichnung. Mittelschatten noch etwa ½ Querfinger nach re. verbreitert, Lungenfelder frei.

Beurteilung: Katarrhlunge, abgeklungener bronchopneumonischer Infekt im re. Unterfeld.

Wenn in diesen Fällen die Adenotomie und Tonsillektomie vorgenommen wird, kann man fast ausnahmslos mit einem guten Erfolg rechnen: die katarrhalischen Erkrankungen bleiben aus, körperlich und geistig entwickeln sich die Kinder besser. Die wesentlichste Bedeutung liegt jedoch in der Entfernung eines chronischen Entzündungsherdes, dessen Belassung ernste gesundheitliche Schäden (Gelenkrheumatismus, Endokarditis, Chorea, Scharlach usw.) nach sich ziehen kann.

Zusammenfassung: 9 Kinder, die uns wegen einer tuberkulösen oder tuberkuloseverdächtigen Erkrankung nach BCG-Impfung eingewiesen wurden, boten klinisch und röntgenologisch das Bild der Katarrhlunge. Anhalt für tuberkulöse Erkrankung bestand nicht.

c) Patienten, bei denen bei der Aufnahme ein unspezifischer bronchopneumonischer Befund bestand.

Fall 45: Waltraud Z., geb. 29. 11. 1935.

Keine tuberkulöse Disposition. BCG-Impfung 27. 10. 1947. Anfang Januar 1948 Kopfschmerzen, Gliederschmerzen, Husten, erhöhte Temperaturen. Röntgenaufnahme (Gesundheitsamt): Rechter Hilus verbreitert, verstärkt, aufgelockert, übergehend in deutlich vermehrte streifig-fleckige Zeichnung des medialen Unterfeldes; linker Hilus ebenfalls verstärkt, aufgelockert, am unteren Pol schlecht abzugrenzen gegen eine etwa kleinapfelgroße unscharf begrenzte, homogen-streifige Verschattung in Höhe des 3. und 4. ICR und übergehend in eine stark vermehrte Streifenzeichnung des medialen Unterfeldes. Einweisungsdiagnose: „Verdacht auf frische Infiltrierung nach BCG-Impfung". Aufnahme 26. 1. 1948: $12/^{2}_{12}$jähriges Mädchen in mäßigem

Allgemeinzustand. Lunge klinisch o. B., röntgenologisch: rechter Hilus und Lunge o. B.; linker Hilus kaum verbreitert, verstärkt, im 4. ICR etwa pflaumengroße spindelförmige, weiche, schlecht begrenzte Verschattung mit unscharfen Rändern. Rachen: Tonsillen mittelgroß, nicht entzündet, adenoide Vegetation. Übrige Organe o. B., BCG-Impfnarbe am linken Oberarm. Blutbild o. B., BSG 9/20 mm, intrakutane Tuberkulinreaktion mit $^1/_{100}$ mg Alttuberkulin nach 48 Stunden positiv.

Verlauf: Während der klinischen Beobachtung Auftreten einer Hepatitis epidemica. 2. 2. 1948 Röntgenaufnahme: Beide Hili verbreitert, verstärkt, aufgefasert, übergehend in deutlich vermehrte Streifenzeichnung beider medialer Unterfelder, Lungenfelder frei von Verschattungen.

Beurteilung: Zweifellos handelt es sich um eine unspezifische Bronchopneumonie, die bei der Aufnahme bereits im Rückgang begriffen und schon nach wenigen Tagen röntgenologisch nicht mehr nachweisbar war.

Epikrise: Ein 12jähriges Mädchen erkrankte 3 Monate nach der Impfung an einer Bronchopneumonie links. Die zunächst kleinapfelgroße Infiltrierung war bei der Aufnahme 2 Wochen später nur noch pflaumengroß und nach einer weiteren Woche völlig verschwunden. Akuter Beginn und kurzfristiger, röntgenologisch kontrollierter Verlauf sprechen für einen unspezifischen Prozeß. Eine tuberkulöse Primärinfiltrierung der oben beschriebenen Größe bildet sich nur ausnahmsweise so schnell und ohne Residuen zurück; allenfalls könnte eine Sekundärinfiltrierung einen ähnlichen Verlauf zeigen, doch sind die Bedingungen dafür nicht gegeben.

Fall 46: Jutta E., geb. 25. 9. 1936.

Keine tuberkulöse Disposition. BCG-Impfung November 1948. Ende August 1949 Halsentzündung, geschwollene Halsdrüsen, Fieber. Röntgenaufnahme (Gesundheitsamt) 7. 9. 1949: Rechter Hilus verstärkt. Lungenfelder frei; linker Hilus ebenfalls verstärkt, aufgelockert, nicht abzugrenzen gegen eine faustgroße, weiche schleierartige Verdichtung im Mittelfeld, die bis zur lateralen Thoraxwand reicht. Einweisungsdiagnose: „Infiltrierung links (Spezifität fraglich)".

Aufnahme 13. 9. 1949: 13jähriges Mädchen in ausreichendem Allgemeinzustand, blasse Hautfarbe, etwas Husten, Temperatur normal. Lunge klinisch: leichte Schallverkürzung links hinten unten, seitlich und vorn im Mittelfeld; Atemgeräusch links vorn Mitte bronchial, keine Rasselgeräusche; röntgenologisch: rechter Hilus verbreitert, verstärkt, aufgelockert, übergehend in eine vermehrte wabige, netzförmige Zeichnung des Mittelfeldes in Höhe des 3. und 4. ICR sowie des medialen Ober- und Unterfeldes. Rachen: Tonsillen wenig vergrößert, reizlos, Schleimstraße an der hinteren Rachenwand. Übrige Organe o. B., BCG-Impfnarbe am linken Oberarm. Blutbild o. B., BSG 12/23 mm, intrakutane Tuberkulinreaktion mit $^1/_{100}$ mg Alttuberkulin nach 48 Stunden positiv.

Beurteilung: Bronchopneumonie linkes Unterfeld in Rückbildung.

Fall 47: Erhard B., geb. 19. 1. 1938.

BCG-Impfung Herbst 1948. Im Januar 1949 Bronchialkatarrh. Bei der Untersuchung auf dem Gesundheitsamt am 2. 2. 1949 wurde röntgenologisch eine mitteldichte, weiche, wolkig-fleckige Abschattung auf der zweiten vorderen Rippe bis zur scharfgeschnittenen Lappengrenze im Mittelfeld re. festgestellt. Einweisung wegen infiltrativer rechtsseitiger Oberlappentuberkulose mit Interlobärpleuritis. Aufnahme in einer Kinderheilstätte am 7. 4. 1949. Lunge rötgenologisch: re. aufgelockerte Lungenwurzel mit vermehrter Zeichnung im Mittelfeld und leichter Verschleierung oberhalb der deutlich dargestellten Lappengrenze, linke Lunge o. B. Die bei der Einweisungsuntersuchung festgestellte wolkig-homogene Verschattung im Mittelfeld ist nicht mehr nachweisbar.

Nach 4 Wochen Beobachtung konnte klinisch und röntgenologisch kein Krankheitsbefund mehr festgestellt werden. Tuberkulinreaktion positiv.

Beurteilung: Unspezifische bronchopneumonische Infektion.

Epikrise: Verlauf und Röntgenbefund sprechen — wie im voraufgehenden Fall — gegen eine tuberkulöse Erkrankung, es dürfte sich vielmehr auch hier um unspezifische Bronchopneumonien gehandelt haben.

Fall 48: Hannelore H., geb. 21. 10. 1940.

Familienanamnese o. B. Kinderkrankheiten: Masern. Oktober 1948 BCG-Impfung. Anfang Dezember 1948 häufig starke Hustenanfälle, besonders bei Nacht mit Reprisen. Keuchhusten. Seit Mitte Dezember Fieber, Appetitlosigkeit, Gewichtsabnahme. Eine Röntgenuntersuchung ergab Pleuritis exsudativa links. 20. 12. 1948 Krankenhausaufnahme: 8jähriges Kind in reduziertem Allgemeinzustand. Selten auftretende Keuchhustenanfälle. Lunge klinisch: intensive Dämpfung über dem linken Unterfeld mit aufgehobenem Atemgeräusch. Lunge röntgenologisch: re. Hilus verbreitert, streifig verdichtet; nicht abzugrenzen gegen eine stark vermehrte Streifenzeichnung im re. mittleren Unterfeld, die sich etwa daumenbreit neben dem lateralen Herzrand bis zum Zwerchfeld hinzieht. Linker Hilus verstärkt, aufgelockert, homogene Verschattung des gesamten linken Unterfeldes, die sich nach dem Oberfeld zu in einem schmalen Mantelschatten fortsetzt. Linkes Zwerchfell nicht zu differenzieren. Herz o. B., Abdomen: Leber 1 Querfinger unter dem re. Rippenbogen. Blutbild: 9600 Leukozyten. Eosinophile 9%, Stabk. 4%, Segm. 44%, Lympho. 43%, BSG 59/89 mm. Moro positiv.

Beurteilung: Keuchhusten mit Pleuritis exsudativa li.

Blutbild am 28. 1. 1949: Leuko. 7000, Lympho. 62%, Wohlbefinden, BSG 17/19 mm. Röntgenuntersuchung: re. Hilus kolbig aufgetrieben, im Mittel- und Unterfeld vermehrte Streifenzeichnung. Pleuritis links in Rückbildung. Entlassung 9. 2. 1949. 2. 5. 1949 Aufnahme in eine Kinderheilstätte. Lunge klinisch o. B., rötgenologisch: re. Hilus verbreitert, aufgelockert, Lungenfelder beiderseits frei. Kein Anhalt für tuberkulöse Erkrankung.

E p i k r i s e : Ein 8jähriges Mädchen erkrankte zwei Monate nach der BCG-Impfung mit Keuchhusten. In dessen Verlauf wurde röntgenologisch eine Pleuritis exsudativa li. festgestellt, die zur Klinikeinweisung führte. Auf Grund des klinischen und röntgenologischen Befundes sowie des weiteren Verlaufes der Erkrankung ist es mit Sicherheit anzunehmen, daß es sich um eine Pleuritis exsudativa bei Keuchhusten gehandelt hat. Ein Zusammenhang mit der BCG-Impfung ist abzulehnen.

Fall 49: Heidtrun G., geb. 24. 9. 1943.

BCG-Impfung am 29. 10. 1947. Am 2. 11. 1947 soll das Kind sich mit etwas hastig getrunkenem heißem Kaffee verbrannt haben. Die Mutter gab daraufhin Öl zu trinken. Mehrere Stunden später plötzliches Einsetzen von Atemnot. Am 12. 11. 1947 Einweisung ins Krankenhaus wegen Dyspnoe und Stridor, dort Tracheotomie wegen Verdacht auf Diphtherie. Nach Beendigung dieser plötzlicher Exitus.

Die Sektion in der Krankenanstalt ergab außer einem Status thymico-lymphaticus mit Zeichen des Erstickungstodes makroskopisch keinerlei Veränderungen an der Leiche. Da diese Befunde eine sichere Todesursache nicht ergaben, wurde von seiten des Gesundheitsamtes eine Exhumierung der Leiche beantragt. Die Sektion durch Professor *Lauche* ergab eine ulzeröse Entzündung am Kehlkopfeingang und eine hämorrhagische Herdpneumonie in dem hilusnahen Gebiet der Lunge. Beide Veränderungen wurden mikroskopisch bestätigt und eine sehr virulente Infektion, wahrscheinlich mit hämolysierenden Streptokokken als Ursache angenommen.

E p i k r i s e : Das 5jährige Kind erkrankte 4 Tage nach der BCG-Impfung mit plötzlicher Atemnot und kam trotz vorgenommener Tracheotomie ad exitum. Die Sektionen ergaben eine ulzeröse Entzündung am Kehlkopfeingang und hämorrhagische Herdpneumonie an dem hilusnahen Gebiet der Lunge.

Fall 50: Renate F., geb. 4. 5. 1942.

Keine tuberkulöse Disposition. BCG-Impfung Dezember 1947. Februar 1948 Fieber: Lungenentzündung und eitrige Rippenfellentzündung re.. Punktion, Drainage für 4 Wochen. Entwicklung eines Spannungspneumothorax re.. Einweisungsdiagnose: „Pneumothorax re. nach Pleuraempyem, Verdacht auf beginnende (spezifische) Erkrankung der linken Lunge".

Aufnahme 12. 10. 1948: $6^5/_{12}$jähriges Mädchen in sehr reduziertem Allgemeinzustand, deutliche Kurzatmigkeit. Lunge klinisch: rechts vorn und hinten tympanitischer Klopfschall, ebenso links vorn oben; rechts seitlich und hinten ab 10. Rippe Dämpfung; auskultatorisch rechts sehr leises amphorisches Atemgeräusch, links verschärftes Vesikuläratmen; röntgenologisch: totaler Pneumothorax rechts, der sich auch links vorn bis zur Mamillarlinie ausbreitet; offenbar wurde die hierdurch bedingte Verschiebung des Mediastinums als spezifische Erkrankung der linken

Seite gedeutet. Exsudatspiegel rechts in Höhe des 12. Brustwirbels; linke Lunge frei von Verschattungen. Abdomen: Leber zwei Querfinger unter dem Rippenbogen. Herz: Zwei Querfinger nach links verdrängt. Über der Spitze leises systolisches Geräusch. BCG-Impfnarbe am linken Oberarm. Blutbild: 10 000 Leuko., Linksverschiebung. BSG 78/121 mm. Intrakutane Tuberkulinreaktion mit $^{1}/_{100}$ mg Alttuberkulin nach 48 Stunden positiv. Probepunktion rechte Pleurahöhle: dickflüssiger Eiter, keine Tuberkelbazillen nachweisbar; Kultur: Pneumokokken.

Diagnose: Pneumokokkenempyem rechts mit Ventilpneumothorax. Verlauf: Saugdrainage nach *Perthes*, Bluttransfusionen, Badional peroral, Marbadal 5%ig intrapleural. Da keine Beeinflussung erfolgte, wurde das Kind zur operativen Weiterbehandlung in eine chirurgische Klinik verlegt. Von dort nach Hause entlassen, da die Eltern die Operationsgenehmigung nicht gaben.

Epikrise: Bei diesem Mädchen handelt es sich um ein Pleuraempyem, das zunächst mit *Bülau*-Drainage behandelt wurde. Nach deren Entfernung ausgedehnter Spannungspneumothorax, der das Mittelfeld weit auf die gesunde Seite verdrängte und der durch eine längere Saugdrainagenbehandlung nach *Perthes*, kombiniert mit peroraler Badional- und intrapleuraler Marbadal-Therapie unbeeinflußt blieb. Die Entstehung dieses Ventilpneumothorax ist möglicherweise auf einen perforierten postpneumonischen Abszeß zurückzuführen, oder die angelegte *Bülau*-Drainage hat zu einer Läsion der viszeralen Pleura geführt.

Fall 51: Hilde L., geb. 20. 6. 1938.

Keine tuberkulöse Disposition. Als Kleinkind „Milchschorf", später Asthmaanfälle, die nach Tonsillektomie 1944 nicht mehr auftraten. BCG-Impfung 26. 9. 1947. Seit Anfang Januar 1948 Appetitlosigkeit, Unlust, Herzklopfen und Schmerzen in der linken Brustseite. Temperaturen bis 38°. Röntgenuntersuchung. Einweisungsdiagnose: „Frühkaverne links?". Aufnahme 16. 1. 1948: $9^{7}/_{12}$jähriges Mädchen in reduziertem Allgemeinzustand. Kein Husten, kein Auswurf, septische Temperaturen. Lunge klinisch o. B., röntgenologisch: rechter Hilus nicht vergrößert, etwas vermehrte Streifenzeichnung ins mediale Unterfeld; linker Hilus etwas verbreitert, geht am oberen Pol über in eine Streifenbahn zu einer etwa fünfmarkstückgroßen weichen Verschattung über dem lateralen 2. ICR mit einer halbmondförmigen Aufhellung in ihrer oberen Hälfte (Abb. 2). Übrige Organe o. B.; BCG-Impfnarbe am linken Oberarm, *Unna-Thost*sche Palmo-Plantarkeratose. Blutbild: Leuko. 16 000, Linksverschiebung. BSG 31/54 mm, intrakutane Tuberkulinreaktion mit $^{1}/_{100}$ mg Alttuberkulin nach 48 Stunden positiv. Tuberkelbazillen im Magensaft wiederholt negativ.

Verlauf: 21. 1. 1948: Lunge klinisch: links hinten oben leichte Schallverkürzung und etwas abgeschwächtes Atemgeräusch, keine Rasselgeräusche; röntgenologisch: die Verschattung im linken Oberfeld ist etwa apfelgroß, in der oberen Hälfte halbmondförmige Aufhellung. Diagnose: Lungenabszeß. Therapie: Supronal, Neosalvarsan, Transpulmin, Diathermie. — 23. 1. 1948: Temperatur normal, Wohlbefinden. Röntgenaufnahme: Verschattung apfelgroß, Flüssigkeitsspiegel bis zum oberen Drittel gestiegen (Abb. 3). — 27. 1. 1948: Temperatur wieder subfebril, Übelkeit, „Erbrechen" einer größeren Menge gelblichen, stark stinkenden, schleimigen Eiters. Röntgenaufnahme: Im linken Oberfeld kleinapfelgroßer Ringschatten mit kleinem Flüssigkeitsspiegel. — In den nächsten Tagen Abfall der Temperatur, Wohlbefinden. 18. 3. 1948: Entlassung: Lunge klinisch o. B.; röntgenologisch: im linken Oberfeld ganz zarter, etwa fünfmarkstückgroßer Ringschatten.

Beurteilung: Unspezifischer Lungenabszeß im linken Oberfeld.

Epikrise: Ein 9½jähriges Mädchen wurde 4 Monate nach der BCG-Impfung wegen Verdacht auf Frühkaverne eingewiesen. Akuter Krankheitsbeginn, septische Temperaturen, leukozytäres Blutbild, sowie das Fehlen von Tuberkelbazillen im Magensaft wiesen jedoch auf eine unspezifische Erkrankung hin. Das Röntgenbild zeigte bei der Aufnahme eine fünfmarkstückgroße Verschattung mit halbmondförmiger Aufhellung in ihrer oberen Hälfte. 5 Tage später war die Verschattung apfelgroß unter entsprechender Zunahme der Aufhellung in ihrer oberen Hälfte. In den beiden nächsten Tagen stieg der Flüssigkeitsspiegel bis zum oberen Drittel. Diagnose: Unspezifischer Lungenabszeß. Der Verlauf tuberkulöser Kavernen ist nicht so akut progredient, der Anstieg des

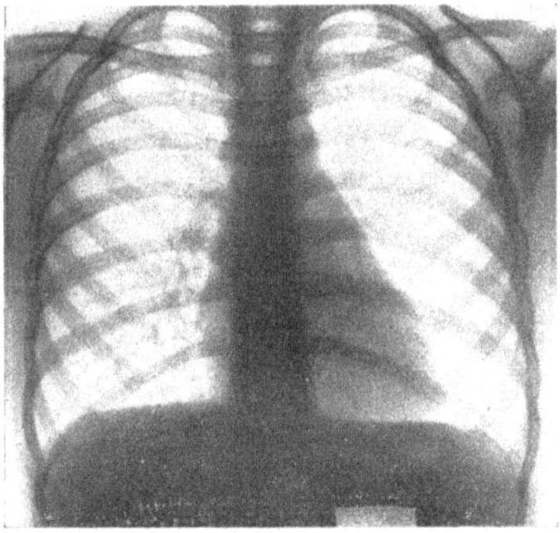

Abb. 1

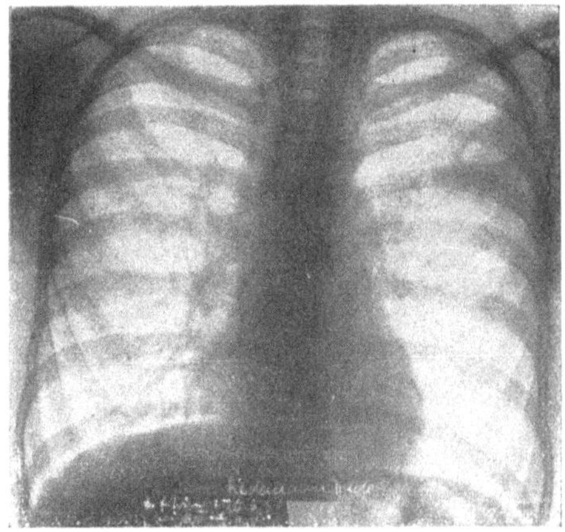

Abb. 2

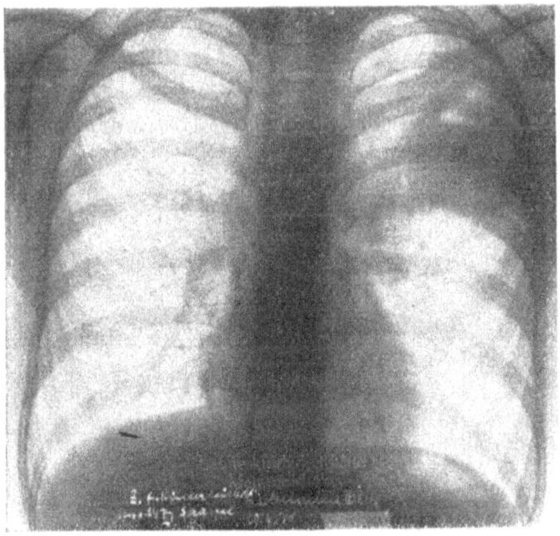

Abb. 3

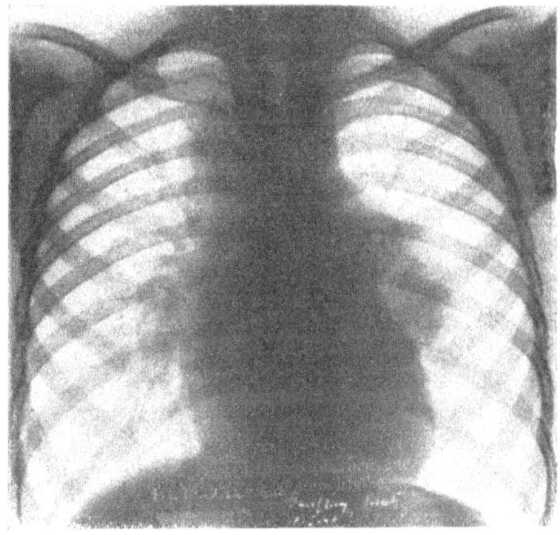

Abb. 4

Zum Aufsatz von Daelen-Saame, Kritische Beurteilung der als Komplikationen gemeldeten Fälle (S. 113)

Abb. 1: H. Sch., geb. 3. 11. 41. BCG-Impfung November 1948. Einweisungsdiagnose: „Oberlappentuberkulose rechts mit Interlobärpleuritis". Röntgenbild bei Heilstättenaufnahme: Katarrhlunge. BSG 4/11 mm.

Abb. 2: H. L., geb. 20. 6. 38. BCG-Impfung 26. 9. 47. Einweisungsdiagnose: „Frühkaverne links?" Röntgenbild 14 Tage nach Beginn der Erkrankung (16. 1. 48): Im linken Oberfeld fünfmarkstückgroße weiche Verschattung mit halbmondförmiger Aufhellung in oberer Hälfte. Septische Temperaturen, Leukozytose, BSG 31/54 mm. Tuberkelbazillen negativ.

Abb. 3: H. L., geb. 20. 6. 38. Röntgenbild 23. 1. 48: Verschattung apfelgroß, Flüssigkeitsspiegel bis oberes Drittel gestiegen. Beurteilung: unspezifischer Lungenabszeß.

Abb. 4: H. B., geb. 10. 5. 40. BCG-Impfung November 1948. Einweisungsdiagnose: „linksseitiger (spezifischer) Hilusdrüsenprozeß". Röntgenbild bei Heilstättenaufnahme 8. 4. 49 (2 Monate nach Krankheitsbeginn): rechter Hilus aprikosengroß, verdichtet, paratracheale Verbreiterung des Mittelschattens, Interlobärlinie und Randstreifen rechts, Verdichtung im Sinne einer Pleuritis mediastinalis posterior superior; am linken Hilus zwei etwa pflaumengroße Verschattungen. Schweres Krankheitsbild, Hustenparoxysmen, Erbrechen, Benommenheit. Leukozytose, BSG 124/136 mm. Lokale Tuberkulinreaktion (trotz BCG-Impfung) negativ. Beurteilung: maligne mediastinale Tumoren (Lymphogranulomatose, Sarkom).

Flüssigkeitsspiegels erfolgt nicht so rasch und bis zu solcher Höhe; dies sind klinische Kennzeichen eines Lungenabszesses. Nach Behandlung mit Supronal, Neo - Salvarsan, Transpulmin und Diathermie baldige Heilung.

Zusammenfassung: Bei 3 Kindern, die wegen tuberkulöser Infiltrierung nach BCG-Impfung eingewiesen wurden, handelte es sich um unspezifische Bronchopneumonien, bei einem weiteren Kind um eine Bronchopneumonie und Pleuritis exsudativa bei Keuchhusten. Das fünfte Kind verstarb vier Tage nach der BCG-Impfung an einem hyperakuten Infekt (haemorrhagische Herdpneumonie und ulzeröse Entzündung am Kehlkopfeingang). Bei dem sechsten Kind, eingewiesen wegen „Pneumothorax rechts nach Pleuraempyem mit Verdacht auf beginnende (spezifische) Erkrankung der linken Lunge nach BCG-Impfung", bestand lediglich ein Pneumokokkenempyem rechts mit Ventilpneumothorax, der das Mittelfeld weit auf die linke Seite verdrängte. Das siebente Kind hatte einen unspezifischen Lungenabszeß, der wegen Verdacht auf „Frühkaverne nach BCG-Impfung" Veranlassung zur Einweisung gab.

d) Patienten, bei denen verschiedene andere Krankheiten eine tuberkulöse Erkrankung vortäuschten.

Fall 52: Gisela K., geb. 15. 6. 1941.

1947 wegen häufiger katarrhalischer Erkrankungen Tonsillektomie und Adenotomie. Danach indolente Lymphknotenschwellung im rechten Kieferwinkel. — BCG-Impfung am 7. 6. 1948. Ende August 1948 zunehmende Schwellung und Rötung des vergrößerten Lymphknotens im rechten Kieferwinkel, Mitte September 1948 Eitersekretion aus dem re. Gehörgang. Anfang Oktober 1948 Schmerzhaftigkeit des Lymphknotentumors. Einweisung wegen „Drüsentuberkulose".

Klinikaufnahme 5. 10. 1948: 7$^{4}/_{12}$jähriges Mädchen in ausreichendem Allgemeinzustand, Husten und Auswurf. Lunge klinisch: über beiden Lungen fortgeleitete bronchitische Rasselgeräusche, links hinten unten geringe Schallverkürzung; röntgenologisch: Hili beiderseits aufgefasert, leicht verschattet, vom re. Hilus vermehrte Strangzeichnung in das Unterfeld, homogene Verschattung des li. Herzhinterraumes. — Herz und Kreislauf o. B., Abdomen o. B., Ohren: im li. Trommelfell alte Perforationsstelle, kein Reflex, re. Eitersekretion aus einer Perforationsstelle im vorderen unteren Quadranten. Ekzem am Porus acusticus externus. Lymphknoten: im rechten Kieferwinkel pflaumengroßer Tumor, nicht druckschmerzhaft, nicht eingeschmolzen.

Haut: Abheilende Impetigo am Gesäß und beiden Beinen. — Blutbild: 8200 Leukozyten. Diff. o. B., BSG 40 mm, intrakutane Tuberkulinreaktion mit $^{1}/_{100}$ mg Alttuberkulin nach 48 Stunden positiv. Behandlung: feuchte Umschläge und Solluxbestrahlungen rechtes Ohr, Röntgenbestrahlung re. Halsseite 5 mal 100 r. 4. 11. 1948 kaum noch tastbare Lymphknotenschwellung im rechten Kieferwinkel, Gehörgangekzem abgeheilt. — Röntgenaufnahme Lunge 9. 12. 1948: rechter Hilus verbreitert, aufgefasert, schlecht begrenzt gegen eine deutlich vermehrte Streifung ins mediale Ober- und Unterfeld; linker Hilus verstärkt, übergehend in vermehrte perihiläre Zeichnung, im Unterfeld am lat. Herzrand in einem kirschgroßen Bezirk verstärkte, teils ringförmige Streifenzeichnung, linker Sinus verschattet, Seitenwandbegleitlinie, homogene dreieckige Verschattung des medialen Unterfeldes, die nach lateral gradlinig zwischen Wirbelsäule und Sinus phrenicocostalis abschneidet und vom Herzschatten überdeckt wird. — Entlassung gegen Revers. Nachuntersuchung am 16. 2. 1949: Rhinopharyngitis. Lunge klinisch: beiderseits in Hilusnähe grobe, z. T. fortgeleitete Rasselgeräusche, rechts hinten spastisches Atemgeräusch; röntgenologisch: Hili beiderseits stärker weichfleckig verbreitert, unscharf begrenzt mit besonders rechts stark vermehrter Streifenzeichnung in die Peripherie, am linken Herzrand vermehrte klein-mittelfleckige, teilweise konfluierende Herdschatten, dichte, kleinfleckig-streifige Verschattung des medialen rechten Unterfeldes, zarter Begleitschatten entlang des li. Herzrandes, Herzzwerchfellwinkel und Zwerchfellrippenwinkel verwaschen. — Halslymphknoten nicht vergrößert. — Beurteilung: Chronische Bronchitis, Pleuritis mediast. inf. ant. links, Bronchiektasen, Otitis media rechts mit regionärer Lymphknotenschwellung.

Epikrise: Ein siebenjähriges Mädchen wurde wegen Drüsentuberkulose nach BCG-Impfung einer Klinik eingewiesen. Es bestand ein pflaumengroßer Tumor im rechten Kieferwinkel bei einer Otitis media rechts, der nach Behandlung des Ohres und Röntgenbestrahlung innerhalb 4 Wochen völlig zurückging, so daß wir annehmen, es hat sich um eine unspezifische regionäre Lymphadenitis gehandelt. Der klinische und röntgenologische Lungenbefund scheinen uns ebenfalls unspezifisch zu sein im Sinne einer Katarrhlunge mit Verdacht auf Bronchiektasen.

Fall 53: Hans B., geb. 10. 5. 1940.

Tante im gleichen Haushalt offen tuberkulös. BCG-Impfung November 1948. Bis Februar 1949 keine Beschwerden, dann erkrankt mit Mattigkeit, Appetitlosigkeit, erhöhten Temperaturen und Husten. Einweisungsdiagnose: Linksseitiger Hilusdrüsenprozeß.

Aufnahme 8. 4. 1949: $8^{11}/_{12}$jähriger Junge in reduziertem Allgemein- und Ernährungszustand. Blasse Hautfarbe, häufige bitonale Hustenparoxysmen, kein Auswurf. Temperatur hochfieberhaft. Gewicht 22,0 kg (— 3,3 kg). Lunge klinisch: Perkutorisch o. B., auskultatorisch bronchovesikuläres Atemgeräusch, links vorn Mitte und hinten unten abgeschwächtes Bronchialatmen, links vorn Bronchophonie; hinten beiderseits rauhes Atmen und Bronchophonie; röntgenologisch: Rechter Hilus etwa aprikosengroß, wolkig verdichtet, zentral kirschgroße Aufhellung, paratracheal etwa zweiquerfingerbreite wolkige Verdichtung; vom Hilus ausgehend etwas vermehrte Fleck-Streifenzeichnung im medialen Unterfeld, Interlobärlinie, Randstreifen, Verdichtung im Sinne einer Pleuritis mediastinalis posterior superior; im Bereich des linken Hilus zwei etwa pflaumengroße, dichte, gut begrenzte Verschattungen, Lungenfelder frei. *Holzknecht*scher Raum verschattet (Abb. 4). — Herz und Kreislauf o. B., Abdomen, Extremitäten und Zentralnervensystem o. B., Tonsillen klein, reizlos. Periphere Lymphknoten nicht vergrößert. BCG-Impfnarbe am linken Oberarm. — Magensaft auf Tuberkelbazillen wiederholt negativ. Blutbild: Ery. 4,0 Millionen, Haemoglobin 70%, Leuko. 16 000, Lympho. 8%, Mono. 6%, Segm. 84%, Eosinophile 1%, Basophile 1%. BSG 124/136 mm. A l t t u b e r k u l i n b i s 1 : 10 i n t r a k u t a n n e g a t i v. Lumbalpunktion: Liquor klar, Entleerung in rascher Tropfenfolge, Pandy: Opaleszenz, Nonne-Apelt +, 6/3 Zellen, Zucker 60 mg%, Spinnwebgerinnsel negativ, Tuberkelbazillen negativ, unspezifische Kultur steril.

Verlauf: Häufige Hustenparoxysmen. Erbrechen, Benommenheit, Fieber wechselnd zwischen 36,2° und 40,2° (Typ *Pel-Ebstein*). Verschlechterung des Allgemeinbefindens. — 27. 4.: Blutbild: Ery. 3,06 Millionen, Haemoglobin 60%, Leuko. 16 400, Lympho. 24%, Mono. 4% Segm. 67%, Eosinophile 5%. Lunge klinisch: Atemgeräusch links jetzt fast völlig aufgehoben, sonst unverändert. — 29. 4.: Röntgenbestrahlung des Mediastinums: 200 r, 180 KV, 4 mA, Filter 0,5 CU — Pertinax, FHA 40 cm, Tubus 6 × 8 cm. — Darauf erhebliche Verschlechterung, häufige Hustenparoxysmen und Erbrechen. Lumbalpunktion: Klarer Liquor, normale Tropfenfolge, Pandy +, Nonne-Apelt +, Zellen 59/3, Zucker 140 mg%, Spinnwebgerinnsel +, Tuberkelbazillen kulturell negativ, unspezifische Kultur steril. Atembeschwerden, Zyanose. — 30. 4.: Weiter verschlechtertes Krankheitsbild, tonisch-klonischer Krampfanfall, Zungenbiß, Einnässen. Augenhintergrund: Links Papille nasal deutlich verwaschen, temporal relativ scharf begrenzt; rechts nicht zu spiegeln. Lumbalpunktion: Liquor klar, normale Tropfenfolge, Pandy +, Nonne-Apelt +, Zellen 37/3, Zucker 120m%. — Ohne Rückkehr des Bewußtseins nach einigen Stunden Exitus letalis.

Klinische Diagnose: Maligne mediastinale Tumoren (Lymphogranulomatose, Lymphosarkom), Gehirnmetastasen?, Enzephalitis? Obduktion (Professor Dr. *Wurm*): Lymphogranulomatose sämtlicher intrathorakaler Lymphknoten mit erheblicher Kompression des linken Hauptbronchus, keine Atelektasenbildung. Lymphogranulomatose der paraortalen Lymphknotenketten. Einzelne Granulomknoten von Erbsen- bis Kirschgröße in der Milz. Kleinherdige Bronchopneumonie in beiden Lungenunterlappen. Hypostase. Scharf umschriebene, vereinzelt großtropfige verfettete Herde in der Leber, Hirnschwellung. Histologisch keine entzündlichen oder degenerativen Veränderungen an Gehirn, Kleinhirn und Rückenmark.

E p i k r i s e : Zwei Monate nach der BCG-Impfung erkrankte ein bis dahin gesunder neunjähriger Junge, der mit einer offentuberkulösen Familienangehörigen zusammenlebte, mit Fieber, Husten, Appetitlosigkeit und Mattigkeit. Einweisung wegen linksseitigem spezifischen Hilusdrüsenprozeß. Bei der Aufnahme, drei Monate nach Beginn der Erkrankung, war das Kind in kachektischem Allgemeinzustand, hatte Fieber, Husten, Erbrechen und war öfters benommen. Röntgenologisch bestanden beiderseits ausgedehnte

Hilustumoren. Intrakutane Tuberkulinreaktion bis 1 : 10 negativ. Extrapulmonale Lymphknotenschwellungen nicht festzustellen. Verschlechterung des Allgemeinzustandes, nach Röntgenbestrahlung Bewußtlosigkeit, Krämpfe. Exitus letalis 3 Wochen nach der Aufnahme. Die häusliche Infektionsquelle und die — auch nach erfolgreicher BCG-Impfung — negative Tuberkulinreaktion bei dem kachektischen Kind legte zunächst den Gedanken einer progredienten Tuberkulose (mit negativer Anergie) nahe. Klinisches Bild und röntgenologischer Befund standen jedoch nicht in Einklang. Eine tumoröse Bronchiallymphknotentuberkulose kann zwar heftige Atembeschwerden und Stauungserscheinungen verursachen, doch führt sie nur im Fall einer Generalisation zu so schweren Krankheitsbild. Da diese nicht vorlag, nahmen wir einen bösartigen Tumor (Lymphogranulomatose, Sarkom) an. Hierfür sprachen auch das wechselnde Fieber vom Typ *Pel-Ebstein* sowie das Blutbild (Anaemie, Leukozytose bei Überwiegen der neutrophilen Granulozyten, Lymphopenie). Die vorgenommene Röntgenbestrahlung hielt den foudroyanten Verlauf nicht auf. Autoptisch wurde die Diagnose bestätigt (Lymphogranulomatose der intrathorakalen und paraortalen Lymphknoten).

Fall 54: Richard Sch., geb. 17. 7. 1938.

Keine tuberkulöse Disposition. BCG-Impfung November 1947. Mitte Dezember 1948 erkrankte das Kind mit Leibschmerzen, wenige Tage später Pleuritis rechts, Fieber. Einweisung.

Aufnahme 31. 12. 1948: $10^{5}/_{12}$jähriger Junge in schlechtem Allgemeinzustand, fieberhafte Temperaturen. Lunge klinisch und röntgenologisch o. B., Herz normal groß, leises systolisches Geräusch über der Spitze, Aktion regelmäßig, etwas beschleunigt, R/R 95/70 mm Hg. Abdomen, Extremitäten und Zentralnervensystem o. B., Tonsillen klein, etwas zerklüftet. BCG-Impfnarbe am linken Oberarm. — Blutbild: Erythrozyten 4,34 Millionen, Haemoglobin 84%, Leuko. 10 000, Lympho. 20 %, Mono. 7 %, Segm. 72 %, Eosinphile 1 %. BSG 85/110 mm.

Urin o. B., intrakutante Tuberkulinreaktion mit $^{1}/_{100}$ mg Alttuberkulin nach 48 Stunden positiv. Lumbalpunktion: Liquor klar, Pandy negativ, Nonne-Apelt negativ, keine Zellen, Zucker 80 mg%, unspezifische Kultur steril. — *Wassermann-*, *Kahn-*, *Citochol*-Reaktion negativ. Agglutination gegen Typhus, Paratyphus und Ruhr negativ. Stuhl: Typhus-, Paratyphus- und Enteritiserreger nicht nachweisbar. Blutkultur: Streptococcus viridans. Rachenabstrich: vergrünende Streptokokken. Diagnose: Endocarditis lenta.

Therapie: 12 × 40 000 E Penicillin tgl., 8 g Supronal tgl.

Verlauf: Langsame Entfieberung und Besserung des Allgemeinbefindens. Am 9. Behandlungstag fieberfrei. Ab 15. Behandlungstag tgl. 8 × 60 000 E Penicillin, die noch bis zum 33. Tag gegeben werden. — 15. 2. 1949: Allgemeinbefinden gut, über der Herzspitze noch leises systolisches Geräusch. Blutkultur: Streptococcus viridans negativ, steril. Fieberfrei. 15. 3. 1949 Entlassung: Herz: Leises systolisches Geräusch. Sonst kein krankhafter Befund. BSG 5/19 mm.

Epikrise: Aufnahme des 10½jährigen Jungen wegen Verdachts auf spezifische Pleuritis nach BCG-Impfung. Die klinische Untersuchung ergab eine Endocarditis lenta, die mit initialer Pleuritis einhergehen kann. Im Rachenabstrich und Blut Streptococcus viridans. 33tägige Behandlung mit täglich 480 000 E Penicillin und 8 g Supronal, bislang Heilung.

Fall 55. Hannelore F., geb. 29. 9. 1939.

Keine tuberkulöse Disposition. BCG-Impfung Januar 1948. Mitte März 1948 Müdigkeit, Fieber bis 40°, das zwei Wochen anhielt. Kurz danach stürzte das Kind auf der Treppe, wobei der Kopf weit nach hinten gestoßen wurde. Das Kind konnte den Hals nicht mehr frei bewegen. Nach weiteren drei Wochen erneut hohes Fieber, wegen Nackensteifigkeit vermutete Hausarzt eine (tuberkulöse) Meningitis. Bei unverändertem Befund wurde Kind im Mai 1948 einer chirurgischen Klinik überwiesen. Von dort Einweisung wegen „Halswirbeltuberkulose, Frühstadium".

Aufnahme 1. 9. 1948: $8^{11}/_{12}$jähriges Mädchen, asthenischer Habitus, Gewicht 21,6 kg (—6,0 kg). Lunge klinisch und röntgenologisch o. B., Herz und Kreislauf, Abdomen o. B., Kopf wird sehr steif gehalten, Beugung und Streckung nicht möglich, nur leichte Drehbewegungen bei Fixation der Schultern. Über der Halswirbelsäule werden Klopf- und Stauchungsschmerz angegeben, doch immer an anderer Stelle. Röntgenologisch im Bereich des Schädels, der Hals- und Brustwirbelsäule kein krankhafter Befund. Blutbild o. B., BSG 8/17 mm, intrakutane Tuberkulinreaktion mit $^{1}/_{100}$mg Alttuberkulin nach 48 Stunden positiv. — Lumbalpunktion: Liquor wasserhell, klar, Pandy negativ, Nonne-Apelt negativ, Zellen 2/3.

Verlauf: Zunächst Anlage eines Gipsbettes für 6 Wochen, dann Wiederholung sämtlicher Untersuchungen. Während dieser Zeit fiel die starke Neuropathie des Kindes auf, das zu Tag- und Nachtzeiten einnäßte und einkotete; azetonämisches Erbrechen. Da auch bei der Wiederholungsuntersuchung kein organischer Befund an der Wirbelsäule erhoben werden konnte, Abbruch der Gipsbettbehandlung, Beginn mit intensiven Bewegungsübungen, Faradisation und suggestiven Maßnahmen, danach deutliche Besserung der Steifhaltung des Kopfes und Lockerung der Hals- und Schultermuskulatur.

Beurteilung: Hysterische Schmerzfixation im Bereich der Halswirbelsäule nach Unfall bei hochgradiger neuropathischer Diathese. Keine tuberkulöse Erkrankung.

Epikrise: Ein neunjähriges körperlich unterentwickeltes, hochgradig neuropathisches Kind stürzte 2 Monate nach der BCG-Impfung auf der Treppe, wobei der Kopf stark nach hinten gestoßen wurde. Im Zusammenhang mit einem Infekt trat eine Steifhaltung der Halswirbelsäule auf, die über Wochen bestehen blieb, so daß schließlich an eine Halswirbeltuberkulose im Zusammenhang mit der BCG-Impfung gedacht und das Kind aus diesem Grunde eingewiesen wurde. Bei längerer Beobachtung wurde jedoch klinisch und röntgenologisch kein organischer Befund an der Wirbelsäule erhoben, vielmehr lag eine hysterische Halsmuskelkontraktur vor. Durch Heilgymnastik, Faradisation und suggestive Maßnahmen konnte eine wesentliche Besserung erreicht werden.

Fall 56. Herbert H., geb. 28. 5. 1941.

Ein Vetter mütterlicherseits leidet an Koxitis und Spondylitis. Gaumenspalte. Oktober 1947 BCG-Impfung. Seite Mitte Januar 1950 hinkt das Kind. Hausarzt stellte eine tuberkulöse Koxitis re. fest. Einweisung. Aufnahme 16. 3. 1950: $8^{10}/_{12}$jähriger Junge in normalem Allgemeinzustand. Lunge klinisch und röntgenologisch o. B., übrige Organe o. B. Im rechten Hüftgelenk Abduktion sowie große und kleine Rotation stark eingeschränkt, rechtes Bein wird beim Gehen etwas nachgezogen, Stehen unsicher.

Becken röntgenologisch: Pilzförmige Deformierung des rechten Femurkopfes mit stark verbreiterter Epiphysenlinie, desgleichen links angedeutet. Blutbild o. B., BSG 5/11 mm.

Beurteilung: *Perthes*sche Erkrankung beiderseits.

Epikrise: Bei einem neunjährigen Jungen wurde 2½ Jahre nach der BCG-Impfung erstmals Hinken bemerkt. Wegen Verdacht auf tuberkulöse Koxitis rechts wurde das Kind in eine Heilstätte eingewiesen. Der klinische und röntgenologische Befund zeigte eine typische *Perthes*sche Erkrankung beiderseits.

IV. Unklare, nicht zu beurteilende Erkrankung

Fall 57. Rüdiger T., geb. 6. 12. 1937.

BCG-Impfung Sommer 1948, im März 1949 erstmals Schmerzen beim Gehen im linken Fuß, Schwellung. Nach Rückgang erneutes Auftreten im Juni 1949. Aufnahme 18. 7. 1949. Schwellung und Ergußbildung des linken Kniegelenkes. Blutbild o. B., BSG 23/40 mm. Röntgenaufnahme des linken Kniegelenkes: Kein pathologischer Befund. Am 26. 7. und 8. 8. 1949 Punktion: Im Exsudat kein Nachweis von Tuberkelbazillen. Probeexzision aus der Kniegelenkskapsel: Histologische Untersuchung ergibt keinen Anhalt für tuberkulöse Erkrankung. Rö.-Aufnahmen der Lunge liegen nicht vor.

Verlauf: Ruhigstellung in Gipsverbänden. Langsamer Rückgang der Entzündungerscheinungen. — Röntgenkontrollaufnahme am 29. 3. 1950: Gelenkkonturen scharf, deutliche Kalkarmut, besonders der Fossa intercondyloidea des Femur.

Beurteilung: Chronische Kniegelenksentzündung links, unklare Ätiologie.

Epikrise: Ein zwölfjähriger Junge erkrankte ¾-Jahr nach der BCG-Impfung an einer Kniegelenksentzündung links mit serösem Erguß. Mehrfache Untersuchungen des

Exsudates auf Tuberkelbazillen verliefen negativ, die histologische Untersuchung aus der Kniegelenkskapsel ergab keinen Anhalt für eine tuberkulöse Genese. Unter Behandlung mit Gipsverbänden zeigte sich eine sehr langsame Rückbildung. Der bei der Aufnahme noch normale Röntgenbefund zeigte nach sieben Monaten eine deutliche Kalkarmut im Bereich des linken Kniegelenkes. — Es handelt sich bei diesem Kind um eine chronische Kniegelenksentzündung, deren Genese unklar ist. Eine tuberkulöse Ätiologie kann auf Grund der vorliegenden Angaben und Untersuchungsergebnisse nicht mit Sicherheit abgelehnt werden, weshalb eine Beurteilung des Falles entfällt.

Ergebnisse und Zusammenfassung

In Hessen wurde von Oktober 1947 bis 31. Dezember 1949 die BCG-Impfung mit dänischem Impfmaterial durchgeführt.

Unter 542 700 Tuberkulingeprüften
waren 349 181 tuberkulinnegativ, von
denen 162 865 Personen im Alter von 3—18 Jahren

BCG-geimpft wurden. (Die vorstehenden Zahlen sind etwas höher als die im Kapitel 4 vorhandenen Gesamtzahlen, weil hier auch noch nachträgliche Impfungen bis zum 31. 12. 1949 mit berücksichtigt wurden.)

Von diesen BCG-geimpften Kindern wurden uns insgesamt 57 Kinder wegen einer Komplikation als Folge der Impfung gemeldet. Die klinische Untersuchung bzw. Auswertung ärztlicher Berichte ergaben:

I. *Komplikationen des BCG-Primärkomplexes:*		*22 Fälle*
II. *Pseudokomplikationen:*		*10 Fälle*
a) BCG-Impfung in anteallergischer Phase der Erkrankung bzw. Superinfektion mit virulenten Tuberkelbazillen im Inkubationsstadium der Impfung	9 Fälle	
b) erfolglose BCG-Impfung	1 Fall	
III. *Irrtümlich mit der BCG-Impfung in Zusammenhang gebrachte und als Komplikationen gemeldete, nicht tuberkulöse Erkrankungen:*		*24 Fälle*
a) kein krankhafter Befund bei Klinikaufnahme:	3 Fälle	
b) Patienten, die bei der Aufnahme den Befund der „Katarrhlunge" boten:	9 Fälle	
c) Patienten, bei denen bei der Aufnahme ein unspezifischer bronchopneumonischer Befund bestand:	7 Fälle	
d) Patienten, bei denen verschiedene andere Krankheiten eine tuberkulöse Erkrankung vortäuschten:	5 Fälle	
IV. *Aetiologisch unklare, nicht zu beurteilende Erkrankung*		*1 Fall*

Zu I.: Bei 22 Kindern handelte es sich um eine lokale Komplikation im Bereich des durch die Vaccination hervorgerufenen Primärkomplexes (Suppuration in den regionären Lymphknoten), wobei auch eine Superinfektion mit unspezifischen Erregern vielleicht im Spiele war. Nach Berichten von dänischer Seite kam dort auf etwa 5000 eine örtliche Komplikation, somit liegen unsere Zahlen noch günstiger, indem etwa auf 7400 Kinder eine solche entfällt.

Zu II.: Bei 10 Kindern handelte es sich um eine tuberkulöse Erkrankung: Bei 9 lag ein Primärkomplex in der Lunge bzw. im Abdomen vor, wobei die Impfung in die anteallergische Phase einer bereits bestehenden Infektion fiel, bzw. hatte eine Superinfektion mit virulenten Tuberkelbazillen vor Wirksamwerden der BCG-Impfung stattgefunden, bei einem dieser Kinder entwickelte sich aus diesem eine tuberkulöse Meningitis, an der das Kind nach dem zweiten Rezidiv ad exitum kam; bei einem weiteren Patienten war kein vaccinaler Primärherd entstanden, statt einer Impfung war es lediglich zu einer Inokulation des BCG gekommen. Ein Impfschutz konnte somit nicht erwartet werden. Das Kind erkrankte vier Monate nach der Impfung an Meningitis tuberculosa. —

Die Berechnung der jeweils in der anteallergischen Phase sich befindenden Schulkinder beträgt 5,8% aller Tuberkulinnegativen. — (Vgl. *Daelen* „N. Med. Welt" 1950, Nr. 11, Kap. 4).

Bei der ursprünglichen Zahl von 150 780 Geimpften beträgt die Zahl 875 Fälle; durch die nachträgliche Erhöhung der Geimpften auf 162 865 steigt sie auf mehr als 900 er-erwartete Fälle, die sich zur Zeit der Impfung in der anteallergischen Phase befanden. Da aber unter diesen nur 10 Erkrankungen gefunden wurden, ist schon zahlenmäßig ohne weiteres als sicher anzunehmen, daß sich diese Kinder in der anteallergischen Phase befanden, somit keine Schädigungen durch die Impfung vorliegt.

Zu III. Bei den übrigen 24 Kindern handelte es sich um eine irrtümliche Deutung der beobachteten Erkrankungen als impfbedingte Tuberkulose. In der Mehrzahl lag eine katarrhalische Erkrankung vor, wobei die röntgenologischen Veränderungen der Katarrhlunge als Bronchiallymphknotentuberkulose angesprochen wurden. Bei den letzten Patienten dieser Gruppe schließlich wurde eine initiale Pleuritis bei Endocarditis lenta als tuberkulöse Pleuritis, ein Lungenabszeß als tuberkulöse Kaverne, eine hysterische Kontraktur der Halswirbelsäule als tuberkulöse Spondylitis und eine *Perthes*sche Erkrankung als Coxitis tuberculosa gedeutet.

Mit Ausnahme der wenig bedeutungsvollen regionären Lymphknotentuberkulose bei 22 Kindern konnte somit keine echte Komplikation durch die BCG-Impfung festgestellt werden. Die tuberkulösen Erkrankungen, in deren anteallergischer Phase eine zusätzliche BCG-Impfung vorgenommen wurde, bzw. bei denen die spontane Superinfektion vor Wirksamwerden der BCG-Impfung stattgefunden hatte, verliefen leicht, eine Beeinflussung durch den (zweiten) BCG-Primärkomplex im Sinne einer Verschlechterung des Krankheitsverlaufes muß abgelehnt werden, wie die klinischen Erfahrungen zeigen.

Über den endgültigen Nutzen der BCG - Schutzimpfung können erst Angaben gemacht werden, wenn nach einer längeren Zeit die entsprechenden Nachuntersuchungen durchgeführt worden sind. Jedoch kann heute mit Sicherheit gesagt werden, daß auch bei Impfungen in großem Umfang, abgesehen von den sich auf den Primärkomplex beschränkenden Komplikationen, die alle ad integrum abheilten, Schädigungen nicht aufgetreten sind.

Literaturverzeichnis

Catel: „Vorlesungen über die Tuberkulose des Kindes und Jugendlicher", Verlag Thieme 1950.

Daelen: Neue Medizinische Welt v. 18. 3. 50, Nr. 11.

Flesch-Thebesius, Lauche: Deutsche Med. Wochenschrift, August 1948. 73, 29—32, 347, 1948.

Saame: Zeitschrift für Kinderheilkunde. 68, 276—296, 1950.

Saame: Monatsschrift für Kinderheilkunde 98, 6, 274, 1950.

Svendsen und *Daelen:* „Über BCG-Schutzimpfung (Mit besonderer Berücksichtigung der Organisation in Hessen)". Erschienen im Selbstverlag.

Wallgren: „20 Jahre BCG - Vaccination in Schweden" und „Für oder gegen die Calmette-Impfung". Publikation des schwedischen Nationalvereins gegen die Tuberkulose.

Tabelle
der 57 als Komplikationen der BCG-Impfung gemeldeten Fälle

Lfd. Nr.	Name	Jahrgang	Impftermin	Krankheits- Beginn	Krankheits- Ende	Diagnose
			I. Komplikationen des BCG-Primärkomplexes			
1.	Gerhardt L.	1942	2. 10. 1947	Nov. 1947	10. 5. 1948	
2.	Erika St.	1941	20. 11. 1948	Ende Dez. 1948	Oktober 1949	
3.	Günther N.	1937	August 1948	Ende Sept. 1948	Mai 1949	
4.	Jörg W.	1942	November 1948	Februar 1949	14. 10. 1949	
5.	Günther M.	1941	2. 11. 1948	Dez. 1948	Anfang März 1949	
6.	Edeltraut Sch.	1940	15. 10. 1948	März 1949	nicht bekannt	
7.	Günther R.	1940	11. 5. 1948.	30. 7. 1948	14. 8. 1948	
8.	Wolfgang A.	1943	13. 11. 1948	ca. 8 Woch. n. d. Impfg.	5. 7. 1949	
9.	Hans Sch.	1934	November 1948	25. 4. 1949	Mai 1949	
10.	Eckhardt B.	1938	Ende Jan. 1949	anschließend	26. 7. 1949	
11.	Gerda H.	1939	April 1948	Frühjahr 1948	nicht bekannt	Regionäre Lymphknotentuberkulose nach BCG-Impfung
12.	Manfred A.	1945	27. 2. 1948	März 1948	22. 5. 1948	
13.	Rosemarie V.	1937	10. 11. 1948	Ende Nov. 1948	15. 9. 1949	
14.	Inge Z.	1943	Juli 1948	Nov. 1948	Januar 1949	
15.	Inge N.	1938	23. 2. 1948	April 1948	August 1948	
16.	Helga I.	1941	23. 2. 1948	November 1948	Januar 1949	
17.	Walter G.	1937	November 1947	anschließend	17. 9. 1948	
18.	Ingrid F.	1941	November 1948	Dezember 1948	April 1949	
19.	Anita R.	1941	April 1949	April 1949	unbekannt	
20.	Margot K.	1941	Dezember 1947	Anfang unbekannt	1948	
21.	Berthold K.	1935	September 1948	August 1949	unbekannt	

Lfd. Nr.	Name	Jahrgang	Impftermin	Krankheits- Beginn	Krankheits- Ende	Diagnose
22.	Wilma Sch.	1943	10. 11. 1948	anschließend	etwa nach ½ Jahr	Schwellung und Abszedierung der Impfstelle am linken Oberarm
						II. Pseudokomplikationen
						a) BCG-Impfung in anteallergischer Phase der Erkrankung bzw. Superinfektion mit virulenten Tuberkelbazillen im Inkubationsstadium der Impfung
23.	Erika M.	1939	November 1948	anschließend	unbekannt	Bronchiallymphknotentuberkulose rechts
24.	Marianne B.	1937	17. 9. 1948	Oktober 1948	unbekannt	Primärinfiltrierung linkes Unterfeld, Bronchiallymphknotentuberkulose links
25.	Herbert M.	1938	15. 10. 1948	28. 2. 1949	unbekannt	Bronchiallymphknotentuberkulose beiderseits, Pleuritis exsudativa tuberculosa costalis et interlobaris
26.	Konrad K.	1940	Dezember 1948	März 1949	Oktober 1949	Primärinfiltrierung rechts, mediales Unterfeld; Bronchiallymphknotentuberkulose rechts
27.	Evi S.	1943	Dezember 1947	Dezember 1947	unbekannt	Frische aktive Bronchiallymphknotentuberkulose links, mit perihilärer Infiltrierung
28.	Herbert R.	1933	2. 3. 1948	5. 3. 1948	April 1948	Bronchiallymphknotentuberkulose links mit perihilärer Infiltrierung, Erythema nodosum
29.	Helmut St.	1930	Juni 1948	12. 7. 1948	unbekannt	Bronchiallymphknotentuberkulose links
30.	Martin A.	1937	6. 11. 1947	2. 12. 1947	unbekannt	Mesenteriallymphknotentuberkulose
31.	Helmut B.	1940	27. 4. 1948	4. 6. 1948	30. 3. 1950 gestorben	Bronchiallymphknotentuberkulose li., Meningitis tuberculosa
						b) Erfolglose BCG-Impfung
32.	Wolfgang K.	1937	27. 4. 1948	Ende Juli 1948	7. 12. 1948	Meningitis tuberculosa
						III. Irrtümlich mit der BCG-Impfung in Zusammenhang gebrachte und als Komplikationen gemeldete, nicht tuberkulöse Erkrankungen
						a) Kein krankhafter Befund bei Klinikaufnahme
33.	Karlheinz Sch.	1941	September 1948	Ende Jan. 1949	unbekannt	Kein pathologischer Befund zu erheben
34.	Erna W.	1941	November 1948	Anfang 1949	unbekannt	Kein krankhafter Befund zu erheben
35.	Bernd M.	1938	Oktober 1948	Juni 1949	unbekannt	Kein pathologischer Befund zu erheben
						b) Patienten, die bei der Aufnahme den Befund der „Katarrhlunge" boten
36.	Heidi Sch.	1941	September 1948	Dezember 1948	März 1949	Kein Anhalt für tuberkulöse Erkrankung, Vorliegen einer Katarrhlunge
37.	Elfriede L.	1940	24. 8. 1948	unbekannt	unbekannt	Katarrhlunge
38.	Karin W.	1940	28. 10. 1947	Febr. 1948	unbekannt	Katarrhlunge
39.	Renate H.	1944	28. 10. 1947	Nov. 1948	unbekannt	Katarrhlunge

Lfd. Nr.	Name	Jahrgang	Impftermin	Krankheits- Beginn	Krankheits- Ende	Diagnose
40.	Lothar Sch.	1941	November 1948	unbekannt	unbekannt	Katarrhlunge
41.	Hermann B.	1939	Oktober 1948	Juni 1949	unbekannt	Katarrhlunge
42.	Ingeborg H.	1939	25. 9. 1947	Anfang Okt. 1947	unbekannt	Katarrhlunge
43.	Ingrid L.	1941	März 1948	Ende Juni 1948	unbekannt	Abgeklungene unspezifische Bronchopneumonie, Katarrhlunge
44.	Maria-Regina N.	1942	Dezember 1947	Februar 1948	Oktober 1949	Katarrhlunge, abgeklungener bronchopneumonischer Infekt im rechten Unterfeld

c) Patienten, bei denen bei der Aufnahme ein unspezifischer bronchopneumonischer Befund bestand

Lfd. Nr.	Name	Jahrgang	Impftermin	Krankheits- Beginn	Krankheits- Ende	Diagnose
45.	Waltraud Z.	1935	27. 10. 1947	1. 1. 1948	unbekannt	Unspezifische Bronchopneumonie
46.	Jutta E.	1936	November 1948	Ende Aug. 1949	unbekannt	Bronchopneumonie linkes Unterfeld
47.	Erhard B.	1938	Herbst1948	Januar 1949	unbekannt	Unspezifische bronchopneumonische Infektion
48.	Hannelore H.	1940	Oktober 1948	Dezember 1948	März 1949	Pleuritis exsudativa bei Keuchhusten
49.	Heidtrun G.	1943	29. 10. 1947	2. 11. 1947	gestorben 2. 11. 1947	Ulzeröse Entzündung am Kehlkopfeingang und hämorrhagische Herdpneumonie in dem hilusnahen Gebiet der Lunge
50.	Renate F.	1942	Dezember 1947	Februar 1948	unbekannt	Pneumokokkenempyem rechts mit Ventilpneumothorax
51.	Hilde L.	1938	26. 9. 1947	Januar 1948	18. 3. 1948	Unspezifischer Lungenabszeß im linken Oberfeld

d) Patienten, bei denen verschiedene andere Krankheiten eine tuberkulöse Erkrankung vortäuschen

Lfd. Nr.	Name	Jahrgang	Impftermin	Krankheits- Beginn	Krankheits- Ende	Diagnose
52.	Gisela K.	1941	7. 6. 1948	Ende Aug. 1948	unbekannt	Chron. Bronchitis, Pleuritis mediast. inf. ant. links Bronchektasen? Otitis media rechts mit regionärer Lymphknotenschwellung
53.	Hans B.	1940	November 1948	Februar 1949	gestorben 30. 4. 1949	Lymphogranulomatose
54.	Richard Sch.	1938	November 1947	Mitte Dez. 1948	15. 3. 1949	Endocarditis lenta
55.	Hannelore F.	1939	Januar 1948	Mitte März 1948	unbekannt	Hysterische Schmerzfixation im Bereich der Halswirbelsäule nach Unfall bei hochgradiger neuropathischer Diathese
56.	Herbert R.	1941	Oktober 1947	Mitte Jan. 1950	unbekannt	*Perthes*sche Erkrankung beiderseits

IV. Ätiologisch unklare, nicht zu beurteilende Erkrankung

Lfd. Nr.	Name	Jahrgang	Impftermin	Krankheits- Beginn	Krankheits- Ende	Diagnose
57.	Rüdiger T.	1937	Sommer 1948	März 1949	unbekannt	Chronische Kniegelenksentzündung li., unklare Ätiologie

Allergiekontrollen im Rahmen der BCG-Impfung

Von F. Lütgerath

Aus den Tuberkulose-Fürsorgestellen (Fürsorgearzt: Dr. F. *Lütgerath)* der Kreisgesundheitsämter Lauterbach (Leiter: Obermed. Dr. F. *Kullmann)* und Alsfeld/Oberhessen (Leiter: Amtsarzt Dr. K. *Beck*)

Griesbach schreibt einmal in seinem Buch „Die Tuberkulosebekämpfung", daß die Zahl der tuberkulinnegativen Kinder um so größer sei, je geringer die Bevölkerungsdichte ist. Diese Verhältnisse brachten es mit sich, daß wir auf dem Lande bis zu Kriegsbeginn einen niedrigen Prozentsatz an tuberkulinpositiven Reaktionen unter den Schulkindern hatten. Durch die Kriegs- und Nachkriegsverhältnisse kam es zu einer ungeheuren Verschiebung innerhalb der Bevölkerung, so daß sich, prozentual auf den Wohnraum gesehen, der Schwerpunkt auf das Land verlagerte. Hatten wir schon in den letzten Jahren des Krieges eine Zunahme an Neuerkrankungen an Tuberkulose auf dem Lande erlebt, so stiegen diese Zahlen nach dem Kriegsschluß auch hier rapide weiter an. Die schlechten Wohnungsverhältnisse, die Ernährung, die für große Volksteile auch hier mangelhaft war und die seelischen und materiellen Nöte lösten diese Entwicklung aus. Es war deshalb zu erwarten, daß damit unter diesen völlig veränderten Verhältnissen auch eine stärkere Durchseuchung der Bevölkerung und hier insbesondere der Jugend bei uns Hand in Hand gehen müsse. Dazu trat der Mangel an Unterbringungsmöglichkeiten für Offentuberkulöse, eine Frage, die auch heute noch nicht befriedigend gelöst worden ist.

Als wir im Dezember 1947 in Zusammenarbeit mit dem Dänischen Roten Kreuz die Tuberkuloseschutzimpfung aufnahmen, bot sich durch die Tuberkulinvorproben zum erstenmal Gelegenheit, wieder in großem Stil Tuberkulinreihenprüfungen bei der Schuljugend vorzunehmen, die uns einen Überblick über die inzwischen entstandenen Verhältnisse in der Durchseuchung unserer Kinder auf dem Lande gestattete.

Ich brauche hier nicht auf die Methodik der Vorproben einzugehen, da sie ja bereits in den vorhergehenden Kapiteln beschrieben worden sind. Ich lasse deshalb die Resultate bei den Vorproben für die einzelnen Jahrgänge gleich folgen. Angegeben ist einmal für jeden Jahrgang die Zahl der geprüften Kinder jeder Altersstufe. (Jungen und Mädchen wurden zusammengezogen, da der geschlechtliche Unterschied unwesentlich ist.) Die Kurve I in der Abb. 1 gibt den Prozentsatz der positiven Pflasterproben für die einzelnen Altersstufen an, die Kurve II den Prozentsatz der zusätzlich positiven *Mendel-Mantoux*-Proben. Ein Teil der Kinder erschien zur Ablesung der einen oder anderen Probe nicht, der errechnete Prozentsatz positiver Tuberkulinproben wurde auch für diese Gruppe angesetzt, da angenommen werden kann, daß hier derselbe Prozentsatz vorliegt, so daß die Kurve III den tatsächlichen Satz an tuberkulinpositiven Kindern veranschaulicht.

Diese Ergebnisse, die für die 6—14jährigen Schulkinder einen durchschnittlichen Prozentsatz an positiven Reaktionen von 31,9% ergeben, sind für einen ländlichen Bezirk sehr hoch und zeigen, daß die früher vertretene Ansicht, daß auf dem Lande im Durchschnitt 20% der Schulkinder tuberkulinpositiv sind, nicht mehr zu Recht besteht. Unsere Werte liegen auch über dem Satz, den *Griesbach* zu derselben Zeit an 122 817 Schulkindern derselben Jahrgänge für den Regierungsbezirk Schwaben errechnet hat. Inwieweit hier nur die Übervölkerung des flachen Landes eine Rolle spielt, läßt sich nicht genau entscheiden. Wir können auf jeden Fall für unser Gebiet mit Recht annehmen, daß die rapide Zunahme der

Rindertuberkulose hier mit hereinspielt. Dafür sprechen unter anderem die gehäuft auftretenden extrapulmonalen Tuberkuloseformen. Gerade der starke Anfall an Hals- und Bauchdrüsentuberkulosen lenkt unseren Blick immer wieder auf diese Infektionsquelle, auf deren Bedeutung erst kürzlich *Schenk* hingewiesen hat, der für Hessen eine Durchseuchung der Rinderbestände mit 60 und mehr Prozent angab.

Da die Untersuchungen schulweise vorgenommen wurden, ergibt sich hierdurch für die Fürsorgestellen aber auch ein wertvoller Hinweis für die Intensivierung ihrer Arbeit; denn in den Orten, wo die Prozentsätze besonders hoch liegen — und das ist für manche Orte der Fall —, besteht die Verpflichtung, hier die Schule und die Bevölkerung besonders eingehend durchzuuntersuchen, da mit einem Erfolg bei der Suche nach unbekannten Infektionsquellen mit Sicherheit gerechnet werden kann.

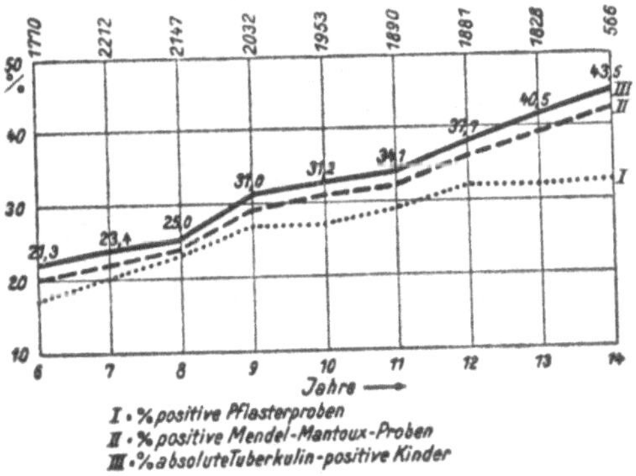

Abb. 1

Wenn wir abschließend zu den Ergebnissen bei den Vorproben Stellung nehmen, so ist folgendes zu sagen:

1. Die Vornahme derselben ist notwendig, um möglichst lückenlos alle tuberkulinnegativen Kinder zu erfassen.
2. Der Prozentsatz der zusätzlich positiven Resultate durch den intrakutanten Mendel-Mantoux nimmt mit steigendem Alter zu, in demselben Maße wird die Perkutanprobe unzuverlässiger.
3. Aus dem Prozentsatz positiver Reaktionen ergibt sich bei dem Vergleich der verschiedenen Orte ein Fingerzeig für intensivere Quellensuche, da in Schulen mit besonders hohem Prozentsatz positiver Reaktionen mit unbekannten Streuungsquellen gerechnet werden muß. Außerdem werden die Namen der positiv reagierenden Kinder mit der Personenkartei der erfaßten Tuberkulosefälle verglichen.

Durch die Vornahme der BCG-Impfung soll bei dem Impfling ein künstlicher Primärkomplex geschaffen werden, mit dem Ziel der Schaffung einer allergischen Reaktion, die ihn dann in eine ungleich günstigere Ausgangsposition gegenüber der später zwangsläufig erfolgenden Superinfektion setzt. Um festzustellen, ob durch die erfolgte Impfung eine spezifische Allergie eingetreten ist, ist es deshalb notwendig, etwa 6—8 Wochen nach vorgenommener Impfung die Tuberkulinproben zu wiederholen. Sollte die Pflasterprobe dabei negativ ausfallen, so muß die intrakutane Probe nach *Mendel-Mantoux* mit 33 TE angeschlossen werden. Aus dem skandinavischen Schrifttum ist uns bekannt, daß in etwa 98—99% ein positives Resultat erzielt wird. Ob diese Verhältnisse aber auch für unsere deutschen Kinder zutreffen würden, war zunächst eine offene Frage. Dazu kam außerdem daß vor allem von Kollegen gegen die Impfung immer wieder der Einwand vorgetragen wurde, daß man doch sehr vorsichtig sein müsse, unsere Kinder in dem reduzierten Ernährungs- und Kräftezustand der Impfung zu unterziehen, einmal, weil teilweise gefürchtet wurde, daß es doch zu einer Erkrankung kommen könne, zum anderen, weil man fürchtete, daß es unter den ungünstigen äußeren Verhältnissen gar nicht oder nur zu einer sehr schlechten Allergie kommen könne. Der letzte Einwand war theoretisch nicht von der Hand zu weisen, wußte man doch aus Untersuchungen von *Rominger* u. a., daß Unter- oder Mangelernährung zu einer Abschwächung der Tuberkulinreaktion führen kann. Demgegenüber wurde von *Catel, Daelen* und *Kleinschmidt* der Standpunkt vertreten, daß es wesentlich gefährlicher sei, die Kinder in der derzeitigen Situation der natürlichen Infektion mit ihren Folgen zu überlassen. Als Maßstab für den Stärkeausfall der Tuberkulinpflasterprobe bei der Nachprüfung der Geimpften haben wir die Anzahl der aufgetretenen Lichenknötchen an der Pflasterstelle zugrunde gelegt. Die Tabelle I

Tabelle 1
Statistik über die BCG-Impfnachschau in den Kreisen Lauterbach und Alsfeld

Jahrgang	Alter	Anzahl Geprüfter	Pflasterprobe Anzahl Geprüf.	Nicht erschienen	Follikelanzahl (Pflasterprobe)				Mantoux Anzahl	Nicht abgel.	Durchmesser in mm			Ohne Erfolg
					—5	—10	—20	—∞ Ø			—5	—10	—20	
1941	6	750	742	8	40	146	552	4	4	—	2	—	2	—
1940	7	941	927	14	33	173	710	11	11	—	5	4	6	—
1939	8	827	817	10	29	165	615	8	8	—	2	5	—	1
1938	9	718	707	11	27	158	513	9	9	—	1	5	2	1
1937	10	621	607	14	33	153	407	14	14	2	2	5	4	1
1936	11	581	570	11	30	122	385	17	17	2	3	8	4	—
1935	12	563	553	10	53	142	329	29	29	8	3	11	6	1
1934	13	512	492	20	50	147	245	50	50	2	10	23	11	4
1933	14	172	167	5	25	48	68	26	26	2	5	8	9	2
		5685	5582	103	320	1254	3824	168	168	16	33	69	44	10

zeigt die dabei gewonnenen Resultate. Dabei ergibt sich zunächst einmal die Tatsache, daß bei 99,7% der Kinder durch die BCG - Impfung eine Allergie erzwungen wurde. Dieser Prozentsatz kann als sehr günstiges Resultat betrachtet werden und liegt eher noch über den Sätzen, die uns aus dem ausländischen Schrifttum bekannt sind (z. B. *Törnell*).

Die Tabelle zeigt weiter den Prozentsatz der starken Pflasterreaktionen. Mit dem 10. und 11. Lebensjahr ist hier ein deutliches Absinken erkennbar. Diese Tatsache dürfte auf die erschwerten Resorptionsverhältnisse zurückzuführen sein, die sich aus den konstitutionellen Verhältnissen der Haut ergeben, die mit zunehmendem Alter an Zartheit verliert. Bei 168 Kindern war die Pflasterprobe überhaupt negativ, so daß die intrakutane Tuberkulinprobe angeschlossen werden mußte, die dann bis auf 10 Kinder ebenfalls positiv ausfiel. Ob in diesen Fällen die Impfung ohne Erfolg gewesen ist, läßt sich nicht genau entscheiden. Es sind zwar einige Kinder bei der Nachprüfung ein Jahr später positiv gewesen, so daß entweder die Allergie nach der BCG-Impfung verzögert eintrat oder es besteht aber die Möglichkeit, daß inzwischen eine natürliche Infektion erfolgt ist.

Für diese Impfaktion wurde das Material dankenswerterweise vom Dänischen Roten Kreuz zur Verfügung gestellt. Da von vornherein geplant war, die BCG-Impfung im Laufe der Zeit auf weitere Bevölkerungsschichten auszudehnen und völlig in deutsche Hände übergehen zu lassen, schien es uns geboten, zu prüfen, inwieweit unsere deutschen

Tuberkuline für derartige Voruntersuchungen verwertbar seien. Dazu waren diejenigen BCG-geimpften Kinder am geeignetsten, von denen wir auf Grund der Nachprüfung wußten, daß sie einwandfrei positiv reagierten. *Catel* und *Daelen* haben sich schon in ihrer Arbeit „Die theoretische Begründung der Tbc-Schutzimpfung nach *Calmette* und praktische Erfahrungen in Hessen" mit dieser Frage befaßt und konnten zeigen, daß bis zum 6. Lebensjahr die Tuberkulinhautprobe als ausreichend für die Erfassung der Infizierten angesehen werden kann, daß aber vom Beginn der Pubertät an ein negativer Ausfall der *Moro*-Probe mit Zurückhaltung beurteilt werden muß, da zwischen dem 8. und 11. Lebensjahr noch 8—15% aller moronegativen Kinder auf den Mendel-Mantoux positiv reagieren. Die Differenz zwischen Moro und Mendel-Mantoux nimmt aber dann mit steigendem Alter ständig zu. Sie fassen ihre Erfahrungen dahingehend zusammen, daß die Perkutanprobe um so unzuverlässiger wird, je älter das Kind ist, so daß bei negativem Ausfall der *Moro*-Probe der Entscheid über eine erfolgte Infektion — abgesehen von der präallergischen Phase — erst nach Ausfall der intrakutanen Tuberkulinprobe getroffen werden kann. *E. Graser*, Frankfurt/M., erzielte bei seinen 8200 Impflingen in 99,6% der Fälle eine positive Tuberkulinreaktion innerhalb 6 Wochen nach erfolgter Impfung. Er hat bei den verschiedenen Altersklassen mittels der perkutanen Probe in gewissen Zeitabständen (beginnend 21 Tage nach der Impfung und endend 70 Tage nach derselben) den Eintritt der Allergie geprüft. Auf Grund der von ihm gewonnenen Resultate empfiehlt es sich, die Nachprüfung zwei Monate nach erfolgter Impfung vorzunehmen, da bis zu diesem Termin mit dem Eintritt der Allergie gerechnet werden kann. Mein Mitarbeiter *H. Stöppler* ist dieser Frage ebenfalls nachgegangen und hat in Zusammenarbeit mit mir an 1000 Kindern, die durch die BCG-Impfung einen einwandfreien Primärkomplex erhalten hatten und bei der Nachprüfung sich als tuberkulinpositiv erwiesen, Vergleichsuntersuchungen in der Weise vorgenommen, daß einmal 500 Kinder aller Altersstufen auf der einen Brustseite mit der dänischen Tuberkulinsalbe gepflastert und auf der anderen Brustseite mit Einreibung mit der *Moro*-Salbe geprüft wurden. Auf die dänische Methode reagierten 496 Kinder = 99,2% positiv, während mit der Einreibung nur bei 351 Kindern = 70,2% ein positives Resultat erzielt wurde. Dabei ist allerdings zu berücksichtigen, daß die *Moro*-Salbe schwächer als die dänische ist. In einer zweiten Untersuchungsreihe wurde nun die deutsche Salbe ebenfalls auf Pflaster gebracht und dadurch das positive Resultat von 70,2% auf 82% gesteigert. Diese Tatsache beweist, daß der Pflastermethode der Vorzug zu geben ist, da es dadurch zu einer besseren Resorption kommt. Die Ursache dürfte in dem Prinzip der „feuchten Kammer" zu suchen sein, die unter dem Pflaster entsteht und damit günstigere Aufnahmebedingungen durch die Aufschließung der Haut schafft. Darüber hinaus ist aber dadurch eindeutig bewiesen, daß die *Moro*-Salbe, was ihre Zuverlässigkeit anbetrifft, der dänischen Tuberkulinsalbe unterlegen ist. Dies wurde auch inzwischen durch größere Vergleichsuntersuchungen von *Griesbach* gezeigt. Nach seinen Untersuchungen empfiehlt sich die Verwendung der „Hamburgerforte"-Salbe bei der Pflasterungsmethode, die in ihrer Zuverlässigkeit nun wiederum die dänische Salbe noch etwas übertrifft. *Catel* und *Daelen* fanden, daß beide in ihren Resultaten gleichwertig sind. Eigene Untersuchungen sind von uns nicht vorgenommen worden. Es wird sich also für die Zukunft empfehlen, die Pflasterung mit der Hamburger Salbe durchzuführen. Man muß sich allerdings darüber im klaren sein, daß der Prozentsatz der negativen Ergebnisse mit zunehmendem Alter auch hierbei stark ansteigt und daß nach dem 14. Lebensjahr die Pflasterprobe durch eine intrakutane Probe mit zunächst 3 TE zu ersetzen ist. Aber die sehr einfache Handhabung der Pflastermethode läßt es gerechtfertigt erscheinen, diesen Mangel der Unsicherheit in Kauf zu nehmen, da nur so die Bewältigung einer sehr großen Zahl von Kindern in relativ kurzer Zeit möglich ist.

In zwei Kurven (Abb. 2 und 3) haben wir das Verhalten der einzelnen Stärkeausfälle in den verschiedenen Altersklassen an Hand von Vergleichsuntersuchungen dargestellt und entnehmen daraus, daß die starken Reaktionen mit steigendem Alter abnehmen und die schwachen und mittleren ansteigen.

Es ist bisher noch nicht von der Größe der Impfpapel und deren Beziehung zum Stärkeausfall der Tuberkulinreaktion die Rede gewesen. Auch dieser Frage sind wir nachgegangen und haben an anderer Stelle ausführlich darüber berichtet *(B. Bergmann)*. Aus diesen Untersuchungen ergibt sich, daß zwischen der Größe der Impfpapel und dem Stärkeausfall der Allergie keine Beziehungen bestehen. Es hat sich nur gezeigt, daß die Impfpapel in einem gewissen Mindestdurchmesser von etwa 8 mm angelegt werden soll.

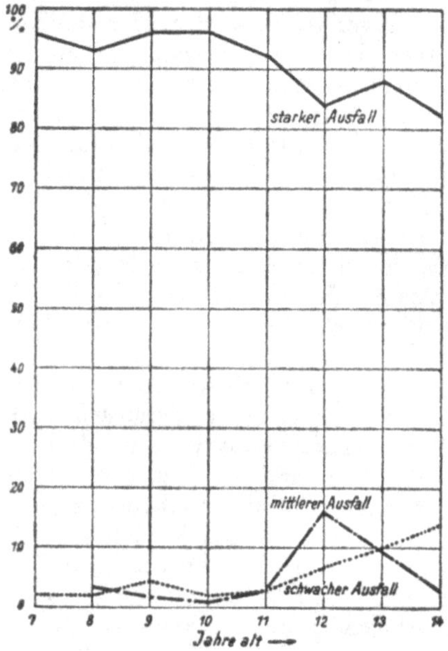

Abb. 2
Prozentsatz der zusätzl. positiven *Mendel-Mantoux*-Proben

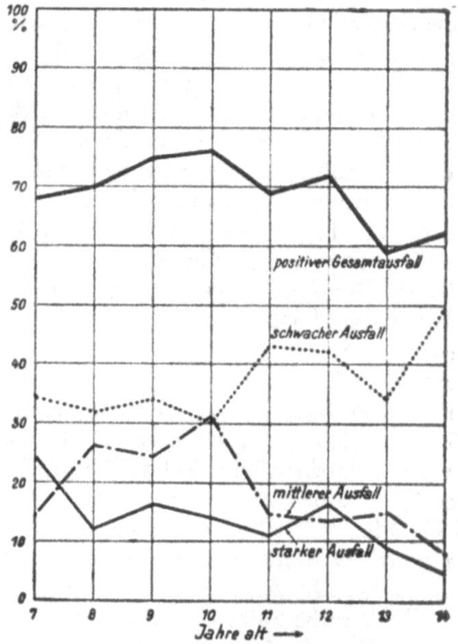

Abb. 3
Tatsächlich positive Kinder

Fassen wir diese Ergebnisse zusammen, so können wir folgendes für die Allergie feststellen:

1. Die Nachkriegsverhältnisse haben zu keiner Beeinträchtigung bzw. Herabsetzung der Allergie geführt.
2. Durch die BCG-Impfung wird in 99,7% ein wirksamer tuberkulöser Primärkomplex und damit eine Allergie geschaffen. Diese fällt sehr kräftig aus, so daß der von uns verwandte BCG-Stamm auch bei unseren Kindern eine gute antigene Wirkung entfaltet.
3. Vergleichsuntersuchungen von BCG-geimpften Kindern nach Eintritt der Allergie mit der dänischen und deutschen Salbe zeigen, daß der ersteren die größere Zuverlässigkeit zukommt. Die Resultate lassen sich durch die Pflasterung der deutschen Salbe zwar verbessern, bleiben aber auch dann hinter den mit der dänischen Salbe erzielten Resultaten zurück.
4. Auf Grund von Vergleichsuntersuchungen dürfte die Pflasterung der „Hamburger forte“-Salbe die besten Resultate zeitigen.

5. Der Stärkeausfall der Tuberkulinpflasterreaktion nimmt mit steigendem Alter ab und deshalb muß nach dem 14. Lebensjahr an ihre Stelle eine intrakutane Tuberkulinprobe mit zunächst 3 TE treten.

Wie lange die Allergie nach BCG-Impfung erhalten bleibt, darüber wissen wir auf Grund eigener Erfahrungen nichts. Es ist zwar aus dem skandinavischen Schrifttum bekannt, daß im Durchschnitt mit 6 Jahren gerechnet werden kann, es sind aber auch Beobachtungen bis zu 10 und mehr Jahren beschrieben. Bei den derzeitigen Expositionsverhältnissen, wie sie bei uns gegeben sind, muß während dieser Zeit mit einer natürlichen Superinfektion gerechnet werden. Dadurch werden auch die jährlich vorzunehmenden Allergiekontrollen modifiziert und können nicht ohne weiteres auf die BCG-Impfung bezogen werden. Wann diese Superinfektion eintritt, läßt sich für den Einzelfall kaum bestimmen. Wir können nur an Hand der Prozentsätze, die für die natürliche Infektion auf Grund der Vorproben ermittelt sind, errechnen, wie groß zur Zeit die Zahl der „Invertoren" von Jahr zu Jahr ist. Diese dürfte man auch wohl für die jährliche Superinfektion BCG-geimpfter Kinder annehmen. Um uns also ein Bild über das Verhalten der BCG-Allergie zu machen, müssen die Tuberkulinreaktionen jährlich wiederholt werden. Man wird diese Nachkontrollen zweckmäßigerweise jeweils in dieselbe Jahreszeit legen, um möglichst gleiche Voraussetzungen zu schaffen, denn wir wissen, daß der Stärkeausfall der Allergie unter anderem von jahreszeitlichen und hormonellen Faktoren beeinflußt wird.

Wir haben nun ein Jahr später unsere 1948 erstmals nachgeprüften Kinder einer erneuten Tuberkulinkontrolle unterzogen und konnten dabei 4366 Kinder wieder erfassen. 4055 Kinder reagierten auf die Pflasterprobe positiv, während der Rest bis auf 31 Kinder gegenüber 10 im Vorjahre nach der intrakutanen Tuberkulinprobe positiv reagierte. Bei dieser Nachprüfung interessierte nicht nur die Zahl der positiven Ausfälle, sondern vor allem die Änderung im Stärkeausfall nach Jahresfrist. An Hand einer Tabelle, wie sie für jeden Jahrgang aufgestellt wurde, soll dies erläutert werden. Die Ergebnisse und Stärkegrade der Pflasterprobe des Jahres 1949 wurde in Beziehung zu denselben aus dem Jahre 1948 gesetzt. Oben in der Waagerechten der Tabelle 2 ist

Tabelle 2

Jahrgang 1940

Gesamtzahl der Pflasterproben 1948 = 941, 1949 = 805

1948 BCG.	Neg.	—5	—10	—20	21 ∞	Gesamtzahl
1949 neg.	4	5	9	4	11 =	33
—5	1	8	20	14	39 =	82
—10	2	6	25	26	45 =	104
—20	1	3	25	46	51 =	126
21	3	3	46	91	317 =	460
	11	25	125	181	463 =	805

1948 neg. = 11 = 1,4% 1948 starke Reaktionen = 463 auf 794 = 58,3%
1949 neg. = 33 = 4,1% 1949 starke Reaktionen = 460 auf 772 = 59,6%

die Aufschlüsselung nach der Anzahl der aufgetretenen Lichenknötchen der *Moro*-Probe für das Jahr 1948 angegeben, die Senkrechte hat dieselbe Einteilung für die Ergebnisse des Jahres 1948. Die Resultate der vorjährigen Prüfung sind in der Gesamtzahl für die Spalte nach negativ, —5, —10, —20 und unendliche Lichenknötchen in der Spalte für 1949 mit dem jetzigen Nachprüfungsergebnis eingesetzt. Seitlich findet man die Gesamtzahl der jeweiligen Stärkegrade für das Jahr 1949 und unten die entsprechenden Ergebnisse für 1948. Die negativen Prozentsätze für beide Jahre der Nachprüfung und der prozentuale Anteil an starken Reaktionen sind in Kurven (Abb. 4) dargestellt. Dabei fällt nun auf, daß der Prozentsatz an negativen Pflasterreaktionen in allen Altersklassen nach Jahresfrist zugenommen hat, daß dies aber im wesentlichen zu Lasten der im Jahre 1948 schwach oder mittelstark reagierenden Kinder geht. Dagegen haben die starken Reaktionen noch etwas zugenommen. Wenn der Prozentsatz aus dem vorigen Jahr nicht erreicht wird, so ist zu berücksichtigen, daß die Zahl der nachgeprüften Kinder 1949 deutlich kleiner war (5582/4366). Unter Einschluß der positiven *Mendel-Mantoux*-Proben waren damit nach Jahresfrist noch 97,5% der 1947 geimpften Kinder tuberkulinpositiv. Das bedeutet einen Rückgang um 2,2%.

Diese Nachprüfungen müssen nun jährlich wiederholt werden, um weitere Unterlagen über das Verhalten der Allergie zu erhalten.

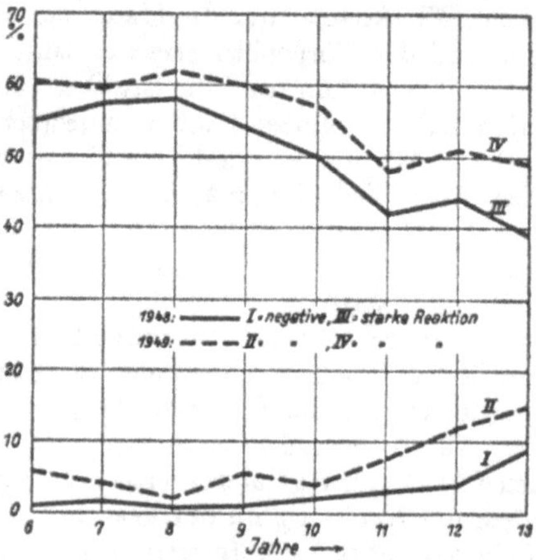

Abb. 4

Mit einer Zunahme weiterer negativ reagierender Kinder wird in den kommenden Jahren zu rechnen sein. Erst auf Grund mehrjähriger Kontrollen werden wir dann im Vergleich mit Gruppen ungeimpfter Kinder Unterlagen darüber sammeln können, inwieweit diese Maßnahmen zu einer Einschränkung an Neuerkrankungen an Tuberkulose geführt haben.

Die anfänglichen Befürchtungen, die bei Beginn der Aktion bestanden, haben sich nicht bestätigt und dürften heute als gegenstandslos anzusehen sein. Ernstere Komplikationen haben wir, abgesehen von 2 Achseldrüsenabszessen, nicht gesehen. Die durch die Impfung erzielte Allergie hat unsere Erwartungen übertroffen. Wir werden diese Aktion und die Nachkontrollen in der beschriebenen Weise fortsetzen, wobei wir uns bewußt sind, daß die dabei gewonnenen Resultate durch die natürliche Superinfektion modifiziert werden.

Literaturverzeichnis

B. Bergmann: Diss., Frankfurt/M., 1949.
Catel, W. u. *Daelen, M.:* Beitr. Klin. Tub. Bd. 102, H. 4.
Griessbach, R.: Die Tuberkulosebkämpfung, Thieme 1948.
Griessbach, R.: Tbc. Arzt, 1949, H. 6.
Graser, E.: Kongreß Dtsch. Ges. f. Kinderheilkunde, Göttingen 1948.
Lütgerath, F., B. Bergmann u. *Stöppler, H.:* Dtsch. med. Wschr. 1949, S. 419.
Lütgerath, F.: Tbc. Arzt, 1949, H. 3.
Rominger: Berl. Klin. Wschr. 1920.
Stöppler, H.: Diss., Frankfurt/M. 1950.

Register

Bearbeitet von Ruth Charlé

Autorenregister

Sachregister